JN162413

細胞から若返る！

テロメア・エフェクト

健康長寿のための最強プログラム

ノーベル医学生理学賞受賞
エリザベス・ブラックバーン

健康心理学者
エリッサ・エペル

森内 薫＝訳

NHK出版

THE TELOMERE EFFECT:
A REVOLUTIONARY APPROACH TO LIVING YOUNGER,
HEALTHIER, LONGER
by Elizabeth Blackburn and Elissa Epel
Copyright © 2017 by Elizabeth Blackburn and Elissa Epel
Japanese translation rights arranged with Elizabeth Blackburn, Ph.D. and
Elissa Epel, Ph.D. c/o Douglas Abrams, Idea Architects, Santa Cruz, California
c/o Chandler Crawford Agency Inc., Monterey, Massachusetts, U.S.A.
through Tuttle-Mori Agency, Inc., Tokyo

私の人生の光であり、
すべてを私にとって価値あるものにしてくれる
ジョンとベンに、この本を捧げる。

——エリザベス・ブラックバーン

九〇年近い人生を存分に、かつ明るく生き、
私にインスピレーションを与えてくれる
両親のデイヴィッドとロイスに、
そして私の細胞を幸福にしてくれる
ジャックとダニーに、この本を捧げる。

——エリッサ・エペル

目次

第Ⅲ部 細胞を守るためにできること

第Ⅳ部　社会的環境は、あなたのテロメアを変える

本文中の〔　〕内は訳注を表す。注番号は巻末の原注を参照。
本文中に挙げられた書名は、邦訳版があるものは邦題を表記し、
邦訳版がないものは原題とその逐語訳を併記した。

はじめに　なぜ、この本を書いたのか

一二二歳のジャンヌ・カルマンは、世界でもっとも長生きした女性だった。彼女は八五歳を過ぎてからフェンシングを始め、一〇〇歳になるまで自転車に乗っていた【1】。一〇〇歳の誕生日には故郷のアルルの町をあちこち歩きまわっては、長寿を祝う人々に礼を返していた【2】。人々がみな手に入れたいと願うものが、彼女の人生にはあった。その願いとは、人生を謳歌し、最後のときまで健康に過ごすことだ。老いや死は、どうしようもない人生の現実だ。だが、最後の日までどのように過ごすかは「どうしようもない」ことではない。それを決めるのは私たち自身だ。私たちは、もっと良く、もっと充実して生きることができる。今も、そしてもっと年をとってからも。

この目標に深くかかわってくるのが、テロメアという比較的新しい科学の一分野だ。テロメアの科学を応用すれば、細胞に、そして生活のさまざまな面に変化がおよび、慢性疾患の軽減や健康の改善の助けになる。この重要な情報を読者に届けるため、私たちはこの本を書いた。

この本には、人間の「老い」についての新しい考え方が提示されている。科学の世界で現在主流の考え方によれば、人間の老化とは、細胞のＤＮＡが徐々に損傷を受けた結果、細胞が不可逆的に老化し、機能を失うことで起きる。だが、損傷を受けるのは、どのＤＮＡなのだろう？　なぜ、損傷を受けるのだろう？　十分な答えはまだ出ていないが、複数の手がかりから、元凶の一つがテロメアであることが強く示唆されている。病とは体のさまざまな臓器や部位に起こるため、それぞれ別のものに見られがちだ。しかし、科学や臨床の場からもたらされた新しい発見により、病気の発生について新たな概念が生まれた。それは、加齢にともなう大半の疾患の原因は、加齢によるテロメアの短縮および、その背後にあるメカニズムに起因するのではないかという考えだ。細胞を複製する能力が次第に失われていくことを「複製老化」というが、どのようにそれが起きるのかはテロメアで説明できる。むろん複製老化以外でも、細胞は機能を失ったり早く死んだりするし、ほかの要因でも、老化は進行する。だが、テロメアの短縮が老化のプロセスに関与するのは明らかだ。さらに興味深いことに、テロメアの短縮は遅らせることもできれば、逆転すらできるのだ。

本書には、テロメアに関するこうした今なお発展中の考えが、ふつうの人々にもわかる言葉で詰め込まれている。これまでこうした知識は専門誌などの論文や記事だけにかぎられており、あちこちに散らばっていた。それらを一般の読者にもわかるように一本化するのは大きな挑戦であり、大きな責任をともなう仕事だった。むろん、老化に関する個々の理論を紹介したり、最前線の科学的トピックを一つ一つ詳細に説明したりはできなかった。注意書きや但し書きもすべては載せていない。そうした詳しい情報は、個々の研究がもともと掲載された科学雑誌に記されている。主だった研究は本書に引用されているが、この分野の魅力に興味をもった読者は、ぜひそれらを探究してみてほしい。科学専門誌『サイエンス』には、私たちが書いた、テロメアの最新研究に関する総説論文も発表されている。その論文も、テロメアの分子レベルのメカニズムについて知る良い手引きになるだろう【3】。

科学はチーム・スポーツに似ている。私たちはたいへん恵まれたことに、科学の諸分野の協力者とともに研究し、世界中のさまざまな研究チームから知識を得ることもできた。人間の老化は、たくさんのピースから成るパズルのようなものだ。この数十年で新しいピースがいくつか見つかったおかげで、重要な部分が明らかになった。テロメアについての発見は、パズルのピースがどのように結びつくのか、そして老化した細胞が、加齢にともなうさまざまな病気をどのように引き起こすのかを解き明かす手助けになった。そうして浮かび上がった全体図はあまりに説得力に富み、あまりに有益だったため、私たちはこれをぜひ人々に知ってほしいと強く感じた。現在、ヒトのテロメアをどうすれば保持できるかについては、細胞レベルから社会レベルまで包括的な理解が進んでいる。テロメアの保持が生活やコミュニティにとってどんな意味をもつのかも明らかになりつつある。私たちはこの本で読者に、テロメアの生物学的な基本情報を提供し、テロメアが病気や健康や、思考やさらには家族やコミュニティにまでどう関連するのかを伝えたいと思う。何がテロメアに作用するかという知識に照らしてピースをつなぎ合わせれば、世界はそれまでよりも、相互に強く結びついたものに見えてくるだろう。それについては本書の第Ⅳ部で語るつもりだ。

本書を書いたのには、もう一つ理由がある、それは、人々を危険から遠ざけるためだ。テロメアと老化への関心は今、急速に高まりつつある。そして、ちまたにあふれる情報には正しいものもあるが、誤解を招くものもある。たとえば、ある種のクリームやサプリメントがテロメアを伸ばし、寿命を延ばすとまことしやかに主張する人々がいる。こうした製品がもし本当に体の中で機能したら、がんにかかるリスクを増したり、そのほかの危険な作用をもたらす可能性がある。こうした深刻なリスクの潜在性を評価するための大規模で長期的な調査が今、必要になっている。細胞の寿命をノーリスクで延ばす方法は、すでにいくつか知られている。その中で最良のものをいくつか、この本におさめた。即効性はないかもしれない。けれど、研究にもとづいた具体的なアイディアはきっと見つかるはずだ。それらはあなたのこの先の人生を、より健康で長く、充実したものにする可能性を秘めている。いくつかのアイディアは読者にとってさして目新しいものではないかもしれないが、背景事情を深く理解すれば、日々をどう見つめ、どう生きるかがきっと変わってくるはずだ。

最後に読者に知ってほしいのは、著者である私たち二人のどちらも、テロメアに関連する商品を売ったりテロメアのテストをしたりする会社からいっさいの金銭的利益を受けとっていないということだ。私たちの願いは、現在までに解明された最良の知識をこの本にまとめ、一般の人々の手に届くようにすること、そしてそれを役立ててもらうことだ。これらの研究は、「老い」と「より若く生きること」を理解するうえで、すばらしい躍進をもたらした。本書で紹介できた研究に貢献したすべての人に、感謝の言葉を贈る。

序章の最初の数ページに登場する教訓話を別にすれば、本書に出てくる話はどれも、実在の人物の経験をもとにしている。話を聞かせてくれた人々に深く感謝する。プライバシー保護のために何人かの名前は仮名とし、人物の特定につながる詳細には変更を加えた。

この本があなたとあなたの家族とすべての読者にとって役に立つことを、そして人々がこのすばらしい発見から利益を得られることを願ってやまない。

序章　二人のテロメアの物語

サンフランシスコの肌寒い土曜日の朝。二人の女性がカフェのテラスに腰を掛け、温かいコーヒーを飲んでいる。二人は友人同士だ。彼女らにとってこの時間は、家からも、家族からも、仕事からも、いつまでたってもまるで短くならないやること《トゥドゥ》リストからも離れていられるひとときだ。

投資会社で働くカーラが口にするのは、自分がどれだけ疲れているか——というより、自分がいつもどれだけ疲れているかという話だ。職場で風邪が流行れば、まちがいなく自分は感染する。風邪にかかればかならず、ひどい鼻水と鼻づまりに悩まされる。別れた夫は、子どものお迎えの約束を〝忘れて〟ばかり。気難しい上司は、カーラをほかのスタッフの目の前で始終叱責する。それにときどき、寝床に横になったとき、心臓の鼓動が突然速くなることがある。数秒すればドキドキはおさまるものの、カーラはしばらく不安で寝つけなくなる。彼女は自分に言い聞かせる。「これはただのストレス。私はまだ心臓病を起こすような年齢じゃないはずよね？」

「不公平だわ」。カーラはリーザに向かってため息をつく。「同い年なのに、私のほうが老けて見える」

カーラの言うとおりだ。朝の光の中で、彼女の顔はやつれて見える。首や肩が痛むのか、コーヒーカップをとろうとする動作はぎこちない。

いっぽうのリーザは元気いっぱいだ。目も肌も輝き、毎日ありあまるほどのエネルギーに満ちあふれている。気持ちも明るい。実際リーザは、あまり年齢のことを考えない。考えるのは、昔より今のほうが賢明に生きられてありがたいと思うときくらいだ。

二人が並んでいるところを見たら、きっとあなたは、リーザのほうがカーラより年下だと思うだろう。もし肌の奥まで見ることができたなら、二人の差はいくつかの点において、表面上よりさらに大きいことがわかるはずだ。二人の年齢は同じだが、生物学的には、カーラはリーザよりもずっと年上なのだ。

リーザには何か秘密があるのだろうか？　高価なフェイシャル・クリームを使っているとか、皮膚科でレーザー治療を受けたとか、優良な遺伝子を授かっているとか。あるいは、カーラが年来直面してきたような苦労をリーザは何も経験せずにきたのだろうか？

どれもまちがいだ。リーザはリーザで、十分すぎるほどのストレスを抱えて生きている。二年前に夫を交通事故で亡くし、今はカーラと同じくシングルマザーの身だ。経済的にも、余裕はない。勤めているテクノロジー系のベンチャー企業はいつも、四半期単位の自転車操業を繰り返している。

では原因は？　なぜ二人の年のとり方は、こんなにちがっているのだろう？

答えは、生物学的には単純だ。原因は、二人のそれぞれの細胞の中で起きていることに関係がある。カーラの細胞には、早すぎる老化が訪れている。だから実年齢より老けて見え、彼女の行く手には、加齢にともなう疾患や不調が待っている。リーザの細胞は再生を続けている。だから彼女は若々しく生きている。

なぜ年のとり方は、人によりちがうのか？

なぜ年をとるスピードは人によってちがうのだろう？　なぜ、年をとっても元気溌剌な人がいるいっぽうで、もっと若いのに病気がちで、ぐったり疲れて、やつれている人がいるのだろう？　その差はこんなふうに視覚化して考えられる。

図1のグラフでカーラの棒の白い部分を見てほしい。これが示すのは彼女の健康寿命だ。ここにいるあいだは、病気をせず健康に過ごすことができる。だが、五〇代前半で白い部分は灰色に変わり、七〇歳では黒になっている。それまでとちがう疾患期間という時期に入ったしるしだ。

この時期の特徴は、心血管系疾患や関節炎、免疫系の衰え、糖尿病、がん、肺の病気など、加齢にともなうさまざまな病気に見舞われることだ。皮膚や髪の毛に老化があらわれるのもこの時期だ。困るのは、これら加齢にまつわる病気が、一つかかってそれで終わりにはならないことだ。「併存疾患」という憂うつな名の現象のもと、病は群れになってやってくる傾向がある。だから、免疫系が衰えたら、話はそれだけですまないのだ。免疫力の低下に加えて、関節の痛みや心臓病の初期症状が出たりし始める。人によっては、こうした病が寿命を縮めることもある。寿命が縮まないまでも、生活は輝きや活力を欠いたものになる。病気や疲労や不快感によって、

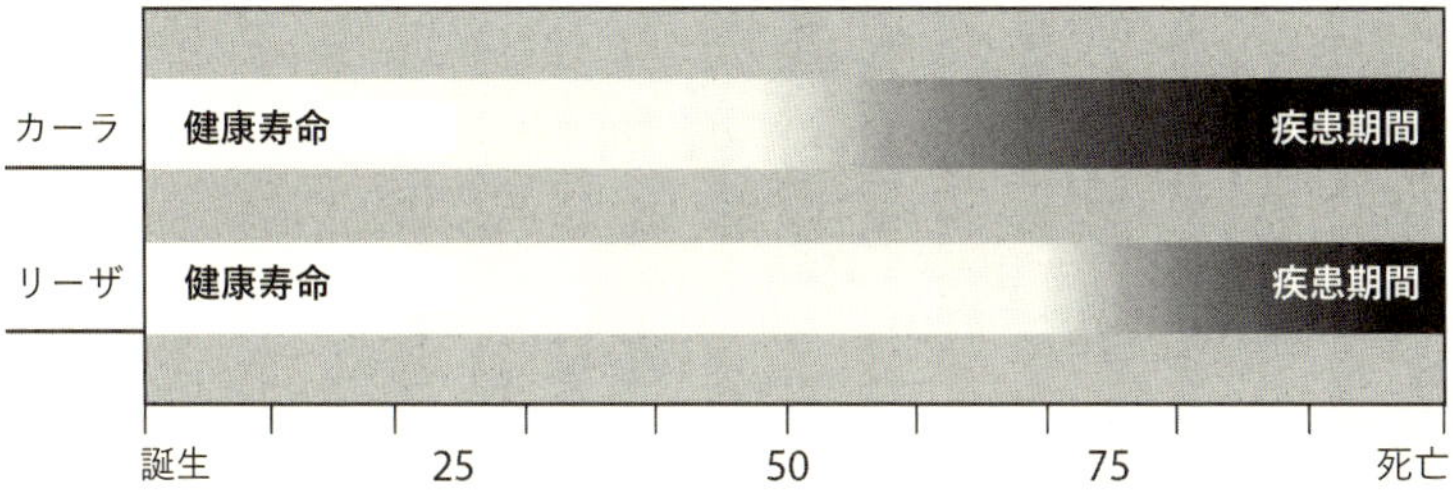

図1　健康寿命と疾患期間
健康寿命とは、人が健康に生きられる年数をさし、疾患期間とは、生活の質に影響する明らかな疾患を抱えて生きる年数をさす。リーザとカーラはどちらも100歳まで生きるかもしれないが、2人の後半生の生活の質は大きく異なる。

人生が徐々に損なわれていくのだ。

五〇歳のときはまだ、カーラも全般的に健康な生活を送っているはずだ。だがグラフの棒は、その年齢ですでにカーラが疾患期間に足を踏み入れつつあることを示している。ざっくばらんにいえば、「老化していく」ということだ。

リーザの場合はそうではない。

五〇歳でリーザはまだ、すばらしい健康を享受している。年ごとに年齢を重ねるものの、まだ長いあいだ、健康で快適な人生を楽しむことができる。慣れ親しんだ生活にはっきり支障が出始めるのは、八〇歳を過ぎてから——つまり、老年学で「後期高齢者《オールド・オールド》」と呼ばれる年代に入ってからだろう。リーザにももちろん疾患期間はあるが、それは彼女の生涯の終わりの数年間に凝縮されている。その時期が来るまでは、生産的な人生をたっぷり送ることができる。リーザとカーラは、要点を示すために私たちが造形した架空の人物だ。だが、彼女たちの物語は大切な問題を浮き彫りにしている。

なぜ、健康の光に浴することができる人と、疾患期間の影で苦しむ人がいるのだろう？　そして、どちらの道を自分がたどるのか、選ぶことはできるのだろうか？

「健康寿命」や「疾患期間」とは、耳に新しい言葉だ。だが、根本的な疑問はけっして新しくない。「なぜ年のとり方が人によってちがうのか？」という疑問を、人類は何千年も前から考えてきた。年齢を数えられるようになり、隣人と自分の年を比較できるようになってから、おそらくずっと、考えてきた。

一つの考え方は、自然がそれを決定するというものだ。いいかえれば「老化は人間の手には負えない」ということだ。古代ギリシャの神話ではこの考えは、「運命の三女神（モイラ）」に表現されている。

赤ん坊が生まれた日に子どものまわりを飛ぶ三人の老女たちがモイラだ。一人目のモイラは糸を紡ぎ、二人目のモイラは糸の長さを測り、三人目がそれを断ち切る。その長さが、人間の寿命というわけだ。モイラたちが仕事を終えれば、あなたの寿命は決定される。

この考え方は、より科学的な根拠をともなって今も生き延びている。いちばん新しいバージョンは、人間の健康はほとんどが遺伝子によって決まるという考えだ。ゆりかごのまわりをモイラは飛んでいないかもしれないが、誕生前から遺伝子コードによって、心臓病やがんを患う確率や、おおまかな寿命は決定されているというわけだ。

「老化を決めるのは自然のみ」と無自覚に信じる人々は世の中に存在する。「カーラがリーザよりずっと早く老化したのはなぜか？」と質問したら、こうした人々はきっとこんなふうに答えるだろう。

「両親が、心臓病や関節病もちだったのではないか」

「すべての原因は彼女のＤＮＡの中にある」

「不運な遺伝子をもって生まれたのだろう」

もちろん「遺伝子が、運命を決める」という考えを抱かない人もいる。生活のしかたによって健康が左右されることに、昔から多くの人々が気づいてきた。現代的な考えだと思われがちだが、じつはその起源はきわめて古い。古代中国にはこんな伝説がある。

ある黒髪の兵士が、生まれ故郷を出て危険な旅をしなければならなくなった。兵士は、国境地帯でとらえられ殺されるのを不安に思うあまり、朝目覚めると、髪が真っ白に変わっていた。彼は年よりも早く老いを迎え、一晩にして老化した。二五〇〇年も前から中国の人々は、ストレスなどの影響で老化が早く進行することに気づいていたのだ（この伝説は幸福な結末を迎える。白髪になったおかげうわけだ）。

で兵士は誰にも見とがめられず、無事に国境を越えて旅をすることができた。老化が身を助けたとい

今日ではたくさんの人々が、老化において重要なのは「生まれよりも育ち」だと感じている。つまり、「どのように生まれついたか」よりも「どのような生活習慣を送ったか」のほうが本当は大切だという考えだ。こうした考えの人々は、カーラの早すぎる老化をおそらくこんなふうに説明するだろう。

「炭水化物を食べすぎたのではないか」

「年をとると、誰でも、それまでの生活が顔に出てくるものだ」

「もっと運動をするべきよ」

「もしかしたら、心の奥深くに未解決の問題を抱えているのかもしれない」

カーラの急速な老化を「生まれ」派と「育ち」派がそれぞれどのように説明しているか、もう一度見てみよう。「生まれ」派の考えは運命論的だ。良きにつけ悪しきにつけ、私たちの未来は生まれたときからすでに、染色体の中にコード化されているということだ。いっぽう「育ち」派の主張は、早すぎる老化は避けることが可能だと信じている点で、より希望に満ちてはいる。だが、「育ち」派の主張もまた、独善的に聞こえる危険がある。この理論によるならば、カーラが年より早く老化したのはすべて身から出た錆ということになる。

どちらが正しいのだろう？　生まれか、それとも育ちか？　遺伝子か、それとも環境か？　実際にはどちらも重要だ。いちばん大切なのは、それら二つの相互作用だ。リーザとカーラの老化の速度のちがいは、遺伝子、社会的つながり、環境、ライフスタイル、運命の変転、そして運命の変転への対処のしかたなどの複雑な相互作用に起因しているのだ。あなたはあなたに固有の遺伝子セットをもっ

て生まれてくる。だが、どのように生きるかによって、遺伝子の発現に影響を与えることができる。場合によっては、生活にまつわる何らかの要因が、遺伝子のスイッチをオンにしたりオフにしたりもする。肥満の研究者、ジョージ・ブレイはこう言っている。「遺伝子には銃が積まれている。そして環境が引き金を引く」【1】。ブレイの言葉は体重増加についてだけでなく、健康に関するほぼすべての面に通じる。

私たちはこの本の中で、人間の健康について、これまでとはまったくちがう考え方を提示したい。健康というものを細胞レベルまでさかのぼって考え、細胞の早すぎる老化とはいかなるものか、それがあなたの体にどんな害をもたらすか、どうすればそれを防げるか、そしてどうすれば逆転させられるかまで説明する。そのためにまず、細胞の奥深くにある染色体までもぐってみよう。そこに**テロメア**が見つかる。染色体の端に存在する非コードＤＮＡの繰り返し配列が、テロメアだ（図2を参照）。細胞が分裂するたびにテロメアは短くなる。それが細胞の老化の速度を決定し、さらにそれをもとに細胞の死期が決定される。だが私たちの研究や、世界各地のラボの研究からは、驚くべき発見がもたらされている。染色体の末端は伸びることもある――。その発見が示唆しているのは、老化とは早まったり遅くなったりする動的なプロセスであり、ある面においては逆転すら可能だということだ。老化とは長いあいだ考えられてきたように、病気や衰退へと一直線に滑り落ちる坂道ではない。人間はみな、年はとる。だが、どのように老いるかを大きく左右するのは細胞の健康状態なのだ。

この本を書いている私たち二人のうち、一人は分子生物学者（エリザベス、以下リズ）、もう一人は健康心理学者（エリッサ）だ。リズは研究者としての全人生をテロメアの探究に捧げてきた。彼女の基礎研究によって、まったく新しい分野の科学的理解が始まった。いっぽうエリッサが研究してきたのは心理的ストレスや、ストレスが人間の行動や生理機能や健康に与える有害な作用、さらにその作用をどうすれば逆転させられるかという問題だ。私たち二人は一五年前に一緒に研究を始めた。そして私たちの共同研究から、心身の関係を検証する新しい方法が生まれた。私たちを含む科学界の人間が驚いたのは、テロメアが遺伝子コードの命令をただ実行するだけではないことだ。あなたのテロメアは、あなたに耳を傾けている。あなたが出した指示を、あなたのテロメアは吸収する。あなたの生き方は、「細胞の老化を速めろ」とテロメアに指示を出してしまう危険もあるのだ。だが、逆のことも起こりうる。何を食べるか、精神的苦難にどう対応するか、どのくらい運動をするか、子どものころストレスにさらされたか、隣人をどのくらい信頼し、どのくらい安心して暮らしているか——。テロメアにはこうしたもろもろの要因が影響を与えているらしい。そしてこうした要因が、細胞レベルの早すぎる老化を防いでく

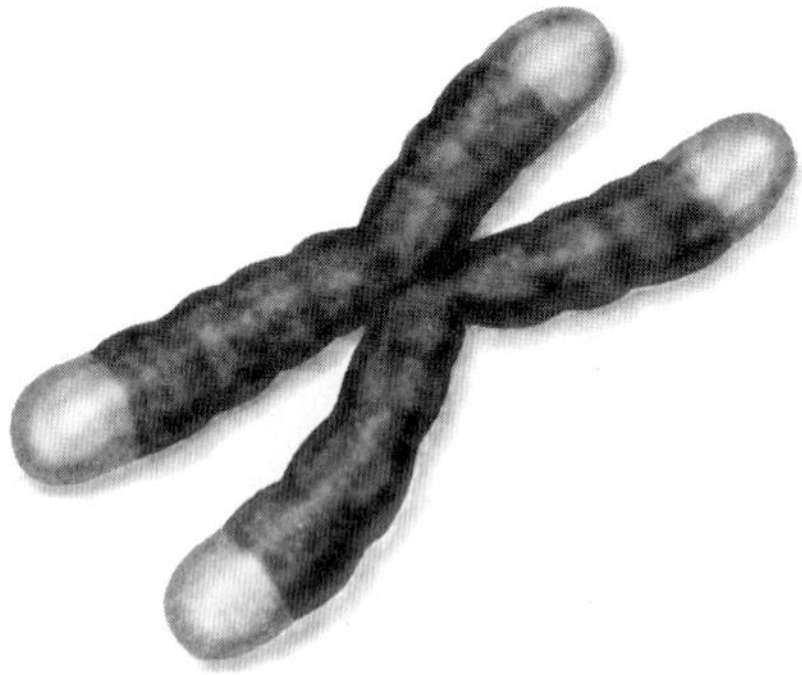

図2　テロメアは染色体の先端にある

あらゆる染色体のＤＮＡの端には、タンパク質でできた鞘のようなものがあり、それがＤＮＡの束を保護する役目をしている。図では、染色体の端の薄い色の部分がそれにあたり、この鞘の部分にテロメアがある。この絵では、テロメアは実際の縮尺で描かれていない。それはテロメアがきわめて小さく、細胞内のＤＮＡ鎖全体の１万分の１にも満たないからだ。テロメアは小さいが、染色体の中で非常に重要な役目を果たしている。

れる可能性もある。つまり、長い健康寿命の一つの鍵は、健康な細胞の再生に必要なことをあなたが行えるかどうかにあるのだ。

健康な細胞の再生は、なぜ必要なのか

一九六一年、生物学者レナード・ヘイフリックはある発見をした。それは、ヒトの通常の細胞が細胞死までに分裂できる回数は有限だということだ。細胞は自身のコピーをつくることで増殖する（これを有糸分裂と呼ぶ）。ヘイフリックのラボのフラスコに入れられたヒトの培養細胞は、薄く透明な層の中でみるみる分裂を始めた。増殖する細胞を入れるため、次々に新しいフラスコが必要になった。この初期の分裂があまりに高速だったため、すべての細胞を生かし続けることはできなかった。さもなければ「培養フラスコでラボも研究所もいっぱいになって、自分も助手も追い出されてしまう」と思ったと、ヘイフリックは回顧する。この初期段階を「繁茂期」とヘイフリックは名づけた。だがしばらくすると培養細胞は、まるで疲労したかのように分裂をやめた。いちばん長生きの細胞は五〇回程度分裂できたが、おおかたはそれよりずっと少ない回数で分裂をやめた。そして最後、疲労した細胞は、ヘイフリックが「**老年期**」と呼ぶ状態に入った。細胞はまだ生きてはいるが、もうそれ以上分裂はしない。これはヘイフリック限界と呼ばれ、人間の細胞分裂の回数の自然な限界をさす。あまりに短くなったテロメアは、細胞分裂の停止ボタンの役目を果たしてしまうことがある。

すべての細胞に、この「ヘイフリック限界」は存在するのだろうか？　答えはノーだ。

人間の体には、免疫細胞や骨細胞、腸細胞、肺や肝臓の細胞、皮膚や髪の毛の細胞、膵臓の細胞、そして心血管系の内側を覆う細胞など、自己複製する細胞が随所にある。これらの細胞が何度も分裂

を繰り返すことで、私たちの体は健康を保つ。自己複製する細胞の中には免疫細胞などのふつうに分裂する細胞のほかに、それより長く分裂できる「前駆細胞」、そして健康であるかぎり無限に分裂を続ける「幹細胞」という、体にとって非常に重要な細胞がある。ヘイフリックのラボの培養細胞とちがい、人体の細胞にはかならずしも「ヘイフリック限界」が存在しない。それは、第I部で見ていくように、「テロメラーゼ」という物質があるためだ。たとえば幹細胞は健康に保たれていれば、十分なテロメラーゼによって、私たちが生きているあいだずっと分裂を続けることができる。こうして細胞が補充されて「繁茂」することが、リーザの肌が瑞々しく見える一つの理由だ。リーザの関節が滑らかに動くのも、湾を吹き抜ける冷たい空気を胸いっぱいに吸い込めるのも、同じ理由だ。新しい細胞は体の主要な組織や臓器をつねに新しく保つ。リーザが若い気持ちを保てるのも、一部は細胞複製のおかげなのだ。

言語学的にいえば、「老化（senescent）」という言葉は「senile（老いぼれた）」と共通の語源をもつ。たしかに、「老化」した細胞は「老いぼれて」いる。細胞がどこかで分裂をやめるのは、ある意味、まったく正しい。分裂が際限なく続けば、がんになる危険性が増すからだ。だが、分裂をやめた細胞は無害なわけではない。それらの細胞は疲労し、まごつき、シグナルを混乱させ、他の細胞に正しいメッセージを送れなくなっている。そのうえ、仕事をかつてのようにこなすことができず、病気にかかりやすくなっている。少なくともそれらの細胞にとって、「繁茂期」は過ぎたのだ。そしてこれは、あなたの健康全体にも深い意味をもつ。非常に多くの細胞が老化した状態になれば、体の組織も老化を始める。たとえば、血管壁の細胞の多くが老化すれば、動脈が硬化し、心臓発作が起きやすくなる。血流の中で感染と闘う免疫細胞が老化し、そばに来たウィルスを感知できなくなれば、インフルエンザや肺炎にかかりやすくなる。**老化した細胞からは炎症誘発性の物質が漏れ出す可能性もあり、その結果、人は痛みに弱くなったり、慢性疾患にかかりやすくなったりする。そして最後、老化細胞の多くはあらかじめプログラムされていた死を迎える。**

疾患期間はこうして始まる（図3を参照）。

人間の健康な細胞の多くは、テロメアが（そして細胞を形成するタンパク質などの重要な部分が）機能しているかぎり、繰り返し分裂できる。だが分裂を繰り返したあと、細胞は老化する。すばらしき幹細胞にさえ、最後は老化が訪れる。分裂の回数が有限であることは、七〇歳か八〇歳を超えれば健康寿命も徐々に終わりに近づく一つの理由と言える。しかし、もっと長く健康な生活を享受できる人もいる。健康的な長寿は、私たちが手を伸ばせば届くところにある。八〇歳を超えて一〇〇歳まで生きる人は今でもいるし、今の子どもが年をとったころに

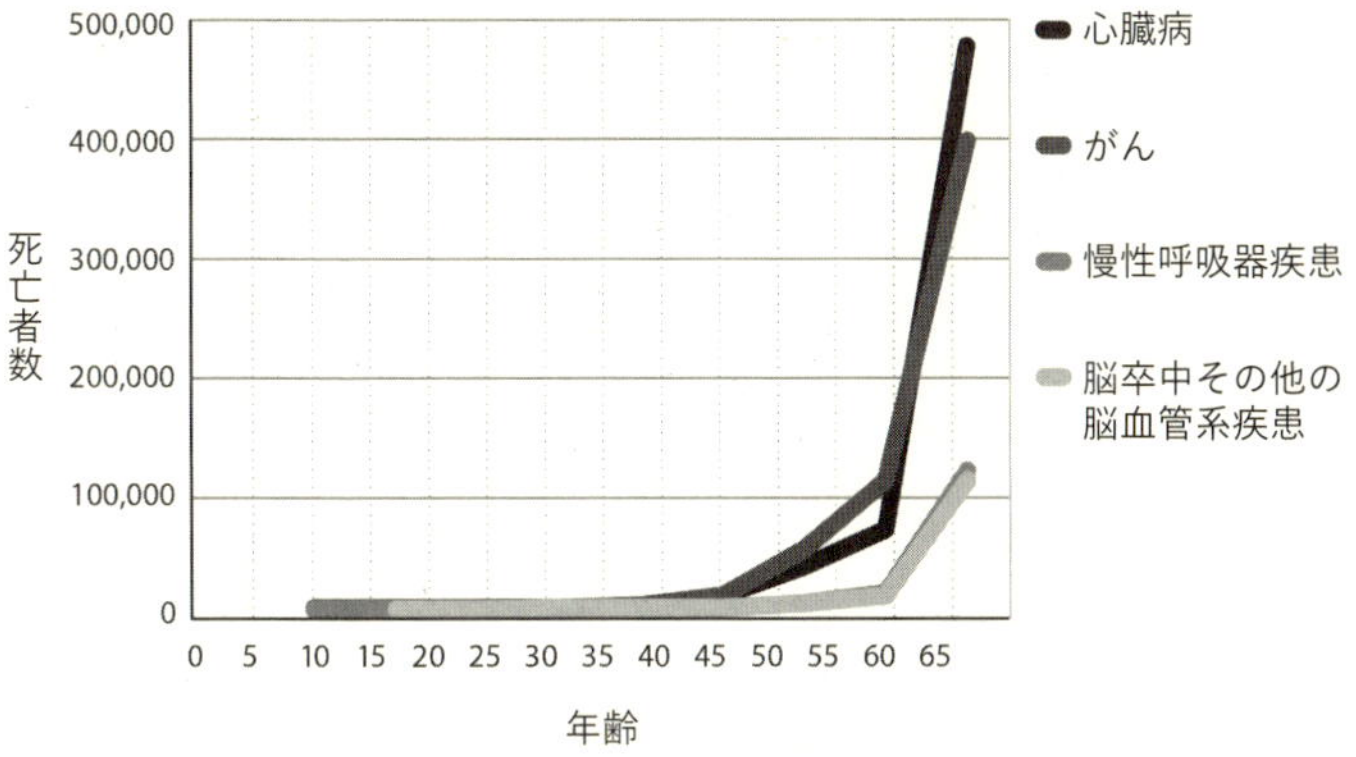

図3　加齢と疾患
慢性疾患に影響するいちばんの要素は年齢だ。このグラフは、病気での四大死因といわれる心臓病、がん、呼吸器疾患、脳卒中その他の脳血管系疾患による死亡数の変化を、65歳以上まで示したものだ。慢性疾患による死亡率は40歳から上昇し、60歳を超えると劇的に増加する。http://www.cdc.gov/injury/wisqars/leadingCauses.htmlより引用。

はさらにその数は増えるはずだ【2】。現在世界には、一〇〇歳を超える人が約三〇万人いる。そして、その数は急速に増加している。この流れにもとづけば、今イギリスで生まれる子どもの三分の一以上は一〇〇歳まで生きると考えられている【3】。だが、その一〇〇年のうちどれほどの時間が、暗い疾患期間で占められることになるのだろう？　良い細胞を複製する方法について理解が進めば、年をとっても関節は滑らかに動き、肺は空気をらくらくと吸い込み、免疫細胞は感染と闘い、心臓は血液を心房と心室へと押し出し続けるだろう。そして脳は、年をとってもずっと冴えたままでいられるだろう。

だが、細胞分裂はときに、本来の回数に届かずに終わる。早い段階で分裂が停止し、老化の状態に早く突入してしまうこともある。そうなると、八〇歳や九〇歳まで元気に生きることは難しくなる。これが早期「老化」である。どんな人にそれが起こるかというと、前述のカーラのように、早い時期にもう健康寿命に陰りがあらわれる人だ。人がいつ病気を患うかの主要な決定要因は年齢だが、それは体の内部の生物学的老化を反映しているのだ。

この章のはじめに私たちは、「なぜ年のとり方は、人によってちがうのか？」と質問を投げかけた。答えの一つは、細胞の老化だ。ここで浮上するのが、「細胞が通常よりも早く老化する原因は何なのか？」という質問だ。

この質問に答える前に、靴紐を思い浮かべてほしい。

テロメアは染色体のキャップ

靴紐の両端に、プラスチックのキャップがあるのを思い出してほしい。キャップの役目は、靴紐がほつれるのを防ぐことにある。ここで、染色体を靴紐のようなものだと想像してほしい。染色体はあなたの細胞の内部にあり、あなたの遺伝的情報を運んでいる。テロメアは塩基対というDNAの長さの単位で計測され、ちょうど靴紐のプラスチックキャップのような働きをする。つまり、染色体の末端に小さなキャップを形成し、遺伝物質（DNA）がほどけるのを防いでいるのだ。いわば老化の防止キャップだが、このテロメアには時間とともに短くなるという傾向がある。

表1に示されているのは、人間のテロメアの長さがどのように変化するかの典型的な例だ。

靴紐の先がぼろぼろになったら、もうその靴紐は使えない。そうなったら、その紐は捨てられてしまうかもしれない。細胞についても同じようなことが起こる。テロメアがあまりに短くなると、細胞は分裂をすっかりやめてしまうのだ。細胞が老化する理由は、テロメアだけではない。正常細胞には、まだよく理解されていないほかのストレスもかかっている。だが、テロメアの短縮は人間の細胞老化の大きな原因の一つであり、前述のヘイフリック限界をつかさどるメカニズムの一つでもある。

あなたの遺伝子は、あなたのテロメアに影響する。誕生時のテロメアの長さやテロメアが短縮していくスピードには、遺伝子が影響を与える。だが、私たちの、そして世界中の研究室からは驚くべき発見がもたらされている。それは、テロメアに人間が介入できるということ、テロメアの長さや強靭さにまで私たちがある程度影響をおよぼせるということだ。

たとえば、次のようなことがわかっている。

表1

年齢	テロメアの長さ（塩基対）
新生児	10,000
35歳	7,500
65歳以上	4,800

■困難な状況にぶつかったとき、一部の人々は危機感を抱く。こうした反応のしかたとテロメア短縮にはつながりがある。だが、事態のとらえ方をもっと前向きに変えることは可能だ。

■瞑想や気功などの心身のテクニックは、ストレス軽減効果に加え、テロメアを修復する酵素であるテロメラーゼを増やす効果もある。

■運動で心血管系の健康を高めれば、テロメアにも良い効果がある。テロメアの維持に効果があると証明されているシンプルな運動プログラムを本書ではいくつか紹介する。それらのプログラムは、さまざまな体力のレベルに適合させることができる。

■テロメアは、ソーセージのような加工肉を嫌う。好ましいのは、新鮮で健康的な食品だ。

■おたがいを知らず、信頼し合っていないなど、周囲の人々との社会的なつながりが低いとテロメアには悪影響が出る。これは、個人の収入レベルには無関係だ。

■子どものころに複数の有害な事象にさらされると、テロメアは短くなる。だが、悪名高いルーマニアの孤児院のような劣悪な環境にいた子どもも、そこから引き離せば、テロメアに起きた損傷の一部は回復させることができる。

■両親の卵子や精子に含まれる染色体のテロメアは、そのまま子どもに伝えられる。その意味するところは重大だ。もしあなたの両親のテロメアがさまざまな困難によって短くなっていたら、それは子どもであるあなたに引き継がれている可能性がある。だが、もし「自分がまさにそうかもしれない」と思ったとしても、パニックになる必要はない。テロメアは短くもなるが、長くもなる。**あなたの行動次第でテロメアを保持することは可能だ。これはまた、自分の生き方次第で、次の世代に分子レベルの有益な遺産を贈れるということでもある。**

テロメアと行動の関係を考える

より健康的な生き方について考えたとき、あなたの頭にはたくさんの「しなければならないこと」が浮かんできて、思わずため息が漏れるかもしれない。でも、自分の行動とテロメアとの関連を認識し、理解した結果、生活を変えることのできた人や、その変化を持続できた人は存在する。私（リズ）がオフィスに歩いていくとき、ときどき人々が立ち止まって声をかけてくれる。「見て、自転車で通勤することにしたの。テロメアを短くしないためにね！」「砂糖たっぷりのジュースを飲むのをやめたわ。自分のテロメアに何が起こっているか考えると、恐ろしくて」

行く手にあるもの

テロメアを保持すれば、人間は何百年も生きられるのだろうか？　九四歳になってもフルマラソンを走れるのだろうか？　ずっと、皺一つない顔でいられるのだろうか？　そんなわけはない。すべての細胞はいつか老化し、私たちもいずれは死ぬ。だが、こんなふうに想像してみよう。あなたは高速道路で車を運転している。道路には、速いレーンと遅いレーンと中間のレーンの三つがある。高速レーンを疾走し、疾患期間へと突き進むのもあなた次第だが、ゆっくりしたレーンを選び、天気や音楽や助手席の人との会話を楽しみながら、のんびり車を走らせるのもあなた次第だ。そうすればきっと、健康を長いこと享受できる。

もし今あなたが、早期の細胞老化に至る速いレーンを走っていたとしても、レーンを替えることは可能だ。どうすればそれができるかは、この先のページで説明する。本書の第I部では主に、細胞の早期老化がどう危険なのか、そして、健康なテロメアがなぜ細胞老化に対抗する秘密兵器になるのかを説明していく。私たちの細胞の中には、テロメアを保護するタンパク質の鞘をきちんと保つのを助けるテロメラーゼという酵素があるが、それがどのように発見されたかの経緯も紹介する。

第Ⅱ部以降では、テロメアの知識を細胞の健康のためにどう活用するかを論じる。まずは心の習慣をいかに変えるかを説明し、次に体の習慣について、どんな運動や食べ物や睡眠がテロメアに最適なのかを説明していく。さらに外へと視線を広げ、あなたの社会的環境や物理的な環境がテロメアの健康に適しているかどうかを検証する。本書の随所に登場する「リニューアル・ラボ」というコーナーでは、細胞の早期老化を防ぐための提案を、その裏付けとなる科学的知識と合わせて説明していく。

幸福の聖杯？

テロメアは、人間の生涯に影響を与えるさまざまな要素をまとめた指標のようなものだ。適切な運動や睡眠など、テロメアを回復させる良い効果をもつものと、有害なストレスや栄養不足や苦労などのマイナスの要素の双方が、そこには統合されている。鳥や魚やネズミにおいては、ストレスとテロメアに相関性が存在する。それゆえテロメアの長さは、動物が生涯を通じて経験したことを累積的に測る「幸福の聖杯」【4】として使えるのではないかと示唆されてきた。人間の場合（そして動物の場合も）、経験の累積を示す生物学的指標は一つには絞れないだろうが、テロメアは現在私たちが理解しているうちでは、非常に有力な指標だといえる。

テロメアの維持によって、ただ時間的に長いだけでなく、より質の高い人生を送る可能性が高まる。じつは、それこそが私たちがこの本を書いた理由だ。テロメアについて研究するうち、私たちはじつに多くのカーラに出会ってきた。つまり、テロメアがあまりに早く消耗したために、まだ本来なら元気いっぱいの年齢で疾患期間に突入してしまう人は、男女を問わず、あまりに多い。そうした運命を避ける方法を示す質の高い研究は、権威ある科学雑誌に数多く発表されているし、第一級のラボや大学からも支持されている。そうした知識が徐々にメディアに浸透し、雑誌や、健康についてのウェブサイトに掲載されるのを待つという道も私たちにはあった。だが、それには何年もの時間がかかる可能性がある。そして悲しいことに、その過程で往々にして情報はゆがめられてしまう。私たちは、自分たちの今現在の知識を読者と共有したいし、早すぎる細胞老化によってこれ以上多くの人やその家族が苦しむのを避けたいと願う。

健康の悪化によって人材を失うのは、貴重な資源の喪失に等しい。健康の悪化で私たちはしばしば、望む生活を送る能力を精神的にも肉体的にも奪われる。でも、三〇代になっても四〇代になっても、五〇代になっても六〇代になっても、さらにそのあとも健康でいられるなら、人生をより楽しむことができるし、その贈り物をまわりの人々と共有することもできる。自分の時間を有意義な目的のためにたやすくさし出すこともできる。次の世代を育てたり教育したり、人々を支えたり、社会的な問題を解決したり、芸術的な活動をしたり、科学技術的な発明をしたり、旅をしてその経験を人々と分かち合ったり、事業を拡大したり、賢いリーダーの役目を果たしたりと、たくさんのことができるはずだ。

本書を読み進むうちに読者は、細胞の健康維持について多くを学んでいくだろう。私たちが願うのは、健康寿命を延ばすのはけっして難しいことではないと読者に伝えて、安心してもらうことだ。そしてもう一つ読者に願うのは、「この先の年月をすばらしく健康に過ごせるなら、その時間で何ができるだろう?」と自分の胸に楽しく問いかけることだ。本書で紹介したアドバイスのいくつかを実践すれば、答えを実現するための時間とエネルギーとバイタリティが、きっとたくさん手に入る。

今すぐ始めよう

テロメアの、そして細胞の回復のための一歩は今すぐにでも始められる。自分が今していることに意識を集中できる人は、そうでない人に比べてテロメアが長いという結果が、ある調査から出ている【5】。そして、マインドフルネスや瞑想のトレーニングがテロメアの維持に関連していることも、ほかのいくつかの研究から示唆されている【6】。

精神の集中は、練習で身につく技術だ。必要なのは、訓練だ。この本のところどころに登場する靴紐の絵をその道具に使ってほしい。靴紐の絵を見るたびに、あるいは自分の靴を——靴紐があってもなくても——目にするたびに、一呼吸して、「今、何を考えている?」と自問し、心がどこにあるかを問いかけてみよう(図4を参照)。もし心が、古い問題を心配したり蒸し返したりしていたら、今行っていることに意識を戻すように、やさしく心を諌《いさ》めよう。もし何も「行って」いなければ、ただそこに「ある」ことに心を集中し、その状態を楽しもう。

自分の呼吸に心を集中し、息を吸って吐くという単純な動作に意識のすべてを集めよう。体の内部(感覚や規則正しい呼吸など)や、体の外部(自分を取り巻く景色や音など)に意識を集中することには、回復の効果がある。今行っていることに意識を集めたり呼吸に意識を集中したりする能力は、細胞にとって非常に有益であることが解明されている。

　この本のあちこちで靴紐の絵を目にするたび、自分の心を現在に引き戻す手がかりとしてそれを使ってほしい。靴紐の絵が出てきたらまず深呼吸をしよう。そして、呼吸のパワーでテロメアが回復するさまをイメージしよう。

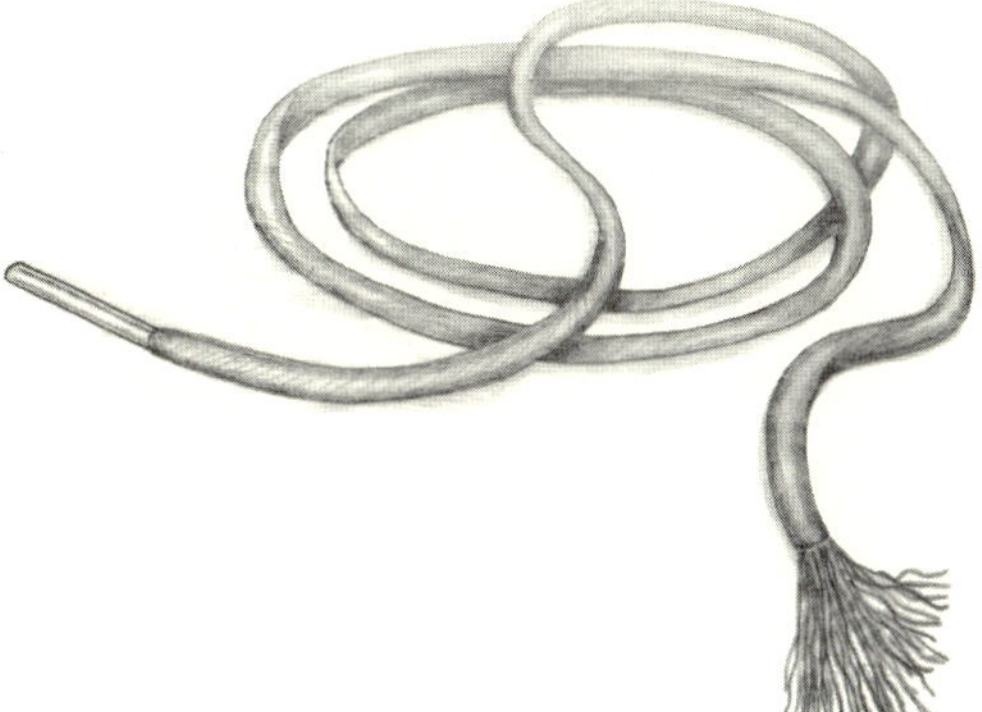

図4　靴紐を思い浮かべる
染色体を靴紐のようなものだとイメージしよう。紐の端についている保護用のキャップが長ければ、それだけ靴紐はほつれにくくなる。染色体でいうならば、テロメアが長ければ長いほど細胞内で危機が発生する可能性や、染色体同士が融合する危険は少なくなる。融合が起きると染色体は不安定になり、ＤＮＡの破損が起こりやすくなる。それは細胞にとって壊滅的な出来事だ。

第Ⅰ部

テロメア：より若く生きるための道

第1章 なぜ細胞の老化が早すぎると、見かけも気持ちも行動も老いるのか

まず、次の質問を自分に投げかけてみよう。

1 「自分はどのくらいの年齢に見えると思う？」

■ 実際の年齢よりも若く見える。
■ 実際の年齢相応に見える。
■ 実際の年齢よりも老けて見える。

2 「自分の肉体的な健康について、どう評価する？」

■ 同い年の大半の人より自分は健康だ。
■ 同い年の大半の人と、自分は同じくらい健康だ。
■ 同い年の大半の人より自分は不健康だ。

3 「気持ちとしての若さは？」

■ 実際の年齢よりも若いように感じる。
■ 実際の年齢と同じくらいに感じている。

■ 実際の年齢よりも老いているように感じる。

三つの質問はとてもシンプルだ。だが、それにどう答えたかで、あなたの健康や老化についての重要な傾向が明らかになる。年齢よりも老けて見える人は、実際、早くから白髪が生えたり皮膚にダメージが生じたりするなど、テロメア短縮に関連する現象を経験しているかもしれない。健康の衰えはさまざまな原因で起こる。疾患期間に早く突入することは往々にして、細胞老化をあらわす一つのサインだ。そして、実際の年齢より自分は気持ち的に老けていると感じる人は、若いと感じている人に比べて早くから病気にかかりがちなことが、いくつかの調査から明らかになっている。

「老いるのが怖い」と人々が言うとき、それはたいてい、病気がちな生活を長いあいだずるずる送るのが怖いということだ。人々が恐れるのはたとえば、階段を上るのに困難を感じるようになることや、心臓の手術を受けたあとなかなか健康を回復できないことや、酸素ボンベを引きずって歩くことだ。そのほかに、骨量が減少することや背中が曲がることや、記憶を失うことや心を失うことや、それらすべての結果として、社会的なつながりを失い、他人に依存しなければ生きられなくなることを彼らは恐れている。だが、加齢そのものをトラウマのように恐れる必要は、本当はない。

もし、先の三つの質問に「実際の年齢より自分は外観も気持ちも老けている」と答えたなら、それはおそらく、テロメアが本来より速く消耗しているサインだ。短くなったテロメアは細胞に、老化のプロセスを急ぐよう合図を送っている可能性がある。恐ろしいシナリオだが、気持ちを強くもとう。早すぎる老化と闘うためにできることは、いちばん重要な細胞レベルでも、たくさんあるのだから。

だが、敵に打ち勝つためには、敵をきちんと理解しなくてはならない。

闘いを始める前に知っておくべき知識をこれから紹介する。第1章では、細胞が早期に老化するとき、実際にどんなことが起きているかを探究する。老化している細胞をクローズアップすることで、なぜ細胞の老化が体や脳に大きなダメージを与えるかが理解できるだろう。さらに、私たちの体にとっていちばん恐ろしい病気の多くがテロメアの短縮や細胞の老化と結びついていることもわかるはずだ。続く第2章と第3章では、テロメアおよび「テロメラーゼ」と呼ばれる驚きの酵素の働きいかんで、早すぎる疾患期の引き金が引かれることもあれば、細胞の健康が保たれることもあるのだとお話ししよう。

早すぎる老化を迎えた細胞は、健康な細胞と何がちがうのか？

人間の体を、リンゴがいっぱい入った樽だと想像してみよう。健康な細胞は、その中の一つの瑞々しいリンゴのようなものだ。だが、樽の中に腐ったリンゴが一個、入っていたらどうなるだろう？腐ったリンゴを食べられないのはもちろんだが、困るのは、そのまわりにあるリンゴまでもが腐敗を始めてしまうことだ。腐ったリンゴは、あなたの体の中にある老化した細胞のようなものだ。

なぜそうなるのかを説明する前に、ある事実に戻ろう。人間の体には細胞がいっぱい詰まっており、体が健康であり続けるためには、細胞が一定の期間ごとに新しくなる必要がある。新しいものと入れ替わっていくこの種の細胞は増殖性細胞と呼ばれ、体の次の部分に存在する。

■ 免疫系
■ 消化器官

■骨
■肺
■肝臓
■皮膚
■毛包
■膵臓
■心血管系の内層
■心臓の平滑筋〔心臓壁を構成する心筋細胞は平滑筋ではなく増殖しないが、心臓内の血管壁など、一部に平滑筋が含まれる〕
■海馬など、脳の一部（海馬は脳の中で、学習や記憶をつかさどる役目を果たす）

これらの重要な体内組織が健康であり続けるためには、細胞はつねに新しくなっていく必要がある。人体には非常にうまく調節されたシステムがあり、細胞をいつ新しくするべきかの査定を行っている。数年前と変わらないように見えても、実際には新しい細胞への入れ替わりがコンスタントに、正しい数と正しい期間で行われている。だが、ここで思い出してほしいのが、一部の細胞には分裂できる回数に限りがあることだ。細胞がそれ以上新しくなれなければ、その細胞でつくられる組織は老化を始め、うまく機能しなくなってくる。

人体を組織する細胞は、幹細胞から生まれる。幹細胞には、さまざまな種類の特化した細胞に分化できる驚きの能力がある。幹細胞は「幹細胞ニッチ」と呼ばれる一種のＶＩＰ用ラウンジのような場所にある。ここにあるあいだ、幹細胞は保護されており、出番が来るのを眠りながら待っている。幹細胞ニッチはふつう、その幹細胞が分化する組織の中や近辺に存在する。皮膚の幹細胞は毛根の下にあるし、心臓の幹細胞の一部は右心室壁に存在する。筋肉の幹細胞は、筋線維の奥深くにある。すべてが順調なときは、幹細胞はニッチにとどまっている。だが、組織を補給する必要が生じると、幹細胞はニッチを出て分裂し、増殖性細胞をつくる。これは「前駆細胞」とも呼ばれ、その一部が、その場所で必要とされている特化した細胞に変化する。たとえば、病気になって免疫細胞（白血球）が大量に必要なときは、骨髄にひそんでいた造血幹細胞が分裂し、すぐに血流に入る。通常の消化の過程で常時すり切れていく消化管の内壁や、たえまなく剝がれていく皮膚も、幹細胞の働きのおかげで組織をつねに補われている。ジョギングをしてふくらはぎの肉離れを起こしたら、筋肉の幹細胞の一部が二個の新しい細胞に分裂する。一個はもとの細胞の場所に戻り、ニッチにぬくぬくとおさまる。もう一個は筋肉細胞に分化し、ダメージを受けた組織の再生を助ける。自己複製できる幹細胞のストックをもつことは、健康を保つために、そして病気や怪我から回復するために重要だ。

しかし、細胞のテロメアが極端に短くなると、分裂のサイクルと自己複製を停止するよう合図が送られる。すると細胞分裂は止まる。細胞はそれ以上新しくなることができず、古くなり、老化していく。幹細胞なら永久引退の状態に入り、呼び出しがあっても心地よいニッチから出ていかなくなってしまう。幹細胞以外の細胞の場合は、するべき仕事を果たせなくなり、ただ無為に存在するだけになる。細胞内の発電所であるミトコンドリアがうまく働かなくなり、細胞内でエネルギー危機が引き起こされる。

古い細胞のＤＮＡが細胞のほかの部分とうまくやりとりできなくなると、細胞はきれいな状態を保てなくなる。古くなった細胞の内部には、うまく機能しなくなったタンパク質の塊や茶色いごみのようなリポフスチンという物質がたまってくる。リポフスチンは眼球に加齢黄斑変性を引き起こしたり、いくつかの神経性疾患の原因になったりする。さらに悪いことに——なぜか、樽の中の腐ったリンゴと同じように——老化した細胞は誤った危険信号を炎症誘発物質という形で、体のほかの場所にも送ってしまう。

同様の老化のプロセスは、体内のさまざまな種類の細胞で発生する。肝臓の細胞でも皮膚の細胞でも、毛包でも、血管をおおう細胞でも起こる。そして、体のどの部分のどんな細胞かによって、異なる現象が起きる。骨髄の細胞が老化すると、血液や免疫系統の幹細胞が正しく分裂しなくなったり、血液細胞の製造量のバランスが狂ったりする。膵臓の細胞が老化すると、インスリン分泌の調整指令を細胞が正しく「聞き」とれなくなる可能性がある。脳細胞が老化すると、ニューロン（神経細胞）を死なせる物質が分泌される危険がある。これまでに研究がなされている大半の細胞において、老化の根底にあるプロセスは似通っているが、細胞がそれをどう発現するかによって、肉体には異なる種類のダメージがもたらされるのだ。

老化とは、次のように定義できる。すなわち、細胞が「機能を徐々に失い、環境的な刺激や損傷に適切に反応する能力を失うこと」だ。老化した細胞は、物理的・精神的ストレスに適切に対応する能力を失っている【1】。細胞の老化は多くの場合、加齢にともなう疾患へとゆっくりひそかに進行していく。そうした病気の原因の一端は、テロメアの短縮および細胞老化だといえるわけだ。テロメアと老化についてもう少しよく理解するために、この章のはじめに提示した三つの質問にもう一度立ち返ろう。

「自分はどのくらいの年齢に見えると思う？」

「自分の肉体的な健康について、どう評価する？」

「気持ちとしての若さは？」

古きを捨て新しきを得る：マウスの老化細胞を取り去り、早期老化を覆す

あるラボで、次のような研究が行われた。マウスに遺伝子操作を施し、多くの細胞が通常よりかなり早く老化するように処置したうえで、その成長を追った。すると、マウスにはふつうよりも早く老化現象があらわれた。脂肪の貯蓄が減り、皺だらけの外観になったほか、筋肉が衰え、脈が弱くなり、目は白内障になった。何匹かは心不全で早死にした。次に研究者は、ヒトでは再現不可能な遺伝子上の実験的技術を使い、老化した細胞を除去した。すると、早すぎた老化現象の多くはもとに戻った。白内障は快癒し、衰えていた筋肉は復活した。脂肪を蓄えておけるようになり、皺が少なくなったほか、健康寿命が長くなった【2】。**老化のプロセスをつかさどっていたのは老化した細胞だったわけだ。**

細胞の早い老化の影響①：外観

シミや斑点。白髪。骨量の低下とともに縮こまり、曲がった背中。これらは誰の身にも訪れる現象だ。だが、もしあなたが最近高校の同窓会に出席していたら、そうした現象が万人に同じときに同じようには起こらないという証拠を目にしたはずだ。

高校卒業から一〇年後の同窓会の扉を開けてみよう。そこにいる人はみなまだ二〇代で、あなたがつい目をとめるのは、高級な服をこれみよがしに着こなしているクラスメートと、逆にいささかみすぼらしい一張羅であらわれたクラスメートだろう。何人かは出世街道をまっしぐらに進んでいる。会社を立ち上げた人もいる。子宝に恵まれている人もいる。いっぽうで、ウィスキーを何杯も飲みながら、不運を憐れみ合っている人たちもいる。公平ではないように見えるかもしれない。だが、老化の肉体的な兆しという点では、旧友たちはみな同一線上にいる。金持ちだろうが貧乏だろうが、成功していようが苦労していようが、幸運だろうが不運だろうが、部屋の中にいる人間はほぼ誰もが二〇代に見えるはずだ。髪の毛は健康的で、肌もつややかだ。一〇年前に高校を卒業したときより数センチ背が高くなった人も、少しはいるかもしれない。人々はみな、若さの輝きの頂点にいる。

ところが、それから五年後か一〇年後の同窓会に出席すると、ようすはいささか変わっている。古い友だちの何人かが本当に〝古く〟見え始めていることに、あなたはきっと気づくだろう。耳のまわりには白髪がちらほらし、額が上がり始めている。肌はくすんでいたり、シミが出てきたりしている。目のまわりには「カラスの足跡」が深く刻まれてきているかもしれない。腹が出始め、背中が少し丸まってきた人もいるかもしれない。肉体的老化へのスタートを早く切った人々だ。

いっぽうで、老いへの道をゆっくりと優雅に進んでいる人もいる。その先、二〇年目、三〇年目、四〇年目、五〇年目、そして六〇年目の同窓会が来たころには、こうした幸運なクラスメートの髪や顔や肉体も、確実に変化している。だが、それらの変化はゆっくり徐々に、そしてエレガントに発生する。この先見ていくように、あなたの外観がどれだけ早く老いるか、そしてあなたが「良く老いる」人々の一人になれるか否かには、テロメアが少なくとも何らかの役目を果たしている。

⋮ 肌の老化 ⋮

皮膚のいちばん外側にある表皮をつくるのは、定期的に自己複製する増殖性細胞だ。こうした皮膚細胞の一部（ケラチノサイト）はテロメラーゼを生成するため、細胞が劣化せず、老化細胞にはならないが、自己複製のスピードは鈍化を免れない【3】。この目に見える層の下には真皮と呼ばれる皮膚細胞の層（線維芽細胞）があり、健康的でふくよかな表皮の土台はここで形成される。真皮では、コラーゲンやエラスチン、そして成長を促進する要素などがつくられる。

これらの線維芽細胞から分泌されるコラーゲンやエラスチンの量は年齢とともに減少するため、目に見える皮膚すなわち表皮はたるみ、老けて見えてくる。つまり、この作用が皮膚の層を通って奥から表面へと伝わり、老けた外観を形成するのだ。脂肪体やヒアルロン酸（肌や関節において、天然の保湿クリームの役目を果たす）が減るにつれて肌は薄くなり、バリア機能を失っていく【4】。メラノサイト（メラニン細胞）が老化すると、シミができたり顔色が悪くなったりする。簡単に言えば、年をとった皮膚はシミやくすみやたるみや皺の目立つ、おなじみの「老けた」顔をつくりあげるのだ。そのいちばんの要因は、老化した線維芽細胞が外側の細胞を支えきれなくなることにある。

おおかたの場合、加齢とともに皮膚細胞は分裂する能力を失っていく。だが、年をとってもなお皮膚細胞が分裂を続けられる人もいる。そうした人の細胞の内部を研究すると、酸化ストレスから細胞がうまく守られていることや、テロメアが長いことが明らかになった【5】。テロメアの短縮がかならず肌の老化を引き起こすわけではないが、何らかの関与はある。とりわけ日光を浴びることによる老化（光老化）にはテロメアがかかわっている。太陽の紫外線にさらされるとテロメアはダメージを受ける可能性がある【6】。ハイデルベルクにあるドイツがん研究センターでテロメアと皮膚の研究をしているペトラ・ボーカンプと同僚は、日光を浴びがちな頸部などの皮膚と、日光から守られている臀部《でんぶ》などの皮膚の比較を行った。頸部の表面の細胞では、日光にさらされることによりテロメアの摩耗がいくらか確認されたが、日光を浴びない臀部の細胞のテロメアは、加齢にかかわらずテロメアの摩耗がほとんど認められなかった。日光から守られていれば、皮膚の細胞は長期にわたって老化に逆らうことができるわけだ。

骨量の減少

骨の組織は生涯ずっと再構築される。健康な骨の密度は、骨をつくる「骨芽細胞」と骨をこわす「破骨細胞」がバランスをとることで形成される。骨芽細胞は、分裂と自己複製を続けるために健康なテロメアを必要とする。テロメアが短くなると骨芽細胞は老化し、破骨細胞の働きに追いつけなくなる。すると両者のバランスが崩れ、破骨細胞が骨を少しずつ齧り始めるのだ【7】。また、テロメアが摩耗すると、古くなった骨組織は炎症を起こしやすくなる。テロメアが非常に短くなるよう操作されたマウスは、早くから骨量が減少し、骨粗鬆症《こつそしょうしょう》を発症することが確認されている【8】。遺伝的な異常によって生まれつきテロメアがきわめて短い人にも、同じ現象が起きる。

白髪

ある意味、人間はみな、髪に色をつけられて生まれてくる。一本一本の髪は毛包の中で生まれ、ケラチンによって形成される。ケラチンはまず白髪をつくり、毛包の中に存在する「メラノサイト」という特別な細胞がそれに色素を吹きかけるのだ。メラノサイトは、皮膚の色を受けもつのと同じ種類の細胞だ。この天然の毛染め細胞がないと、髪の色は失われてしまう。毛包の中にある幹細胞はメラノサイトを生成する。これらの幹細胞のテロメアがすり減ると、細胞の自己複製のスピードは髪の成長のスピードに追いつかなくなり、その結果、白髪になる。すべてのメラノサイトが死ぬと、髪の毛は真っ白になる。メラノサイトはまた、化学的なストレス要因や紫外線の照射にも弱い。『セル』誌に発表されたある研究によると、エックス線照射を受けたマウスはメラノサイトに損傷が起こり、体毛が白く変化した【9】。また、テロメアが非常に短くなるような遺伝的変異をもつマウスもやはり体毛が早くに白髪化したが、テロメラーゼの回復作用で、白くなった体毛はもとに戻ったという【10】。

髪が白くなるのは、いつからが自然なのだろう？　いちばん白髪になりにくいのはアフリカ系アメリカ人とアジア人で、逆にいちばん白髪になりやすいのが金髪の人々だ【11】。全般的に、人間の少なくとも半数は四〇代後半に白髪が出始め、六〇代の前半には九〇パーセント近くが白髪のまじった頭になる。早くに白髪が生えたとしても、大半は問題のない範囲にある。非常に早い――三〇代くらいの――年齢から白髪の生えるごくわずかな人だけが、テロメアの短縮を引き起こす遺伝的変異をもっている可能性がある。

⁝ あなたの外観はあなたの健康について、何を物語るのか？ ⁝

ここまで読んで、もしかしたらあなたはこう思うかもしれない。「白髪が少々早く生えてきたって、気になんかしない。目のまわりに少しシミができるくらいで、大騒ぎする必要がある？　そんなことに心を砕けと言うつもり？　健康よりも、若く見えることのほうが価値があるとでも？」。すばらしい質問だ。もちろん大切なのは健康のほうに決まっている。問題は、老いた見かけがどのくらい体の内部の健康を反映しているかだ。特殊な訓練を積んだ〝評価者〟に写真を見せ、被写体の年齢を推測させるという研究がある【12】。それによれば、年齢が高いと評価された人は、平均的にテロメアが短かった。テロメアが肌や髪の老化に果たすと思われる役目を考えれば、これはそう驚くべき話ではない。そして老けた容貌は、その人の肉体的な健康が損なわれていることを示す、小さいが心配なサインなのだ。老けて見える人は体が弱い傾向にあり、記憶力を測定するメンタル・テストでも低い点数をとりがちだ。空腹時の血糖値やコルチゾール値は高く、心血管系の病気の兆候も早くからあらわれやすい【13】。もしもあなたが年よりも老けて見えたり、年の割にくたびれていたりするなら、そのサインには注意を払う価値がある。それは、あなたのテロメアが保護を求めているしるしなのかもしれない。

細胞の早い老化の影響②：肉体

「自分の肉体的な健康はどの程度だと評価しますか？」という質問について考えるとき、あなたは、テロメアの短縮が細胞や健康におよぼす真の力を理解できるだろう。

もう一度、高校の同窓会を思い浮かべてみよう。二〇年目か三〇年目の同窓会では、きっと幾人かのクラスメートが加齢にともなうお決まりの病にかかり始めている。だが、その時点ではせいぜい四〇歳か五〇歳で、年齢的にはまだ老いには遠い。それならば、なぜ彼らの体は、まるで本当に老いてしまったかのようにふるまうのだろう？　なぜ彼らはまだ若いうちから、疾患期間に突入してしまうのだろう？

インフラメイジング

同窓会に来ている旧友一人一人の細胞を覗いて、テロメアの長さを測れたら、さぞ興味深いだろう。もしそれができたら、いちばん短いテロメアのもち主はおそらく病気がちで、どちらかというと体の弱い人だ。顔にはおそらく、糖尿病や心血管系の病気や免疫力の低下や肺の病気やある種のがんなど、さまざまな健康上の問題からくる疲れがあらわれている。テロメアの短い人々はまた、慢性的な炎症にも悩まされている可能性がある。年齢とともに炎症が増え、それが加齢にともなう病気の一因になるという観察報告はたいへん重要だ。そのため、科学者は「インフラメイジング（炎症加齢、または加齢炎症）」という名前を考案した。インフラメイジングとは慢性的な軽微の炎症であり、加齢とともに増加する可能性がある。なぜそれが起こるかについては、タンパク質の損傷などさまざまな理由が挙げられている。ほかにしばしば挙げられる原因の一つが、テロメアの損傷だ。

細胞の遺伝子が損傷を受けたりテロメアが短くなりすぎたりすると、細胞は、大切なＤＮＡが危険にさらされていることを察知する。すると、細胞は自らの再プログラム化（遺伝子であらかじめ決まった手順ではなく、後天的な修飾によって遺伝子の発現手順を調整すること）によって、助けを求めるシグナル分子をまわりの細胞に向けて放つ。この現象はまとめて細胞老化関連分泌現象（以下、ＳＡＳＰ）と呼ばれる。傷を受けたせいで老化した細胞は、近くの免疫細胞や修復機能のある細胞にシグナルを送り、回復に手を貸してくれるよう呼びかけることができる。

だがここで、困った事態が起きる。短くなったテロメアが、ＤＮＡの損傷に対しておかしな反応を示すのだ。自分の身を守ることに精いっぱいなテロメアは、細胞が助けを求めても、それを受け入れようとしない。たとえていえば、災難に直面しているのに、弱みを見せるのを恐れるあまり、助けを断固拒む人のようなものだ。短くなったテロメアは老化しつつある細胞の中で場合によっては何か月も、細胞にダメージを解消する行動をとらせまいとする。その間細胞が送り続ける無益なシグナルは、恐ろしい結果を引き起こす可能性がある。細胞はいまや、樽の中の腐ったリンゴと同じになっている（図5を参照）。〝腐ったリンゴ〟は周囲のすべての組織に影響を与え始める。ＳＡＳＰの働きには炎症性サイトカインをはじめとする化学物質もかかわっており、炎症性サイトカインは時間をかけて体中に散らばり、慢性的な炎症を組織全体に引き起こしていく。ＳＡＳＰを発見したバック老化研究所のジュディス・カンピシは、こうした細胞ががんの増殖に好都合な環境をつくることを示唆している。

過去数十年で科学者たちは、ＳＡＳＰやその他の原因で起こる慢性的な炎症が、多くの疾患の発生に重要な役割を果たすことを認識するようになった。短期的な激しい炎症は、傷ついた細胞を癒やすのに役立つが、長期的な炎症は体の組織の通常機能を妨げる。たとえば、慢性的な炎症によって膵臓の細胞は誤作動を起こし、インスリンを正しく分泌できなくなる。これは糖尿病につながる一歩だ。慢性的な炎症のせいで、動脈壁に生じたプラーク（血管内にできる瘤《こぶ》）が破裂することもある。体

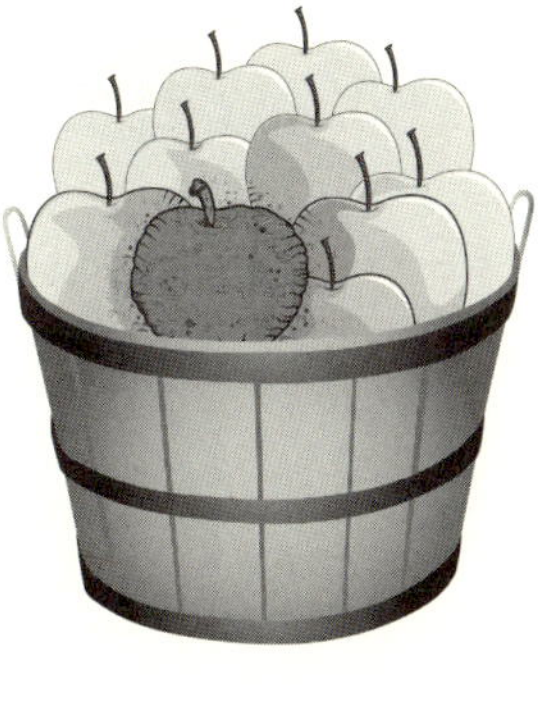

図5　樽の中の腐ったリンゴ
リンゴのいっぱい入った樽を思い浮かべてみよう。一つのリンゴの健康は、ほかの一つ一つのリンゴに左右される。腐ったリンゴが一つあれば、そのリンゴから、ほかのリンゴを腐らせるガスが発生する。老化した細胞はまわりの細胞にシグナルを送って炎症を広げ、「細胞の衰弱」と呼ばれるものを促進する因子を増加させる。

の免疫反応のスイッチが狂い、自身の組織を攻撃するケースもある。

これらは炎症の破壊力を示すほんの一例にすぎず、恐怖のリストはまだまだ続く。慢性的な炎症は心臓や脳の病気や、歯茎の病気やクローン病やセリアック病やリューマチ性関節炎や喘息《ぜんそく》や肝炎やがんや、その他さまざまな病気の一因にもなる。だからこそ今、インフラメイジングは科学界で話題になっている（図6を参照）。これは、現実の話なのだ。

インフラメイジングを遅らせたければ、そして可能なかぎり長く健康寿命にとどまりたければ、慢性的炎症を防ぐ必要がある。炎症をコントロールするうえで重要な役目を果たすのが、テロメアの保持だ。極端に短くなったテロメアは炎症のサインをたえず送り続ける。だから、テロメアを健康的な長さに保たなくてはならないのだ。

――心臓病とテロメアの短縮――

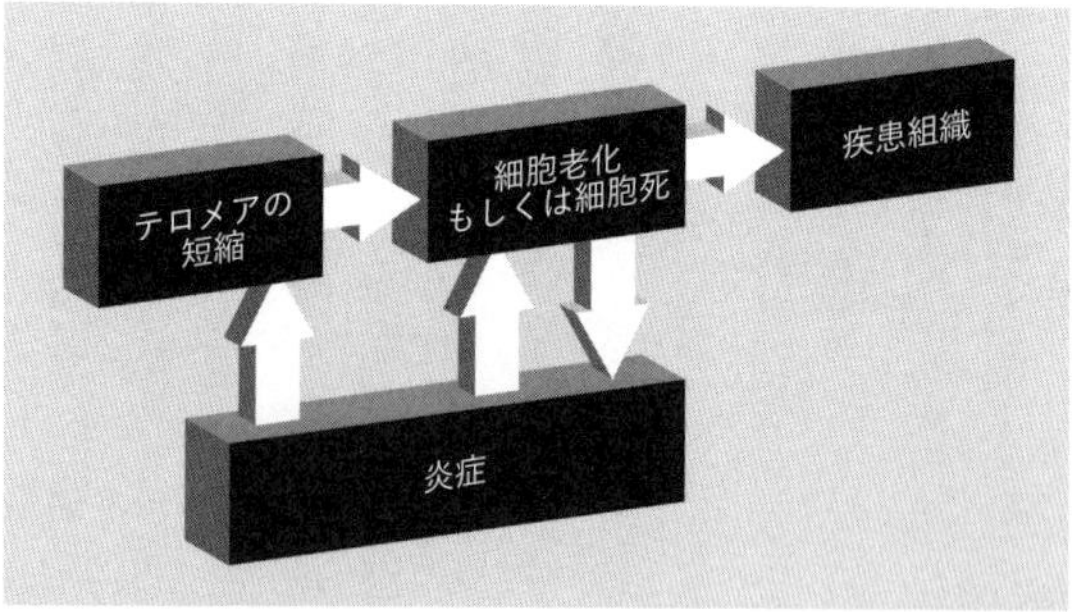

図6　テロメア短縮から病気への道

テロメア短縮は、病気への早道の一つだ。問題は、テロメアの短縮が細胞を老化させ、老化した細胞がそこにとどまることだ。細胞が早く死ねばまだ、不幸中の幸いといえる。細胞はさまざまな要因で老化するが、人間の場合、一般的な原因の一つはテロメアの損傷だ。こうして老化した細胞が数十年かけて蓄積し、相応な量になると、それは疾患組織の土台になる。炎症はテロメア短縮と細胞老化の両方を引き起こし、老化した細胞はさらに多くの炎症を引き起こす。

動脈は、大きなものでも小さなものでも、内皮と呼ばれる細胞の層におおわれている。心血管系の健康を保つには、内皮の細胞が自己複製を繰り返さなければならない。さらに、内皮の細胞を守り、免疫細胞が動脈壁内に入り込むのを阻止する必要がある。

だが、免疫細胞の一種である白血球のテロメアが短いと、心血管系の病気になるリスクは高くなる（血液細胞のテロメアが短いということは、内皮など他の組織のテロメアもたいてい短くなっていることを意味する）。一般的な遺伝子の変異によって生まれつきテロメアが短い人は、心血管系の病気を患いやすい【14】。また、血液細胞のテロメアの長さが短いほうから三分の一の域内にある人は、心血管系の病気になるリスクが四割増すことが示されている【15】。なぜそうなるのだろう？　私たちにもすべてはわかっていないが、血管の老化が一つの原因だ。短くなったテロメアが細胞に早期老化の指令を出すと、内皮の自己複製が阻害され、強くて滑らかな血管の内層をつくれなくなる。すると血管は弱くなり、病気にかかりやすくなるわけだ。実際にプラークのついている血管組織を検証したところ、テロメアの短縮がたしかに確認された。

さらに血液細胞のテロメア短縮は炎症を引き起こし、心血管系の病気の原因となる。炎症細胞は動脈の内壁にはりつき、コレステロールをからめとってプラークを形成したり、すでにあるプラークを不安定にしたりする。プラークが破壊されると、そこに血栓が形成され、動脈を詰まらせる原因になる。もしそれが冠状動脈であれば、心臓への血液供給が阻害され、心臓発作を引き起こす。

肺の病気とテロメアの短縮

喘息や慢性閉塞肺疾患や肺線維症（肺組織が傷を受けた結果、呼吸が困難になる、きわめて深刻で治癒の難しい病気）などを患う人は健康な人に比べて、免疫細胞や肺の細胞のテロメアが短い。特に肺線維症は、テロメアの保持がうまくいかないせいで起きることがはっきりしている。その証拠に、遺伝子の突然変異により生来テロメアの維持に問題がある少数の人々は、肺線維症を発症しがちなのだ。この重要な事実のほかにも、議論の余地のない証拠がいくつも存在する。慢性閉塞肺疾患にも喘息にも、肺感染症にも肺機能の低下にも、すべてテロメアの不調が関与している可能性が高い。これは遺伝子にまれな変異をもつ少数の人々だけでなく、万人にあてはまることだ。テロメアの健康を保持できないと、肺の幹細胞や血管は老化していく。その結果、肺の組織は自己複製を続けられなくなり、必要なものを欠くようになる。免疫細胞の老化は炎症誘発的な環境を形成し、肺の負担はますます重くなり、機能は悪化の一途をたどっていく。

細胞の早い老化の影響③：認知

ここでもう一度、高校の同窓会に話を戻そう。今度は四〇年後の同窓会について思い浮かべてほしい。クラスメートはみな、六〇歳に近づいている。このころには旧友の中に一人二人、認知の衰えを感じさせる人が出てくるはずだ。そうした人のどこが前とちがうのか、はっきり指摘するのは難しいかもしれない。だが、彼らがかすかに呆けていたり、なんとなくぼんやりしていたり、わずかに焦点が合わない感じがすることに、あるいはふつうの社会的手がかりに反応しにくくなっていることに、あなたはきっと気づくだろう。彼らはふつうよりも数秒長い時間をかけて、やっとあなたの名前を思い出すかもしれない。心の機能の喪失はほかの何よりも、自分たちがまぎれもなく老いてきたことを痛感させるはずだ。

認知的低下とアルツハイマー病

早くから認知機能の問題が起きる人はテロメアが短い傾向がある――そう聞いても、あなたはおそらく驚かないだろう。この作用は、人間が老いるとともにずっと続く可能性がある。七〇歳の、身体は健康な人々を対象にしたある調査によると、テロメアが短い人は、数年後に認知機能の全般的低下が起こっていた【16】。若者の場合、テロメアと認知機能のあいだに関連性は認められないが、テロメアが非常に短い状態が一〇年近く続くと、若者でも認知機能が低下する危険が生じる【17】。科学者らは、テロメアの長さと思考の明晰さとの関連性の有無に着目している。では、テロメアの長さで、認知症やアルツハイマー病になる可能性を予測することはできるのだろうか。

この問いに答えを出すために、テキサスで大規模な、たいへん興味深い調査が実施された【18】。研究者たちは、ダラス郡に住む約二〇〇〇人の大人の脳の画像診断を行った。そのさいには、脳に影響を与えうるさまざまな要因が制御された。たとえば被験者の年齢、喫煙習慣、性別、そしてアポリポタンパクE（APOE）という遺伝子の型などだ。この遺伝子は、型次第でアルツハイマー病の発症リスクを増加させることがわかっている。被験者のほぼすべての脳に、加齢による若干の委縮が認められたのは予想どおりだったが、研究者はさらに、脳内で特に感情や記憶にかかわる部分を検証した。たとえば、脳の中で記憶の形成・整理・貯蔵を助ける海馬という部分だ。海馬は、記憶を感情や感覚と結びつける手助けもする。海馬の働きのおかげで私たちは、新しい消しゴムの匂いを嗅いだだけで、小学校に入った最初の日のことを思い出したりする。小学校の思い出を忘れずにいられるのは、海馬のおかげでもあるのだ。テキサスの研究者らが驚いたのは、白血球のテロメアが短い人は（白血球のテロメアは、体全体のテロメアの長さを知る尺度になる)、長い人に比べて海馬が小さかったことだ。海馬を構成するニューロンはたえず新しくなる必要がある。記憶の機能を健全に保つためには、体が海馬の細胞を再生(ニューロン新生)できることが重要なのだ。

テロメアが短い人は、海馬だけが小さいわけではない。扁桃体を含む大脳辺縁系や、側頭葉、頭頂葉などその他の組織でも、同じ現象が認められる。これらの部位は海馬と並んで、記憶や感情、ストレスなどを統御する役目を果たす。加えて、アルツハイマー病にかかったとき委縮するのがまさにこれらの領域でもある。テキサスの研究から示されているのは、「血液細胞のテロメアの長さがおおよそではあるが、脳の老化の指標になる」ということだ。海馬の中の細胞だけなのか、体全体の細胞なのかはわからないが、それらの細胞老化が認知症の重要な要因となっている可能性はある。アポリポタンパクE遺伝子が特定の型である人は、早くにアルツハイマー病にかかる危険性がそもそも高く、テロメアを健康に保つことがとりわけ重要だ。ある研究によれば、この特定の型の遺伝子をもっていて、かつテロメアが短い場合、同じ型の遺伝子をもっているがテロメアが長い人と比較して、早く死ぬ可能性は九倍にもなるという【19】。

テロメアの短縮は、アルツハイマー病の発症に直接的な関連もあるようだ。TERT(テロメア逆転写酵素遺伝子)と呼ばれる遺伝子やOBFC1と呼ばれる遺伝子には、テロメアの短縮につながりやすい特定の型がある。どちらかの遺伝子がその特定の型であるだけで、アルツハイマー病の発症率は統計的に増すのだ【20】。大幅な増加ではないが、因果関係は示唆されている。テロメアは何かのマーカーでも付帯兆候でもなく、脳の老化の一要因であり、神経変性疾患の発症リスクを高める要因でもある。TERT遺伝子やOBFC1遺伝子はテロメアの保持に直接的にかかわっており、そのしくみの理解は進んできているし、科学的証拠も増加している。もしあなたが自分の脳を明晰に保ちたいのであれば、テロメアについてぜひ考えてみてほしい。脳の老化の調査に関しては、巻末の注をご覧いただきたい【21】。

――健康な〝感覚年齢〟とは――

四〇周年の同窓会を想像してみよう。あなたは壇上に上がり、六〇歳になったクラスメートたちにこんな質問をしている。「気持ち的にも六〇歳だと感じている人は、手を挙げて！」。きっと興味深い結果が得られる。おおかた（七五パーセント）の人々は、自分は年齢よりも若いと感じている。さらに年月がたち、運転免許証の誕生日欄を見るたび年齢を思い知らされても、それでも多くの人は、自分はまだ若いと感じ続ける【22】。年齢よりも若いと感じている人は、適応力が高い。この〝感覚年齢〟の若さは、生活の充実度や、個人としての成長の実感や、他者との社会的な結びつきなどに関連している【23】。

若いと感じることと、もっと若くなりたいと願うことは別だ。実年齢が若いころに戻りたいと願う人（五〇代の男性がもう一度三〇歳になれたらと願うようなケース）は、だいたいが不幸で、現実の生活に満ち足りていない。若さを求めたり願ったりすることは、年を重ねた人間に求められる主要な発達課題とは対極にある。年をとった人間に求められるのは、ありのままの自分を受け入れつつ、精神的・肉体的な健康を保つように努力することだ。

健康的に年を重ねるには、考え方を変えよう

「老いた人々」について自分がどんなイメージを抱いているかには、注意が必要だ。老いについての否定的なステレオタイプを受け入れ、信じている人は、自分自身がそうしたステレオタイプになりやすい——つまり、健康上のトラブルに見舞われやすくなるのだ。これは、イェール大学の社会心理学者、ベッカ・リーヴィが発見し、「ステレオタイプの体現」と名づけた現象だ。老いに対して暗いイメージを抱いている人と明るいイメージを抱いている人を比較すると、それぞれの健康状況を考慮しても、行動に差が認められた【24】。

前者の人々は、病気になるか否かは自分ではどうにもできないと思いがちで、処方された薬の服用など、健康のための行動にあまり熱心でない傾向がある。前者の人々が心臓発作で死ぬ可能性は後者の二倍にもなる。数十年後に記憶を大きく失っているのも前者の人々だ。怪我をしたり病気になったりしたとき、回復のペースも遅い【25】。別の研究で、高齢者を対象にあるテストを行ったところ、老いに関するステレオタイプなイメージを思いうかべただけで、被験者はまるで本当に認知症であるかのような低い点をとったという【26】。

もしあなたが老いに対してネガティブなイメージを抱いているなら、それを打ち消すために意識的な努力をするといい。表2に紹介するステレオタイプは、リーヴィの作成した「老いのイメージスケール」をアレンジしたものだ【27】。そこにあるいくつかのポジティブな特徴を具体的に想像し、老い

てなお元気にしている自分をイメージしてみてほしい。老いをネガティブにとらえていることに気づいたら、それをポジティブなイメージに置き換えてみよう。

表２

老化に対するあなたのイメージは？	
気難しい	楽天的
依存	有能
緩慢	豊かな活力
ひ弱	自信
孤独	生きる強い意志
混乱	賢明
回顧的	複雑な感情
疑い深い	緊密な関係
辛辣	慈愛

実際に老いたとき、私たちはどんな精神生活を送っているのだろうか？

若者は老人に対して「気難しい」「怒りっぽい」というイメージを抱いているが、スタンフォード大学で老化を研究しているローラ・カーステンセンによれば、私たちが日々経験する感情は、年齢が上がるとともに強まっていく。一般的に、高齢者は日常生活の中で、ネガティブな感情よりもポジティブな感情を多く経験している。ただ、彼らが経験するのはまじりけのない「幸福感」ではない。人間の感情は年とともに、豊かに、そして複雑になっていく。年を重ねるとともに人の心には、ポジティブな感情とネガティブな感情がしばしば同時に起こるようになるのだ。たとえば感動的な出来事があったとき、喜びを感じているのに目には涙があふれていたり、誇りと怒りを同時に感じていたりすることがないだろうか【28】。こうした能力を私たちは「感情の複雑さ」と呼ぶ。感情が混じり合って存在することで、若いころのような感情の激しいアップダウンを避けられ、感情をうまくコントロールできるようになる。純粋にポジティブな感情や純粋にネガティブな感情よりも、混じり合った感情のほうがコントロールするのは簡単だ。だから、感情面でいえば、年をとったほうが人生は生きやすくなるのだ。感情をよりうまくコントロールできるようになること、そして感情の複雑さが高まることはつまり、日々の経験がより豊かになるということだ。そういう人は、健康寿命も長いことがわかっている【29】。

老年学の研究によれば、人間は年を重ねてもセックスやスキンシップに関心をもち続ける。年とともに社交の輪は徐々に小さくなるが、それはだいたいが選択によるものだ。年をとるにつれて、人々が築く社会的な輪は、自分にとっていちばん意味のある人間関係で構成されるようになり、やっかいな関係の人はそこに含まれていない。そうした生活はストレスが少なく、前向きな感情をより多く経験できる。年をとった人はものごとに優先順位をうまくつけ、自分にとっていちばん大切なことに時間を集中できる。年寄りは賢いといわれる一つの理由は、おそらくそこにある。

老いについてより良いイメージやより健康なイメージ、より生き生きとしたイメージを抱こうと努力すれば、おそらく見返りがある。先のリーヴィは次のような実験を行っている。高齢の被験者に、英知や達成など年をとることのメリットを思い起こさせたあと、ストレスの多い課題を与え、回答させた。すると、被験者のストレス反応（脈拍や血圧の変化）は対照群と比べて少ないことがわかった【30】。ことわざに言うように、「年齢は心のもち方次第だ。気に留めなければ問題ではない」のだ。

二つの道

ここで一息入れよう。もしあなたのテロメアが急速に短くなり、細胞が早すぎる老化を始めてしまったら、自分の未来がどんなふうになるか想像してみてほしい。この思考訓練は、細胞の早すぎる老化を鮮烈かつリアルに認識してもらうためのものだ。自分が四〇代、五〇代、六〇代、七〇代になったときに「こんなふうになっていたくない」というイメージを思い浮かべてみよう。あなたはこんな筋書きを心配していないだろうか？

- 「頭が鈍ってきたようだ。私が話すと、話にとりとめがないせいか、若い同僚は退屈そうな顔をする」
- 「呼吸器系の感染症で、始終臥せっている。あらゆる病気に感染しているかのようだ」
- 「息をするのが苦しい」
- 「足が思うように動かない」
- 「足腰が弱ってきた。転ぶのが怖い」
- 「疲れすぎていて、ソファに座って一日中テレビを見る以外、何もできない」

■「子どもたちがこう言っているのが聞こえる。『ママの世話は今度はどっちがするの？』」
■「いつも医者の近くにいたいから、旅行に行きたくても行くことができない」

早くから疾患期間に入った人の生活は、こんなふうかもしれない。私たちは、できればそういう生活を避けたいと願っている。あなたの両親やそのまた両親は、もしかしたら次のような言い伝えを信じていたかもしれない――数十年の良い時間を過ごしたら、次には病と諦めのときが来るのだと。六〇歳か七〇歳を超えると、自分の人生はもう終わったとひそかに宣言する人もいる。彼らはスウェットパンツを着込み、安楽椅子に深く腰掛け、病に襲われるまでひたすらテレビを見て過ごす。

今度は、先ほどとちがう未来を思い描いてみよう。あなたのテロメアは健康で長く、細胞も再生を繰り返している。健康に恵まれたこれらの年月はどんなふうに見えるだろうか？　あなたはロール・モデルを心の中に描くことができるだろうか？

老化はしばしば非常に否定的に描写されるため、人々の大半はそれについて考えようとさえしない。もしあなたの両親や祖父母が早くに病に倒れたり、ある年齢を過ぎたところで人生を投げてしまっていたら、年を重ねても健康に、エネルギッシュに生きられるとイメージするのは難しいかもしれない。でも、自分はこんなふうに年をとりたいという明確で前向きなイメージができれば、もうあなたは、この先ずっとめざすべき目標を手にしている。そして、テロメアと細胞の健康のために努力する理由も生まれる。老いを前向きにとらえていれば、そうでない人より七年半ほど長く生きられる可能性が高い。少なくとも、ある研究からはそういう結果が出ている【31】。

私（リズ）の友人であるマリー＝ジャンヌは、いつまでも心が若い人物の典型だ。分子生物学者の彼女はパリに住むとても明るい女性だ。年は八〇歳前後で、髪は白く、顔には皺がある。背中は少し曲がっている。でも、顔は生き生きとして、知性にあふれている。私と彼女は最近、パリで午後に待ち合わせ、一緒に昼食を食べた。プティ・パレ美術館を訪れ、階段を上ったり下ったりしながらほとんどの展示を見てまわった。その後、カルティエ・ラタンに足を延ばし、本屋を見てまわった。六時間がたってもマリー＝ジャンヌは元気いっぱいで、足取りはいっこうに衰えなかった。いっぽうの私は、疲労でもう一歩も歩けなくなっていた。私はもう帰らないかと提案した（「そうすれば、あなたも体を休められるし」と言って）。だが、彼女はもう一つ行きたいところがあるのだと言った。足が痛くてたまらないと認めるのが恥ずかしくて、私は口実を設け、痛む足で何とか家に帰り着いた。

健康的な老いを定義するたくさんの項目にマリー＝ジャンヌは該当する。

- 長年にわたり、自身の研究に興味をもち続けている。公式にはもう引退の年齢だが、今も研究所通いをしている。
- さまざまな人々と社会的にかかわっている。毎月、自宅に年下の同僚を招き、夕食をふるまいながらさまざまな言語で議論をしている。
- エレベーターのない五階建てのマンションに住んでいる。ときおり、もっと若い友人が、夕食会の招待を辞退することがある。体があまりに疲れているときには、たくさんの階段を上りきるのが辛いからだ。でも、マリー＝ジャンヌは以前と同じく今もすいすいと階段を上っていく。
- 町に新しく来た展覧会には足を運ぶなど、新しい経験に興味をもち続けている。

あなたにはあなたの、老いのロール・モデルや目標があるかもしれない。ほかの人はどんなふうに考えているのか、いくつかの例を紹介しよう。

■「年をとったら、ボンド映画でM役をしていたときのジュディ・ディンチのようになりたいの。髪は真っ白だけど、隙がなくて、部屋の中にいる誰よりも賢そうに見えたわ」

■「私は、人生の〝第三幕〟という考え方にひかれているの。第一幕は自分自身の教育のために、第二幕は教育のキャリアを培うことに費やしてきた。そして第三幕で計画しているのは、非営利団体で働いて、一〇代で親になった人たちが学校にとどまって、学位をとれるように支援をすることよ」

■「僕のおじいさんは七〇代のときに、僕らちびっこにクロスカントリー・スキーを教えてくれた。雪の中でどうやって火をおこすかもおじいさんから教えてもらった。僕も同じことを自分の孫にしてやりたいと思う」

■「年をとることについて考えるとき、私の頭に浮かぶのは、子どもたちが成長して、家を巣立っていくことです。さみしいけれど、自分の時間は多くなります。そうしたらようやく、今の部署を統括してほしいという申し出を受けることができるでしょう」

■「年をとっても知的好奇心を貪欲にもち続け、執筆や慈善のための活動に積極的に取り組んでいれば、私はきっと幸せです。さまざまな方法で社会に尽くし、この美しい地球を愛おしみ、自分自身を含む人間のすばらしさに感謝していければと思います」

あなたの細胞は、老いていく。けれど、そのときが来るより早く老いる必要はない。私たちのおおかたが本当に望んでいるのは、満足のいく人生を長く送ること、そしてそのために細胞の老化をぎりぎりまで遅らせることだ。

この章では、細胞の早期の老化があなたにとっていかに危険かを説明してきた。次の章では、テロメアとはそもそも何なのか、なぜそれが、長くて良い人生の強力な助けになるのかを、お話ししよう。

第2章　長いテロメアのパワー

　一九八七年、一二歳のロビン・ウイラスは学校の運動場に立っていた。もうすぐ、一マイル走が始まる。走るには絶好の天気だ。ミネソタの朝の空気は冷たい。すらりとしたロビンの体調は良好だった。体育の教師に力を試されるのは嬉しくないが、うまくやれるつもりでいた。

　でも、だめだった。スタートの号砲が鳴ってからほぼ一瞬で、彼女はクラスメートから後れをとり始めた。追いつこうとしても、走者の群れは赤土の行路をみるみる遠ざかっていった。ロビンはけっして怠けていたわけではない。もてる力のすべてを出した。だが、前方との距離は開いていくばかりだった。ゴールタイムはクラスのビリ。まるでレースの途中で休みをとっていたかのようなのんびりしたタイムだったのに、走り終えてからずっと長いあいだ、体を二つに折り曲げ、苦しそうに息をしていた。

　翌年、一三歳になったロビンの頭には、茶色い髪の毛の中にもう白髪がちらほらあらわれ始めた。白髪は一本また一本と増えていき、気がつけば、四〇代から五〇代の女性によくある「ごま塩」頭になっていた。皮膚にも変化があらわれた。ふつうの活動をしただけなのに、濃い色のあざが腕や足についていることが何度もあった。ロビンはまだ一〇代だ。それなのに活力は低く、髪の毛は白く変わり、肌はぼろぼろになった。そんな年齢ではないはずなのに、すでに老化が始まってしまったかのようだった。

実際に、非常に本質的な意味で、「そんな年齢ではないはずなのに、老化は始まって」いたのだ。ロビンはきわめてまれな、テロメアの生物学上の失調を遺伝的に抱えている。そのせいでテロメアが異常に短く、細胞の老化が速い。テロメアのこうした失調を抱えた人は実際に年をとるよりかなり前から、急速に、そして加速度的に老化を経験するケースがある。表面的には、たとえば肌にその兆候があらわれる。皮膚の色素細胞であるメラノサイトが、肌の色を均等に保つ能力を失い、その結果、まだ年齢的には若いのに、シミや斑点が浮き出してくる。髪には白髪がまじり、手や足の爪にも老化があらわれる。爪の細胞が急速に入れ替わっていくせいで、爪はデコボコになり、割れやすくなる。骨も老いてくる。骨芽細胞とは骨の中にあり、骨が硬度と強度を保つためにぜひ必要な細胞だが、テロメアの失調のせいで、この細胞が自己複製を停止してしまう可能性があるのだ。ロビンの父親も同じ病気を患っており、骨量の大幅な低下や筋肉の痛みが原因で、左右両方の股関節の置換手術を二度も繰り返した。彼はテロメアの失調がもとで、四三歳で他界した。

しかし見かけの老化は、そして骨量の低下ですら、テロメアの生物学的失調がもたらす作用の中ではまだましなほうだ。テロメアの失調はもっと恐ろしい結果をもたらす。肺に傷がついたり、異常なほど血球が少なくなったり、免疫系が弱くなったり、骨髄に失調が起きたり、消化系に問題が起きたり、さらにはある種のがんを発症する可能性もある。テロメアの失調を患う人は往々にして短命だが、症状の出方や平均的な寿命には差がある。テロメア失調患者のうち、知られているかぎりいちばん長生きをしているのは存命中のある女性で、年齢は今六〇代だ。

ロビンのような遺伝性の重症なテロメア失調は、「テロメア・シンドローム」と総称される一般的な症状が極端な形であらわれたものだ。こうしたまれな遺伝的失調はどの遺伝子に起きる可能性があるのか、それが細胞の中でどのような作用をするのかは、すでに解明されている(現在のところ、そうした可能性のある遺伝子は一一個突き止められている)。ただ、遺伝的なテロメア失調の中でも極端なものはごくまれで、発症率は一〇〇万人に一人程度だ。そしてロビンは幸運にも、最終的には医学の進歩のおかげで、ドナーから造血幹細胞を含む幹細胞の移植を受けることができた。移植が成功した証拠は、血小板の数にあらわれた。ロビン本人の造血幹細胞は効率的にテロメアを修復できず、新しい細胞を製造しづらくなっていたため、血小板の数が血液一マイクロリットル当たり三〇〇〇から四〇〇〇個という危険な領域まで減少していた(血球数の少なさは、ロビンが長い距離を走り続けられなかった理由の一つだ)。移植手術から半年後、血小板の数は正常値に近い二〇万個まで急上昇した。現在三〇代の彼女は、テロメアの生物学的失調患者の支援組織を率いているが、同い年の人に比べると目や口のまわりに皺が多く、髪はほとんど白髪になっている。ときどき、関節や筋肉の激しい痛みに襲われるものの、日々運動をすることで痛みをなんとかコントロールしている。移植手術のおかげで、活力はだいぶ回復した。

遺伝的な重症型のテロメア・シンドロームは、すべての人間に強烈なメッセージを送っている。なぜなら、ロビンの細胞で起こっていることは、私たち自身の細胞でも起きているからだ。ちがうのは、それがロビンの場合は急速なことだけだ。私たちの場合でも、テロメアは加齢とともに短縮していく。そして細胞の早期老化は、基本的に健康な人においても、急速にではないが起こりうる現象だ。私たちはみな程度の差こそあれ、加齢によるテロメア・シンドロームの予備軍なのだ。ただその度合いは、ロビンや彼女の父親に比べればずっと低い。遺伝的なテロメア・シンドローム患者は、細胞の早期老化に対してほとんどなすすべがない。彼らの体内では、細胞の老化がすさまじいスピードで進行しているからだ。だが、それ以外の私たちは幸運にも、細胞の早すぎる老化にかなりの程度、歯止めをかけることができる。それは私たちがテロメアを実際に、驚くほどコントロールできるからだ。

コントロールには知識が必要だ。テロメアについての、そして、テロメアの長さが日々の生活と健康にどう関連しているかについての知識が必要だ。テロメアが体の中でどんな役目をしているかを理解するには、思いがけないものに目を向ける必要がある。しばしの時間をちょっとおかしな生き物と一緒に過ごしてみよう。

池の藻くずが送るメッセージ

「テトラヒメナ」は、淡水の中を餌と恋人を求めて勇敢に泳ぎまわっている単細胞生物だ（テトラヒメナには七つの性がある。今度、湖で水遊びをするときは、ぜひこの興味深い事実を思い出してみてほしい）。「池の藻くず」のようなテトラヒメナには、しかし、なかなか愛らしいところもある。顕微鏡で見ると、太った小さな胴体に体毛のようなたくさんの突起があり、マンガやアニメに出てくる毛むくじゃらの生き物のようだ（図7を参照）。じっと見ていると、「セサミストリート」に出てくるもじゃもじゃ人形、ビップ・ビパドッタに似ている気もしてくる。大流行した「マーナ・マーナ」という歌をスキャットしていたあの人形だ。

テトラヒメナの細胞の中には、細胞核がある。細胞核とは、いわば細胞の中央司令部だ。細胞核の奥深くには、分子生物学者への贈り物が詰まっている。それは、約二万個の小さな染色体だ。すべて同じ形で、線状で、非常に短い。そのため、染色体の端にキャップをしているテロメアについて研究するのが比較的楽だという特典がある。一九七五年、イェール大学のラボにいた私（リズ）が大きなガラス瓶で無数のテトラヒメナを培養していたのは、この特典があればこそだ。私は、テロメアが何でできているかを遺伝子レベルで突き止めるため、テトラヒメナのテロメアを十分な量、採集したいと思っていたのだ。

水中の奇妙な生き物のみならず、人間においてもテロメアが染色体を保護しているという理論は数十年前から科学界にあった。だが、テロメアが実際何なのか、どんな働きをしているかについては、誰一人理解していなかった。そこで私は、テロメアの中にあるＤＮＡ構造を特定できれば、その機能についても多くの情報が得られるかもしれないと考えた。私を動かしていたのは、生物学的な探究心だった。テロメアが老化や健康にまつわる生物学的土台の一つだと判明するのはまだ先のことで、このときには誰もまだそんなことを知らなかった。

私は、食器用洗剤に似た物質と塩との混合物を使い、テトラヒメナのＤＮＡをまわりから分離し、細胞から取り出すのに成功した。そしてケンブリッジ大学の博士課程で学んだ化学的な手法と生化学的な手法を織り交ぜて、ＤＮＡの分析を行った。ラボの暗室をぼんやりと照らす安全灯の赤くて温かい光の下で、私はめざすものを探した。暗室は静かだった。聞こえるのは、旧式の現像タンクのそばで、水道の水がポタポタ落ちる音だけだった。水を滴らせているエックス線写真を安全灯の光に寄せ

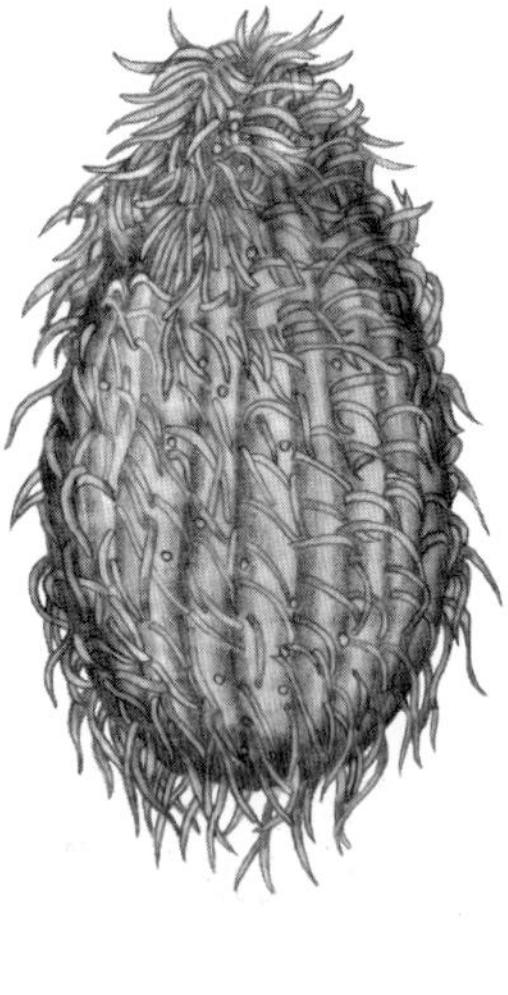

図７　テトラヒメナ
この小さな単細胞生物は、リズがテロメアのＤＮＡ構造を解き明かすために研究し、テロメラーゼ発見のもとにもなったテトラヒメナである。テトラヒメナは、テロメアやテロメラーゼや細胞の寿命に関する最初の貴重な情報をもたらしてくれた。これらは、人間についてのちに解明されることを予示していた。

た。自分の目に映っているものを理解したとき、体中に興奮が走った。染色体の端には、DNAの塩基配列が繰り返されていた。同じ配列が何度も、何度も、何度も繰り返されていた。これがテロメアDNAの構造だった。それからの数か月間、細部を正確に突きとめる作業が続いた。そのとき、ある予想外の事実が浮かび上がった。最初はみな同じに見えていた小さな染色体が、みな同じではないことに私は気づいたのだ。いくつかの染色体の端は長く、いくつかの染色体の端ではDNAの反復配列が少なかったのだ。

次々に繰り返し、しかも長さがまちまちという奇妙な特性をもつDNAはほかにない。染色体の端には特別な何かがあるのだと、テトラヒメナのテロメアはメッセージを送っていた。その何かは、人間の細胞の健康にとって非常に重要であることが、のちに判明する。染色体の末端長が人によって異なることは、寿命の差や健康度の差を説明する一要因であったのだ。

テロメア：染色体のプロテクター

水の滴るエックス線写真からは、テロメアがDNAの反復配列で構成されていることが明らかになった。人間のDNAは二本の並行する、撚《よ》り合わさった紐のような構造をしている。それぞれの紐はA、T、C、Gの文字であらわされる四つの基本要素（ヌクレオチド）からできている。ここでちょっと、小学校のときの遠足を思い出してほしい。美術館を見学するとき、いつも隣の人と手をつないでいるように言われなかっただろうか？　先のA、T、C、Gにも同様のシステムが存在し、AはかならずTと、CはかならずGとペアをつくる（これを相補結合という）。一本目のDNA上にある塩基は、二本目の紐の上にあるパートナーとペアをつくる。これらによって構成される「塩基対」が、テロメアの長さを測る単位になる。
（のちに発見されたように）人間のテロメアの場合、一本目のＤＮＡはＴＴＡＧＧＧという配列の反復で構成されており、二本目のＤＮＡのＡＡＴＣＣＣという配列とペアになっている。撚り合わされた二本は、ＤＮＡの螺旋形状をつくる（図８を参照）。

テロメアの「塩基対」の配列は何千回も反復されており、これはテロメアの長さを測る単位の一つとして使われる（本書のグラフのいくつかでは、テロメアの長さを示すのに「塩基対」ではなく「ｔ／ｓ比（テロメア反復コピー数（ｔ）と単一遺伝子コピー数（ｓ）の比）」という別の単位を使用している）。この配列の反復こそが、テロメアと他のＤＮＡ配列との大きなちがいだ。ＤＮＡによってつくられる遺伝子は、染色体の中に存在する（一つの細胞の中に二三セット、合計で四六本の染色体がある）。遺伝子のＤＮＡは私たちの体の青写真、いいかえれば指示マニュアルを形成している。対になったＤＮＡ文字は複雑な「文章」をつくり、それが、タンパク質をどう合成するかという指示書になり、それをもとに人間の体がつくられていく。遺伝子のＤＮ

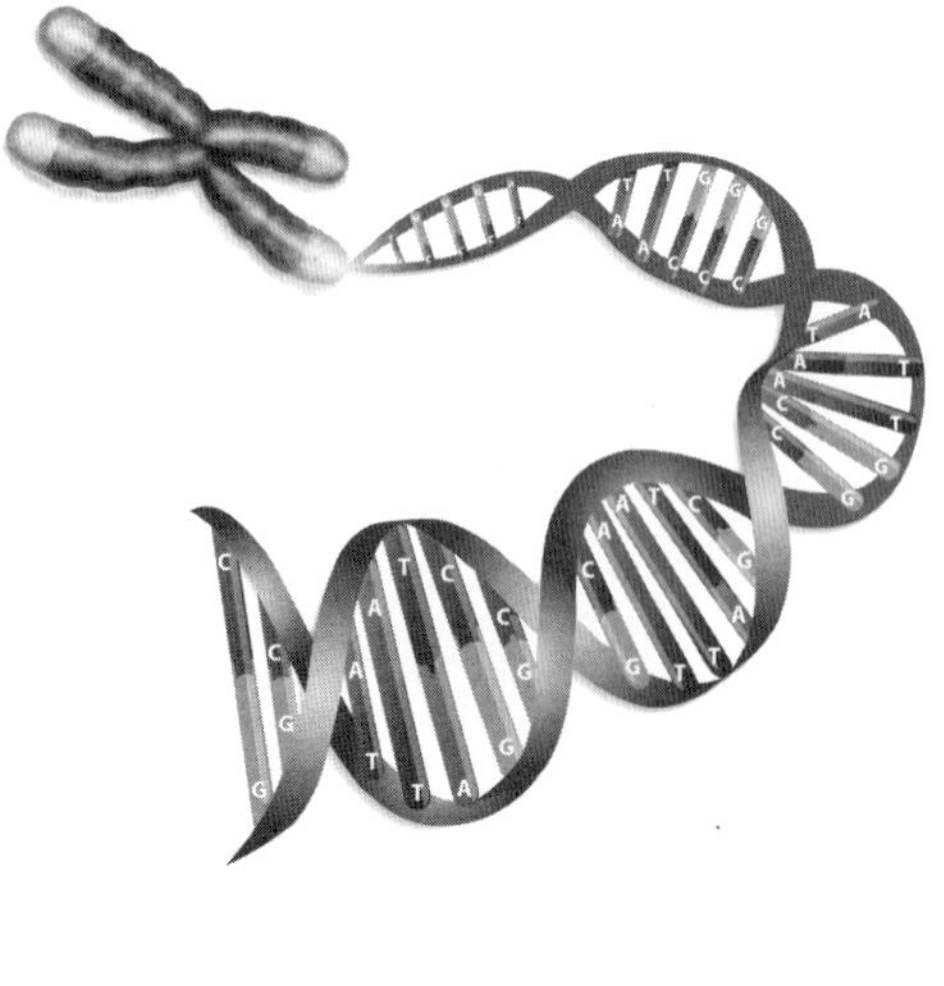

図８　テロメアの紐をクローズアップする
染色体の両端にあるのがテロメアだ。テロメアはＴＴＡＧＧＧという配列の反復から形成され、その反対側にペアの相手であるＡＡＴＣＣＣの塩基配列がくる。配列が多く繰り返されればそれだけテロメアは長くなる。図ではテロメアのＤＮＡだけを描いているが、実際にはこんなふうにむき出しになってはおらず、鞘状のタンパク質で保護されている。

Aは、心臓がどのくらい速く鼓動するか、目を茶色にするか青にするか、陸上の長距離選手のような長い手足をもつかどうかなどを決定する手伝いをする。だが、テロメアのDNAにはそうした働きはない。第一に、テロメアのDNAが存在するのは遺伝子の中ではなく、外側だ。遺伝子を含んでいる染色体の末端にテロメアのDNAはある。第二に、テロメアのDNAは遺伝子のDNAとはちがって、青写真や暗号の役目を果たさない。むしろその役目は、物理的な緩衝材に近い。細胞分裂が起きるさいに染色体を守るのがテロメアのDNAの仕事だ。アメフトのクォーターバックを取り囲んでいるたくましいプレーヤーたちを思い浮かべてみよう。敵のプレーヤーが繰り出す激しい衝撃を吸収している彼らと同じく、テロメアは自分の身を犠牲にしてチームに尽くしているのだ。

この保護作用はとても重要だ。細胞が分裂し、新しくなるさいには、指示マニュアル（遺伝子）を積んだ染色体を無傷で引き渡さなくてはならない。それがなかったら、子どもの体は強くたくましく成長していけないし、あなたの細胞は、あなたがたしかに〝自分〟だと思える特徴をつくることができない。だが、染色体とその中にある遺伝子にとって、細胞分裂は危険をはらんだプロセスだ。何かに守られていなければ、細胞分裂のとき、染色体とその中の遺伝的物質がたやすく壊れる危険があるのだ。壊れた染色体はほかの染色体と融合したり、染色体異常を起こしたりする。そうして細胞内の遺伝的指示マニュアルが混乱すれば、恐ろしい結果が生じる。突然変異によって細胞の機能不全や細胞死が起きたり、がん化した細胞の増殖が起きたりするのだ。そうなったら、長生きをするのはかなり難しくなる。

テロメアは染色体の端を密封することで、こうした恐ろしいシナリオを防止している。これこそが、テロメアDNAの反復配列が私たちに投げかけているメッセージだ。ジャック・ショスタックと私（リズ）はこの働きを一九八〇年代初めに発見した。私がテトラヒメナの細胞からテロメアを単離し、ショスタックがそれを酵母細胞の中に入れた。細胞分裂のあいだ、テトラヒメナのテロメアは自身の塩基対のいくつかを提供して酵母の染色体を保護した。

細胞分裂のとき、貴重な「コーディングDNA」（遺伝子を構成するDNA）は丸ごと安全にコピーされる。だが悲しいことに、細胞が分裂するたび、遺伝子を守るためにテロメアは染色体の両端から塩基対を失うことになる。人間が年をとり、細胞が分裂を重ねるにつれ、テロメアは短くなる傾向にある。だが、この流れは単純な一直線ではない。図9のグラフを見てほしい。

遺伝子、環境、健康に関する「カイザー・パーマネンテ調査プログラム」にお

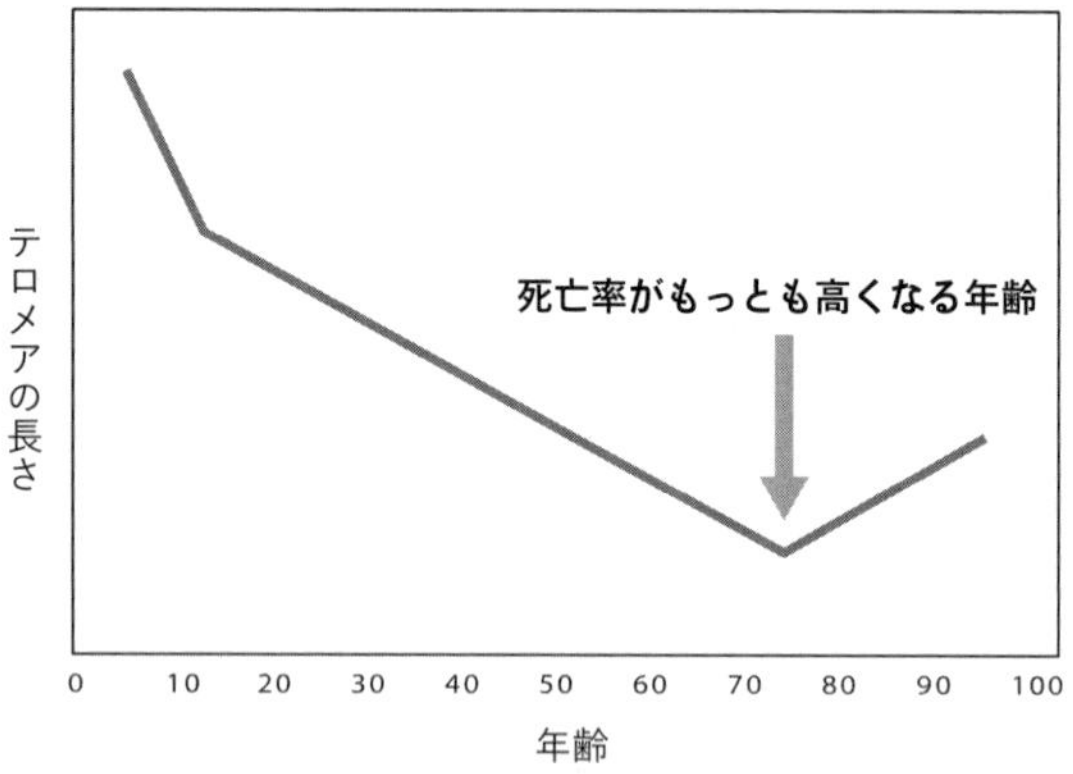

図9　年齢とともにテロメアは短くなる
テロメアは平均的にいえば、年齢とともに短くなる。いちばん急速に短縮するのは小さな子どものころで、以後は年齢とともに短縮の平均的速度はゆっくりになっていく。だが、70歳以上の平均的テロメアがそれ以前より短くなっていないという興味深い事実が、多くの研究から確認されている。これは「サバイバル・バイアス」によるものだと考えられている。つまり、この時点でまだ生き残っている人は、もともと長いテロメアをもち合わせている傾向が高いのだ。そうした人々のテロメアはずっと昔、生まれたころから長かった可能性がある。

いて、一〇万人の唾液からテロメアの長さが調べられた。その結果、テロメアの平均的な長さは二〇代から七五歳ごろまで漸進的に短くなることがわかった【1】。だが興味深いことに、テロメアの短縮はこの段階でストップし、それどころか、七五歳以降にむしろ長くなるように見える。これはおそらく、テロメアの伸長が本当に起きているせいではない。テロメアが短い人はこの時点でもう他界している（これは「サバイバル・バイアス」と呼ばれる。老化にまつわるどんな調査でも、いちばん高齢の人はもっとも健康な生存者《サバイバー》なのだ）。八〇代や九〇代まで生きる人は、概して長いテロメアをもっている。

テロメア、疾患期間、死

テロメアは年齢とともに短くなる。だが、テロメアは本当に、どれだけ長く私たちが生き、どれだけ早く疾患期間に突入するかを決める一因といえるのだろうか？

科学的にいえば、答えは「イエス」だ。

テロメアの短縮が死期を占うという結果がすべての研究から出ているわけではない。いつ人が死ぬかには、そのほかのたくさんの要因がかかわっている。それでも、約半数の研究で、テロメアの長さと死期に関連があるという結果が出ている。その研究の中には、二〇一五年にコペンハーゲンで行われた大規模な調査も含まれている。それによれば、六万四〇〇〇人を超える人々を対象にした調査で、テロメアの短縮と早い死期との相関性が認められた【2】。テロメアが短いほど、がんや心血管系疾患で命を落とす確率は高くなる。そして、若い年齢での全般的な死亡率――いわゆる全死因死亡率にも、テロメア短縮との相関が認められた。

図10を見てほしい。調査対象者全員のテロメア長のパーセンタイル（一〇〇分位）を一〇分割した目盛りが横軸になっている。テロメアの長さの順に対象者を並べ、いちばん長いグループ（上位一〇パーセントのグループ）が、図ではいちばん左の「10」の目盛りに相当する。次の長さのグループが次の「9」の目盛りというように、右に行くほどその人のテロメアは短くなっていく。テロメアの長さがもたらす影響は段階的だ。テロメアがいちばん長い人はいちばん健康で、テロメアが短くなるにつれ、病気にかかりやすくなり、死ぬ可能性も増えていく。

先に述べたカイザー・パーマネンテの調査では、カイザー社の健康保険に加入している約一〇万人の被験者に対して、テロメアの計測が行われた。調査から三年後、テロメアが短いと診断された人々の全死因死亡率は高くなっていた【4】。調査では、年齢や性別、人種や民族、教育、喫煙、運動、飲酒、ＢＭＩ（肥満指数）など、健康と寿命

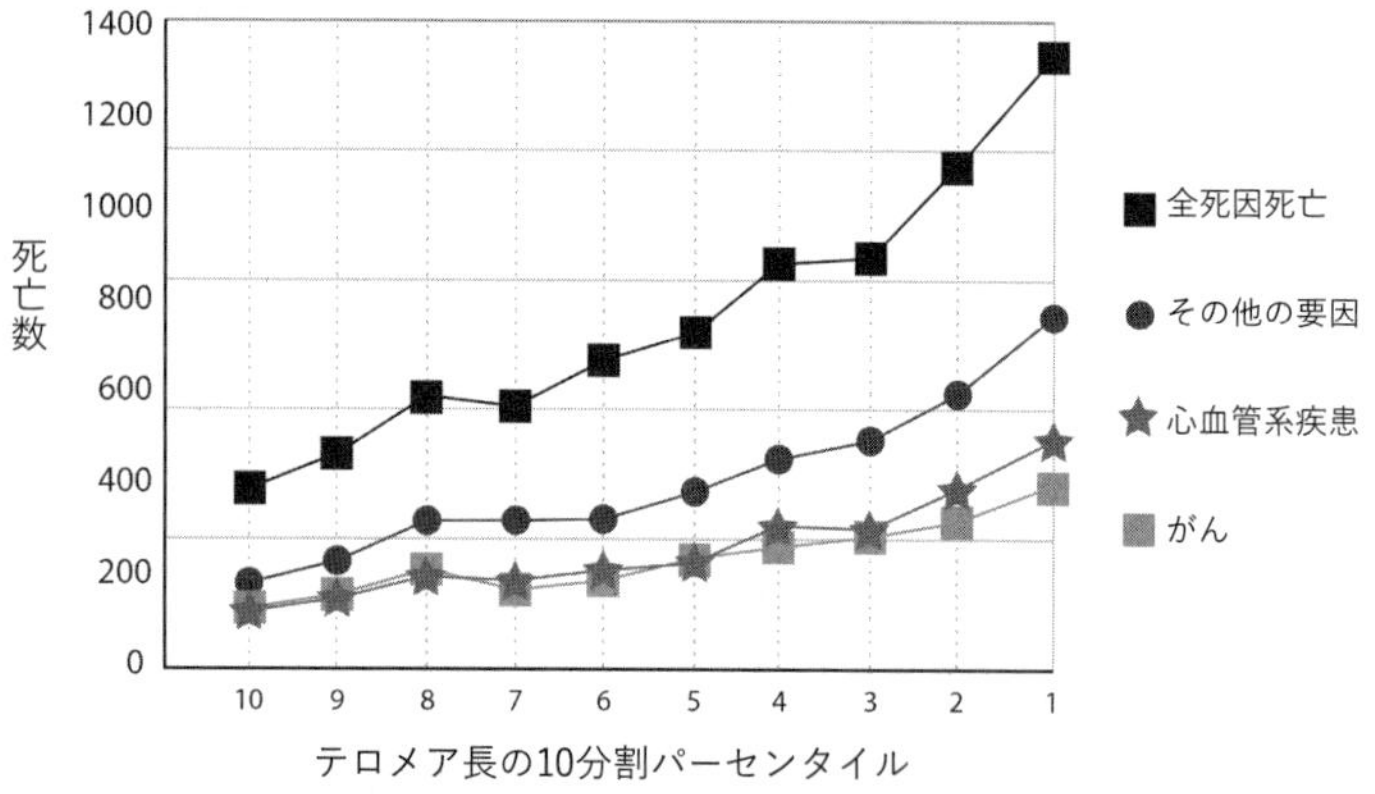

図10　テロメアと死
テロメアの長さは、さまざまな病気による死亡率とも関連している。テロメアがもっとも長い10の目盛りの人のがんや心血管系疾患の死亡率、そしてあらゆる病気を総合した全死因死亡率は、全体の中でもっとも低い。（数値はRode et al, 2015より引用【3】）

に影響しそうなさまざまな条件の差を調整した。なぜ、そんなにたくさんの変数を配慮する必要があったのか？　それは、理論的にはテロメアの短縮ではなくこれらの要因の一つ、ないしはいくつかが、あるいはすべてが、死亡率を上昇させた真の理由である可能性があるからだ。たとえば、喫煙歴と全死因死亡率には明確な相関が存在する。そして、喫煙量が多いほどテロメアが短くなることは、多くの研究から確認されている。しかし、こうした潜在的要因を総合してもなお、テロメアの短縮と全死因死亡率との相関性は存在した。テロメアの短縮そのものが、死亡の全般的リスクの実際の一因であるように見えた。

テロメアの短縮はこれまでに幾度も、加齢にともなう主な病気と関連づけられてきた。たくさんの大規模な調査から、テロメアが短い人は糖尿病などの慢性病や、心血管系疾患や肺の病気や、免疫機能不全や、ある種のがんなどを加齢とともに発症しやすくなることが示されてきた【5】。これらの関連性の多くは今、メタ分析と呼ばれる大規模なレビューによって確認されており、正確で信頼できるものであることがわかってきている。これらの発見を逆手にとった楽観的予測もまた真である。健康な老いについてのヘルスABC研究と呼ばれる調査〔七〇～七九歳の三〇七五例を対象に、身体のエネルギー消費と身体機能の変化の評価を目的に行われた米国の縦断研究〕によれば、白血球のテロメアがふつうより長い人は、大きな病気を患わずに健康な生活を何年間も多く送っていた。つまり、健康寿命が長くなっていたのだ【6】。

健康の考え方を変える

本章冒頭のロビン・ウイラスのように、テロメアが極端に短くなりやすい稀な先天的不全を抱えた人々は、テロメアのもつ力を私たちに示してくれている。その力はときには、ロビンの場合のように、細胞の老化を加速させる恐ろしい作用をもつ。だが、ありがたいことに、テロメアの性質についてはこれまでにかなりのことがわかってきている。たとえばロビンやその家族が血液や組織の一部を提供することで、研究者は、ロビンのような失調が遺伝子のどんな変異で生じるのかを突きとめることができた。この知識はより良い診断と治療のための、そしていつの日か病が快癒するための第一歩だ。

本書で述べるテロメアの知識を用いれば、あなたの健康や地域の人々の健康、そしてこの先生まれる世代の健康の流れを一変させることができる。なぜなら、これからまさに見ていくようにテロメアは変わることができるからだ。テロメアが早くから短くなるか、あるいはずっと健康な状態を保てるか、それを左右する力はあなたの手の中にある。その意味を読者に教えるため、もう一度リズのラボに戻ろう。ラボでは、テトラヒメナのテロメアが、予想外の奇妙な行動をとり始めている。

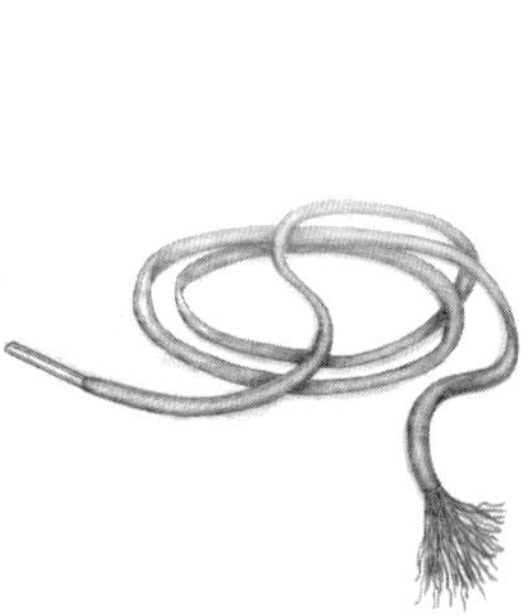

第3章 テロメアを補う酵素〝テロメラーゼ〟

エックス線写真からテロメアのDNAを読み取ってまもなく、私（リズ）はカリフォルニア大学バークレー校に移り、一九七八年には自身のラボを立ち上げてテロメアの研究を続けた。そして、ある驚きの事実に気づき始めた。当時、私はまだ、あの繊毛虫《せんもうちゅう》のテトラヒメナを培養しており、DNA全体の長さからテロメアのサイズを予測できるようになっていた。不思議なのは、条件次第でテトラヒメナのテロメアが時おり長くなっていたことだ。

これは衝撃的だった。もしテロメアが変化するとしたら、「短く」なりはしても「長く」はならないと私は思っていたのだ。細胞が分裂するたびに、テロメアの中のDNA配列は減少するはずだ——。だが、私の目にはまるでテトラヒメナが新しいDNAをつくっているように見えた。そういうことは、本来起こるはずがなかった。DNAとはそもそも変化しないはずだ。読者もおそらく聞いたことがあるだろう。人間は、生まれたときにもっていたDNAを死ぬまでもち続けるのだと。そして、DNAは一種の生化学的な複製によってのみつくられるのだと。私は自分の見ているものを確認し、もう一度さらに確認した。そして、起こるはずがないと思っていたことが、現に起きていると確信した。酵母の細胞でも同じことが起きているのを、私たちは確認した（「私たち」というのは、私と、私のラボで研究をしていた学生、ジャニス・シャンペイのことだ。私はハーバード大学のジャック・ショスタックとともに思いついた実験を、シャンペイと共同で行っていた）。テトラヒメナと似た別の微生物のテロメアDNAでも同じような変化が起きるらしいという報告は、ほかの科学者からも少しずつ寄せられるようになっていた。それらの生き物のテロメアには、たしかに末端に新しいDNAがつくられていた。彼らのテロメアは増幅していたのだ。

DNAのそのほかの部分には、こんな現象は起こらない。何十年ものあいだ、遺伝科学者はこう信じていた。染色体DNAは既存のDNAの複製によってしかつくられないはずだ。DNAが存在しないところから新しくDNAがつくられるなどありえない——。だが、テロメアDNAのおかしなふるまいは、私にこう語りかけていた。「これまで誰も見ていなかった何かがここで起きている」と。科学者にとって、これほど心の躍る発見はない。奇妙な発見によって、「この世界にはまだ、探究の可能性をいっぱいに秘めた新しい未知の街角があるかもしれない」と知らされるのは、胸がわくわくする体験だ。あとでわかったことだが、テロメアのこの奇妙なふるまいは、未知の街角の存在を示すだけにとどまらなかった。それまで誰も存在すら知らなかったまったく新しい隣人がいたことを教えてくれたのだ。

テロメラーゼはテロメア短縮への解決策

テロメアの奇妙なふるまいのことを私はずっと考え続けていた。なぜテロメアには、増幅する能力があるように見えるのだろう？　そして私は、細胞の中に、テロメアにDNAを付加する酵素があるのではないだろうかと考えた。そうした酵素が存在すれば、塩基配列をいくつか失っても、そのあとでテロメアを元どおりにすることができるかもしれない。ここが正念場と、私は意を決して、テトラヒメナの細胞抽出液をつくる作業に励んだ。なぜテトラヒメナなのか？　それはテトラヒメナが、テトラロメアを豊富にもつ絶好の素材だったからだ。もしテロメアを付加するそうした酵素が存在するなら、きっとテトラヒメナの中にその酵素はたくさん見つかるはずだ。私はそう推測した。

一九八三年に研究のメンバーに、私のラボのキャロル・グライダーが加わった。当時彼女は大学院に入ったばかりの学生だった。私たちはともに実験を考案し、それを洗練させていった。一九八四年のクリスマスの日、キャロルは放射線写真と呼ばれるエックス線フィルムを現像した。フィルムの上にあらわれたパターンは、未知の酵素が働いていることを示す初めての明らかなしるしだった。家に帰ったキャロルは、興奮のあまり、居間で踊りだしたそうだ。次の日、私の反応を予測して、こみ上げる喜びに顔を輝かせながらキャロルはそのエックス線フィルムを見せた。私たちは目と目を合わせた。私もキャロルもそれが何かわかっていた。テロメアは、今まで発見されていなかったその酵素を引き寄せることで、DNAを補塡できるのだ。私たちのラボでこの酵素は、テロメラーゼと名づけられた。テロメラーゼは新しいテロメアを、自身の生化学的な配列をもとに形成する。

しかし、たった一つの「ユリイカ！（見つけた！）」だけでは科学はたちゆかない。その発見を確定しなくてはならない。私たちは綿密な追試を開始し、それは何週間も、何か月も続いた。ときには疑念に駆られ、ときにはぞくぞくするような喜びを味わった。私たちは、一九八四年のあの最初の興奮が単なる過ちだったかもしれないと考えうる論拠を一つ一つ検証し、排除していった。そうしてついに、私たちはテロメラーゼがいかなるものかを深く理解した。テロメラーゼは細胞分裂のさいに失われたDNAの修復を受けもつ酵素だ。テロメラーゼがテロメアをつくり、補っていたのだ。

テロメラーゼがどう働くかを説明しよう。テロメラーゼはタンパク質とRNA（リボ核酸）を含んでいる。RNAはいわばDNAのコピーであり、このコピーの中にはテロメアのDNA配列の鋳型が含まれている。テロメラーゼはRNAの中にあるこの配列を生化学的なガイドとして使い、まっさらで正確なテロメアDNAの配列をつくる。この正しい配列が必要なのは、テロメアDNAの土台を完璧な形に整え、それをおおうテロメア保護タンパク質の鞘を引き寄せるためだ。テロメアDNAの新しい断片は、テロメラーゼによって染色体の末端に付け加えられる。このプロセスを導くのが、RNAの鋳型の配列と、DNA文字がそれぞれのパートナーと結びつく相補結合のシステムだ。これにより、テロメアDNAを構成する正しい配列がきちんと付加される。このようにしてテロメラーゼは染色体の端を再生し、すり減った分を回復させていたのだ。

テロメア伸長の謎はこれで解けた。テロメラーゼはテロメアDNAを補うことで、テロメアを再建していたのだ。細胞が分裂するたびにテロメアは徐々に短くなり、ある危機的な数値に達すると、細胞分裂をやめるようにサインを出す。だが、テロメラーゼは細胞分裂のたびにDNAを補填し、染色体の端を再建してテロメア短縮に対抗する。そのおかげで染色体自体は保護され、その正確なコピーが新しい細胞のためにつくられる。こうして細胞は自己複製を繰り返していくことができる。**細胞分裂にともなうテロメアの短縮を、テロメラーゼは遅くしたり、防いだり、覆すことすらできるのだ。**テロメアは、テロメラーゼによって元どおりになるともいえる。私たちは、池の藻くずの中に、細胞分裂のヘイフリック限界を回避する道を見つけたのだ。

テロメラーゼは不死の霊薬ではない

これらの発見のあと、科学界と世界のメディアはともに期待に沸いた。もしもテロメラーゼの供給を増やすことが可能になったら？　もしそうなったら、人間はテトラヒメナのように永遠に細胞を新しくすることができるのだろうか？（これは記録の残るかぎり、人間が微生物のようになりたいと熱烈に願った最初の例ではないだろうか）

テロメラーゼを精製すれば、不死の妙薬になるのではないかと人々は胸をときめかせた。その希望にあふれたシナリオの中では、人々は町のテロメラーゼ・バーを折にふれて訪れ、酵素をグラスに一杯飲めば、健康な生活を人間の最大限の寿命まで、そしてさらにその先まで送ることができるのだ。

こうした夢想はおそらく、見かけほどばかげたものではない。テロメアとテロメラーゼはどちらも、細胞の老化にとって重要な生物学的基礎を形成している。テロメラーゼと細胞の老化との関係が最初に明らかにされたのは、やはりテトラヒメナの研究だ。私のバークレーのラボにいた大学院生のグオ＝リャン・ユーが、シンプルだが技術的にはきわめて精密な実験を行った。テトラヒメナの正常なテロメラーゼを取り除き、かわりに、不活化したものを投入したのだ。きちんと餌をやっていれば、テトラヒメナの細胞はふつうラボの中で不死の状態を保ち、どこまでも分裂を続ける。だが、テロメラーゼが不活化した結果、細胞分裂のたびにテトラヒメナのテロメアは短くなった。そして、テロメアがあまりに短くなって染色体の中の遺伝子を守れなくなると、細胞分裂は停止した。ここでもう一度、靴紐のことを思い浮かべてみよう。靴紐にたとえるとこれは、先がだめになったおかげで紐が――そして中にある貴重な遺伝的物質が――ほつれてしまうようなものだ。テロメラーゼが不活化したせいで、テトラヒメナの細胞は死ぬことになったのだ。

テロメラーゼがなければ、細胞は再生をやめてしまう（図11を参照）。

私たちの研究に続いて世界各地のラボで、同様の現象がバクテリアを除くほぼすべての細胞で起きることが確認された（バクテリアの染色体は、ＤＮＡが線状ではなく環状になっているため、保護すべき先端が存在しない)。テロメアが長く、テロメラーゼが豊富にあれば、細胞の老化は遅らせることができる。テロメアが短くテロメラーゼも少なければ、老化は加速する。テロメラーゼと健康のつながりは、臨床医であるインダージート・ドーカルと、彼のイギリスおよびアメリカの共同研究者が、次の発見をしたときに突きとめられた。遺伝的な変異のせいでテロメラーゼがふつうの半分程度しかない人は、重い先天的なテロメア・シンドロームを発症していたのだ【1】。これは、先のロビン・ウイラスと同種の病気だ。十分なテロメラーゼがなければ、テロメアは急速に短くなり、体は早い時期に病に屈してしまう。

テトラヒメナの細胞には十分なテロメラーゼがあるので、たえずテロメアを再建できる。そのおかげでテトラヒメナは半永久的に自己を複製することができ、永遠に細胞老化をしない。しかし、私たち人間にはふつう、そのような業

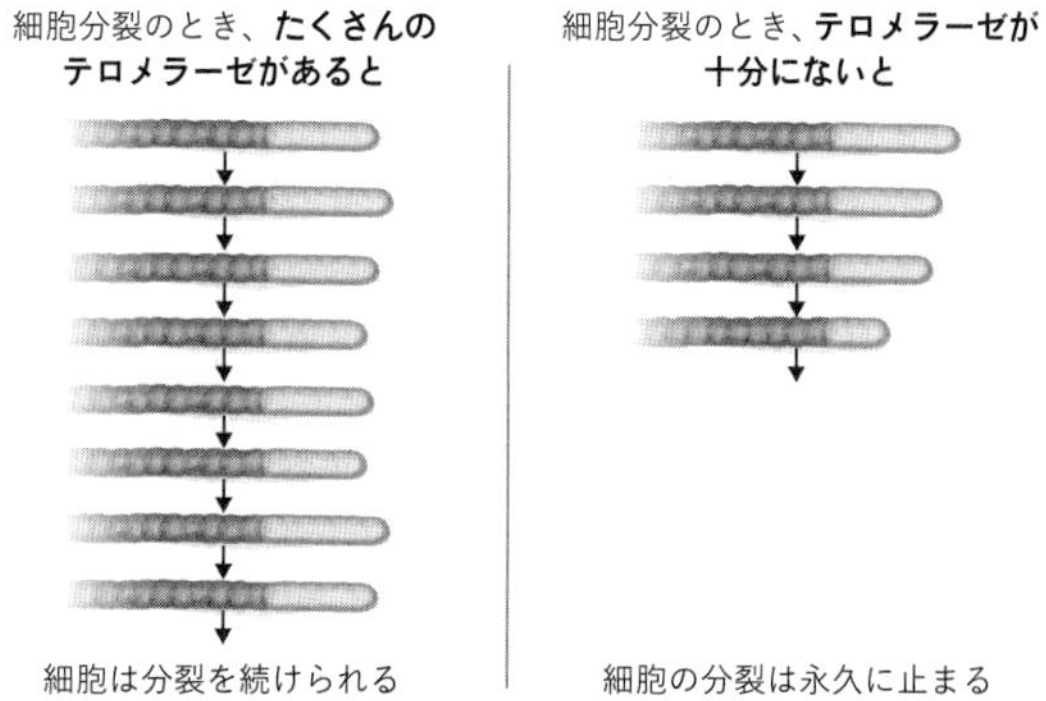

細胞分裂のとき、**たくさんのテロメラーゼがあると**
細胞は分裂を続けられる
細胞分裂のとき、**テロメラーゼが十分にないと**
細胞の分裂は永久に止まる

図11　テロメラーゼが十分に活動したら？　十分に活動しなかったら？
テロメアのＤＮＡが短くなるのは、ＤＮＡの複製が不完全になったり、ヌクレアーゼという核酸分解酵素が作用したりするためだ。テロメアＤＮＡの劣化は不可避だが、テロメラーゼはテロメアを伸ばすことでそれを相殺している。テロメラーゼが十分にあれば、テロメアは維持され、細胞は分裂を続けることができる。テロメラーゼが（遺伝的な理由で、あるいは生活習慣やそのほかの要因で）不十分になれば、テロメアは急速に短くなり、細胞は分裂を止める。そしてほどなく老化が訪れる。

をなしとげるほど十分なテロメラーゼがない。テロメラーゼの生成に関しては、人間の体はとても気前が悪い。私たちの細胞はテロメラーゼを、いつでもほいほいとテロメアに提供してくれるわけではない。テロメアを再建するのに十分なテロメラーゼが分泌されるとはいえ、それは「ある程度まで」だ。年をとるとともに体の大半の細胞のテロメラーゼは徐々に活力を失っていく。そしてテロメアは短くなっていく。

テロメラーゼとがんのパラドックス

人工的にテロメラーゼを増やせば人間の寿命を延ばすことはできるのだろうか？　そう考えるのは自然なことだ。インターネット上にあふれる「テロメラーゼを増加させるサプリメント」の広告は、それが可能だと謳っている。テロメラーゼとテロメアには、恐ろしい病を遠ざけたり、人がより若く感じられるように手助けするすばらしい特質がある。だが、それらは長寿の万能薬ではけっしてない。テロメラーゼを使ったからといって、ごくふつうの寿命より長く生きられるわけではない。実際、人工的にテロメラーゼを増やすという方法で長生きをしようとしたら、かえって命を危険にさらすことになる。

それは、テロメラーゼに裏の面《ダークサイド》があるからだ。ジキルとハイドのことを思い浮かべてほしい。二人は同じ人間だ。だが、昼か夜かによって極端に異なる性格をもっている。人間は健康でいるためにはジキル博士を――つまり良いテロメラーゼを必要とする。だが、まちがった細胞にまちがったタイミングで過剰なテロメラーゼを供給すれば、テロメラーゼにはハイド氏の個性があらわれ、細胞の無制御な増殖に加担することになる。細胞の無制御な増殖は、がんの特徴にほかならない。がんとは基本的には、細胞の増殖に歯止めがかからなくなる病気なのだ。だからしばしば、「錯乱した細胞増殖」と定義される。

人工のテロメラーゼは、細胞をがん化へと突き進ませる危険を秘めている（図12を参照）。自分の細胞をそんなもので爆破したいと思う人がいるだろうか？　テロメラーゼ・サプリメントの業界が、大規模かつ長期的な臨床試験によって安全性をきちんと証明しないかぎり、「あなたのテロメラーゼを増やします」と謳うピルやクリーム、注射には手を出さないのが賢明だ。もともと人はそれぞれ異なるタイプのがんへの〝かかりやすさ〟をもっているのに、わざわざもっとたくさんの種類のがん（黒色腫や脳腫瘍や肺がんなど）を発症するリスクを増やしたいものだろうか？　それを理解していれば、私たちの細胞がテロメラーゼの量を低く抑えていることに納得がいくはずだ。

この恐ろしい事実を知らされて読者は、「ではなぜこの本は、体の健康のためにはテロメアの健康が

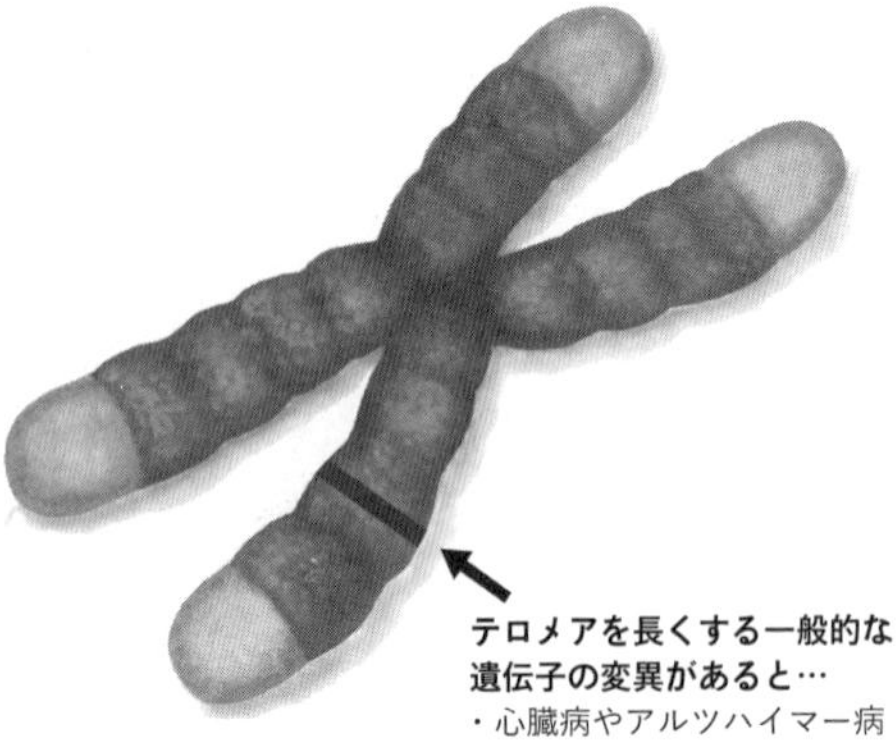
・心臓病やアルツハイマー病のリスクが下がる
・がんのリスクが上がる

図12　テロメアに関連する遺伝子と疾患

テロメアを保持する遺伝子は、一般的な病には有利に働くが、いっぽうで、ある種のがんにかかるリスクを増す危険もある。テロメラーゼとテロメアのタンパク質が多くなりやすい遺伝子型の人は、概してテロメアが長い。このように遺伝的に自然な形で長いテロメアをもつ人は、心臓病やアルツハイマー病など、加齢にともなう大半の病気にかかるリスクが低い。だが、テロメラーゼ値が高いことは反面、がん化した細胞が無制限に分裂する可能性があるということだ。脳腫瘍､黒色腫､肺がんなどは、高いテロメラーゼ値により発症リスクが上がる。テロメラーゼは多いほうが良いとはかぎらない。

重要だと推奨しているのか？」と疑問に思うかもしれない。その答えは、テロメラーゼの自然な分泌と人工的摂取の差にある。本書で健康のために提唱したさまざまな手法に対して体は自然な生理学的反応をするが、それと、人工的な摂取とでは大きなちがいがある（たとえサプリメントが植物由来の〝自然〟なものであっても、植物はそもそも自然界の激しい化学的闘争を経てきたことを忘れてはいけない。腹を空かせた動物や襲いかかる病原体をかわすために、植物は強力な化学的軍備を発達させてきたのだ）。この本で私たちが提唱した方法は、穏やかで自然なものばかりであり、テロメラーゼの分泌増加は安全な範囲を超えるものではない。だから、がんの発症リスクが高まることを心配する必要はない。危険な領域までテロメラーゼの量が増えることはけっしてない。

　矛盾するようだが、がんを防ぐためにはテロメアの健康を保つことも必要だ。テロメラーゼが少なすぎてテロメアが短くなった結果、発症リスクが高まるがんも存在するからだ。たとえば、白血病などの血液のがん、黒色腫以外の皮膚がん、膵臓がんなどの消化器系のがんがそれにあたる。このことは、テロメラーゼを不活性化する遺伝的変異をもって生まれた人が、これらのがんを非常に高い確率で発症するという事実から証明された。その種のがんは、テロメアの保護を失った遺伝子が損傷を受けやすくなる結果、引き起こされる。変造された遺伝子はやがてがんにつながる危険があるのだ。また、テロメラーゼが少なすぎると、免疫系の細胞でもテロメアが弱体化する可能性がある。人体の免疫系は、〝異物〟の疑いがあるものにつねに目を光らせている。〝異物〟とは、たとえば有害ながん細胞や、細菌や、ウィルスなど外部から侵入する病原体などだ。十分な長さのテロメアが緩衝材の役目を果たしてくれなければ、そうした免疫系の細胞もついには老化してしまう。

　こうした免疫細胞の中には、体のあちこちに設置された監視カメラのような働きをするものもある。

免疫細胞が老化すれば、監視カメラのレンズが曇り、異物であるはずのがん細胞を見落とす危険がある。そして、ふつうならすぐに出動するはずの免疫細胞のチームが、行動を起こしにくくなる。テロメアが弱まった結果、免疫による体の防衛システムは、がんとの（あるいは他の病原体との）闘いに勝てなくなってくるのだ。

重要なのは、テロメアに対するテロメラーゼの行動をうまくコントロールし、正しいときに正しい細胞に働きかけるようにさせることだ。そうすることでのみ、テロメラーゼはテロメアと私たちの体を健康に保つことができる。**どのようにそれを行うべきか、私たちの体はもともと知っている。生活のしかたを大きく改善すれば、それを後押しすることができるのだ。**

テロメラーゼと新しいがん治療の展望

テロメラーゼに関連する遺伝子が特定の型だった場合、テロメラーゼの生成が過剰になり、その結果、いくつかの種類のがんのリスクが高まる可能性がある。また、テロメラーゼの過剰な活動は、悪性化したがんの大半に対しては、それを助長する役目を果たしてしまう。しかし、テロメラーゼのこのダークサイドですら、かならずしも闇とは言いきれない。人間の場合、およそ八〇〜九〇パーセントの悪性のがん細胞においてテロメラーゼが異常に活性化していることを、研究者は突きとめている。その数値はふつうの細胞と比較して、一〇倍から数百倍にもなる。将来的にはこの発見が、病気との闘いにおける強力な武器になる可能性もある。がん細胞の急激な増殖にテロメラーゼが欠かせないのならば、がん細胞の中でだけテロメラーゼのスイッチを切ることで、がんを治療できるのではないか？　研究者らは今、このテーマに取り組んでいる。

あなたはテロメアとテロメラーゼに影響をおよぼせる

二一世紀が明けた当時、テロメアとテロメラーゼが細胞の再生の基礎だという考えは科学者にとって既知のものとなった。だが、テロメア・シンドロームという病気が発見され、テロメラーゼの量が半分になるだけで恐ろしい影響が起きるというショッキングな事実が知られるようになると、衝撃を受けた人々は、自分の遺伝子型はテロメアが長いタイプなのか短いタイプなのか、そしてすり減ったテロメアを補うのに十分なテロメラーゼが自分には遺伝的に与えられているか否かなど、「遺伝子」のことばかりに気をとられるようになった。

ちょうどそのころ、私（エリッサ）はカリフォルニア大学サンフランシスコ校の博士号《ポスドク》取得後として、健康心理学の研究を始めたところだった。今は引退しているが、当時アッシャー統合医療センターの所長を務めていたスーザン・フォークマンは、ストレスとその対処法研究のパイオニア的存在で、彼女が私に、ある調査に加わらないかと呼びかけてくれたのだ。それは、慢性的な病気を抱える子どもの母親に聞き取り調査をするというものだった。そうした母親はいつも、強い心理的緊張下にある。

子どもを介護する母親たちの姿に、私は強く胸をうたれた。彼女らはとてもやつれて、実際の年齢よりも老けて見えた。ちょうどその時期、リズがカリフォルニア大学サンフランシスコ校に移ってきた。彼女が生物学的老化について研究していることを、私は知っていた。私はリズに会い、自分のチームの研究について話した。そしてリズにたずねた。財源さえ見つけられれば、子どもを介護する母親のテロメアとテロメラーゼを調査できるだろうか？　ストレスがテロメアを短くし、細胞を早急に老化させているかどうか、調べる価値はあるだろうか？

私（リズ）はおおかたの分子生物学者と同じように、ある特別な山の上からテロメアを見ていた。そしてテロメアを、「テロメア制御遺伝子によって特定される細胞分子」という観点だけで考えていた。しかし、介護者の調査についてエリッサから話をもちかけられたとき、突然、それまでとまったくちがう角度から、いわばちがう山の頂上からテロメアを見ている気持ちがした。私は「科学者」と「母親」の両方の面からエリッサの提案を考えた。そしていささか懐疑的に思いを巡らせ、「テロメアの遺伝学を十分理解するだけでも、あと一〇年は必要だと思う」と答えた。

そのいっぽうで、母親たちがどれほどのストレスにさらされているかも十分想像できた。ストレスにさらされて疲れきった人々を、私たちは「介護疲れ《ケアウォーン》」と呼んでいる。慢性疾患を患う子どもの母親は、ぼろぼろになっている。彼女たちのテロメアもぼろぼろになっている可能性はあるだろうか？　私はエリッサに同意し、こう伝えた。「わかりました。調査をやりましょう。でもそれには、うちのラボに一人、測定を手伝ってくれる科学者を見つけてこなくては」。ポスドクのジュエ・リンが手を挙げた。健康な人間の細胞のテロメラーゼを注意深くていねいに計測する方法を、リンは洗練させてくれた。こうして調査が始まった。

私たちが選び出したのは、生物学的な慢性疾患をもつ子どもの母親たちだ。被験者に特別な「問題」があると、調査の結果がゆがむ可能性があるため、母親自身が健康上何か大きな問題を抱えている場合は調査対象から外した。健康な子どもを育てている対照群の母親たちも同様の方法で選び出した。被験者を注意深く選出して査定するために、数年の歳月がかかった。

私たちはそれぞれの女性から採血し、白血球の中のテロメアを計測した。そのさいに、ユタ大学のリチャード・コーソンの助けを借りた。コーソンはちょうどそのころ、白血球内のテロメア長を計測する簡便な方法を開発したばかりだった（ポリメラーゼ連鎖反応［PCR］と呼ばれる手法を応用したものだ）。

二〇〇四年のある日、分析結果が届いた。私（エリッサ）が事務所に座っているとき、プリンターから分析結果が何枚も吐き出されてきた。私はデータの散布図を見つめ、そして息をのんだ。データにはパターンがあった。私たちが「こうであるはずだ」と予測していたとおりの傾向が、ページの上にあらわれていた。ストレスにさらされるほどテロメアは短く、テロメラーゼの値は低くなることが、そこには示されていた（図13を参照）。

私はすぐに電話を取り上げ、リズに連絡をした。「結果が出ました。予測していたより、ずっとはっきりした結果です」

私たちが実験前、掲げていたのは次の疑問だ。「人がどう生きるかによって、テロメアやテロメラーゼには変化が生じるか？」。今、その疑問に答えが出た。

答えは「イエス」だ。

「イエス。いちばん強いストレスを感じている母親は、テロメラーゼの量がもっとも少なかった」

「イエス。いちばん強いストレスを感じている母親は、テロメアがいちばん短かった」

「イエス。長いあいだ介護に携わっている母親は、テロメアが短かった」

これら三つの「イエス」は、実験結果が単なる偶然の一致や統計上の誤差ではないことを意味していた。それだけではない。**人が生活の中でどんな出来事を経験するか、そしてその出来事にどう反応するかによって、テロメアの長さには変化が生じる可能性がある。いいかえれば、私たちは自分で自分の老い方を変えることができる。いちばん根源的な細胞のレベルでそれが可能なのだと、実験結果は物語っていた。**

老いのスピードは速くなったり遅くなったり逆転したりするものだろうか？　医学の世界では何世紀にもわたって、この問題が議論されてきた。だが、母親を対象にした先の実験から私たちが学んだのは、まったく新しい事実だった。私たちはいわば実地調査によって、人が行動次第でテロメアを――ひいては細胞を――早期の老化から守れるかもしれないと示したのだ。テロメアの摩滅によって引き起こされた細胞の老化を、部分的にせよもとに戻すこともあるいは可能なのかもしれない。この実験結果は以後ずっと支持され、追加的な研究も多数行われてき

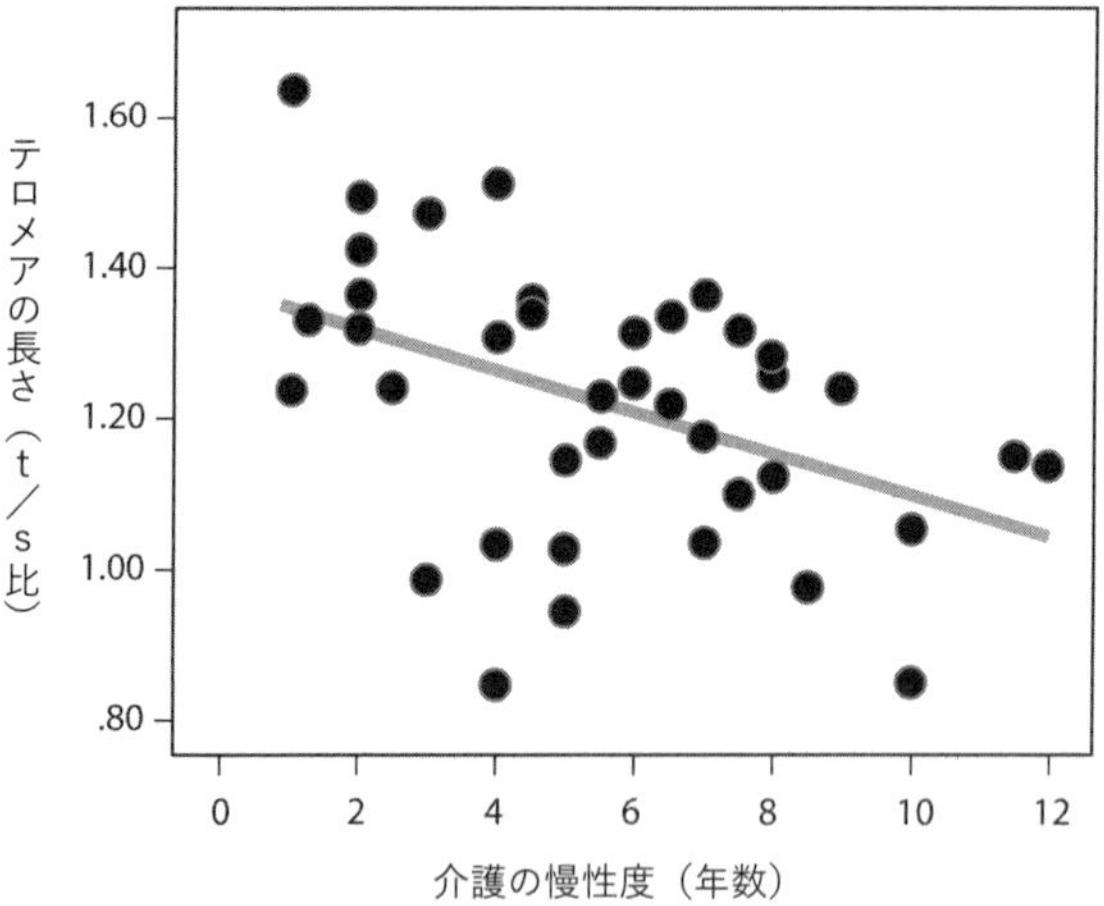

図13　テロメアの長さと慢性的なストレス
子どもの闘病年月が長いほど（そして、慢性的なストレスの継続年数が長いほど）、母親のテロメアは短くなっていた【2】。

た。それらによって最初の発見がさらに広げられ、生活上のさまざまな要因がテロメアに影響することがわかってきた。詳細については次章以降で語っていく。

本書ではこの先、どのようにして体内のテロメラーゼを増やすことができるのか、どのようにテロメアを守ることができるのかを説明していく。私たちの提言は、テロメア長やテロメラーゼの活性の計測という、科学的研究にもとづいている。リズとエリッサがそれぞれの場所から始めたテロメアとテロメラーゼの探究の旅に、ぜひ読者も加わってほしい。テロメアを維持して健康な人生を享受するためには、心の使い方や体のケアのしかたや、まわりの人々とのかかわり方にも変化が必要になる。それを助ける道しるべとして、ぜひ本書を活用してほしい。

リニューアル・ラボ

リニューアル・ラボの使い方

人生とは小さな実験の連続だ。それら一つ一つから人は学ぶことができる。以降の各章の終わりには「リニューアル・ラボ」が設けられている。読者はそのページで、望めば研究者になることができる。あなたの心や体や生活はあなたの個人的なラボになる。本書で紹介するテロメアの科学や行動の科学を、ぜひそこで応用してみてほしい。そして、細胞の健康を高めるために日々の生活をどう変えればよいかを学んでほしい。リニューアル・ラボの情報は、テロメア長との直接的関連が大半のケースで認められているし、すべてのケースにおいて肉体的健康や精神的健康の向上との関連が確認されている(それを明らかにした調査研究は、本書の巻末注にまとめられている)。

ここでの「ラボ」は、文字どおりのラボという意味だ。つまり、石に刻まれた掟ではなく、実験のことだ。どのやり方があなたにとって最善かは、あなた個人の心と体、あなたの性向、そしてあなたの人生の段階によって左右される。いちどに一つか二つ程度でいいから、とにかく試してみてほしい。そして、自分に向いた方法が一つでも見つかったら、それが習慣になるまでしばらく集中してやってみよう。リニューアル・ラボの提言をどれでも定期的に実践すれば、あなたの細胞の健康は高まり、日々の健康も向上するはずだ。複数の研究によれば、ライフスタイルの変化によって三週間から四か月程度でもう、テロメアの健康保持(つまりテロメラーゼの量やテロメアの長さ)には効果があらわれ始める。ラルフ・ワルド・エマーソンの次の言葉を思い出そう。「行動にさいして過剰に臆病になったり及び腰になったりしてはいけない。人生はすべて実験だ。実験すればするほどうまくいくようになる」

第Ⅱ部

テロメアは
あなたの考えに耳を傾けている

自己評価テスト1

あなたのストレス反応のスタイルを明らかにする

第Ⅱ部では、あなたがストレスをどのように経験しているか、そしてその経験のしかたをどう変えればテロメアがより健康になり、日々の生活に大きな利益がもたらされるかを紹介していく。本題に入る前に、簡単な自己評価テストをしよう。これは、あなたの根底にあるストレスへの反応性や耐性を調べるためのものだ。ストレスへの反応や耐性の一部はテロメアの長さにつながりがある。まず、表3の質問に答えてみてほしい。

この略式テスト（研究の尺度として承認されたものではない）の目的は、慢性的なストレスに反応するさいの自身の傾向を認識することにある。これは診断用のテストではない。そして忘れないでほしいのは、もしあなたが今、難しい状況に対処しているなら、結果は自然とハイスコアになることだ。これはあなたの反応様式を純粋に調べるものではない。あなたの置かれた状況と反応は、どうしても影響し合うからだ。

合計点が一一点以下の場合：あなたのストレスに対する反応スタイルはおおむね健全だ。ストレスに遭遇したとき、あなたはそれを脅威と感じるよりも、乗り越えるべき障害ととらえる傾向があり、自分のそれ以外の生活にストレスの影響がおよぶのを極力避けることができる。出来事が過ぎたあと

表3

自分にとってきわめて煩わしい、そして今も継続している困難な状況を思い浮かべてみよう（今現在そうした出来事がなければ、できるだけ最近の困った問題を思い浮かべよう）。それぞれの質問に該当する答えを選び、数字に丸をつけよう

1. その状況に対処することを考えたとき、「希望や自信」と「不安や恐怖」の感情のどちらをより多く感じますか？	希望や自信　どちらも同じ　不安や恐怖 0　1　2　3　4
2. その状況に効果的に対処するための手段を自分は何かしらもっていると感じますか？	まったくない　いくらかある　とても多い 4　3　2　1　0
3. その状況について繰り返し思い悩んでしまうことはありますか？	まったくない　いくらかある　とても多い 0　1　2　3　4
4. その状況について考えないようにしたり、否定的な感情をあらわさないようにしたりすることは、どのくらいありますか？	まったくない　いくらかある　とても多い 0　1　2　3　4
5. その状況のせいで自己嫌悪に陥ることはどのくらいありますか？	まったくない　いくらかある　とても多い 0　1　2　3　4
6. その状況についてポジティブに考えようとすることはどのくらいありますか？　その状況から何か良い結果が生じると考えたり、自分で自分に「ベストを尽くしている」などの励ましや慰めの言葉をかけてあげることはありますか？	まったくない　いくらかある　とても多い 4　3　2　1　0

スコアを合計しよう（問2と問6はポジティブな反応のスケール［尺度］であるため、配点が逆になっているのに注意）

を和らげられるのかをこれから紹介していく。

短いテロメアに影響している。そうした思考様式をどうすれば変えられるのか、どうすればその作用

た自身の思考様式によってその脅威の力は増幅する。こうした思考の様式は、直接的にか間接的にか、

合計点が一二点以上の場合：たいていの人はこの範疇にある。強いストレスに遭遇したとき、あな

の回復も速い。このようにストレスへの耐性が高いことは、テロメアにとって朗報である。

次に、それぞれの質問に関連する心の癖を詳細に見ていこう。

質問1、質問2：これらの質問は、ストレスにあなたがどれだけ脅威を感じるかを測るものだ。強い不安を感じ、しかもそれに対処する手段が乏しいとき、ホルモン上で強いストレス反応が起きたり炎症反応が起きたりする。**脅威ストレス**には心理的な反応や生理的な反応が含まれ、それらは放っておくと、あなたのテロメアを脅かす可能性がある。幸いにも、こうした反応をもっと健康的かつ生産的な、チャレンジ型の反応に転換する手法はいくつも存在する。

質問3：この質問のテーマは、**思考の反芻度**だ。反芻とは、悩みの種についての無益な思考を果てしなく繰り返すことだ。どれだけ頻繁に自分がそういう思考をしているか、確信がもてなかったら、今から注意してみよう。ストレスの引き金になるものごと自体は、おおかたがほどなく終わる。だが、それを心の中で長いあいだ鮮明に生かし続ける稀有な能力が、私たち人間には備わっている。それゆえ、出来事が去ってから長い時間がたったあとも、心の中がそれでいっぱいになってしまうことがある。ものごとをいつまでも反芻し、くよくよ思い悩むうち、抑うつ的反芻という深刻な状態まで事態が進んでしまうケースもある。そうなると、自分自身および自分の未来に対するネガティブな思考が

心に渦巻くことになる。こうした思考は有害な可能性がある。

質問4：この質問のテーマは**回避、および感情の抑圧**だ。あなたはストレスフルな状況について考えるのを避けがちだろうか？　その状況についての感情を誰とも共有したがらないほうだろうか？　あまりにも事態が重荷で、そのことを考えるだけで胃が締めつけられるような感じがするだろうか？　つらい感情を遠ざけようとするのは自然なことだ。だが、短期的にはともかく、事態が慢性的になるとこのやり方はうまくいかなくなってくる。

質問5：この質問のテーマは「**自我の脅威**」だ。ストレスフルな状況をうまく解決できないと、あなたはプライドやアイデンティティを傷つけられたように感じるほうだろうか？　ストレスがきっかけで自分に対するネガティブな思いが生まれ、「自分は無価値だ」という感情にまで発展することはあるだろうか？　自己批判的な考えをときどき抱くのは自然なことだ。だが、頻度が増すと、そうした思考は肉体を過剰に敏感で反応性の高い状態に陥らせる。そういうとき体の中では、ストレスホルモンのコルチゾールの値が高くなっている。

質問6：この質問のテーマは、**ポジティブな再評価**だ。これは、ストレスフルな状況をポジティブな方向で再評価できるかどうかを調べるものだ。ポジティブな再評価をすることで、理想的とは言えない状況から利益を得たり、少なくとも痛手を和らげることは可能になる。この質問はまた、健康的な**セルフ・コンパッション**（**自分への思いやり**）の度合いを測るものでもある。

もしこのテストの結果、自分のストレス反応の問題がわかっても、どうか落ち込まないでほしい。自動的な反応を変えるのはかならずしも可能だとは言えないが、たいていの人々は学習によって、自分の反応にどう反応すべきかを変えることができる。そしてそれこそが、**ストレスへの耐性**を高める秘薬だ。ここからは、ストレスがどのようにテロメアと細胞に影響するのか、そしてテロメアと細胞を守るためにあなたがどんな変化を起こせばいいのかを説明していく。

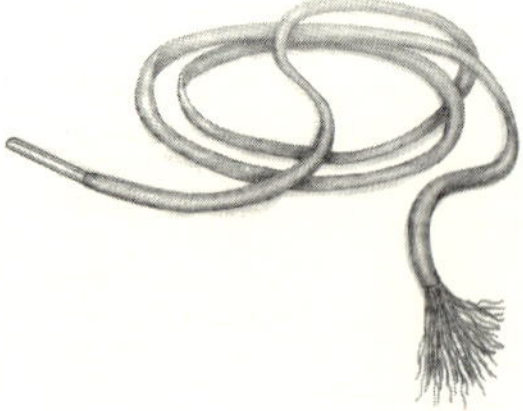

第4章 ストレスはあなたの細胞に入り込む

この章では、ストレスとテロメアの関係を探究し、有害なストレスと一般的なストレスとのちがいを説明する。そしてストレスや短いテロメアがどのように免疫系に影響するかを紹介しようと思う。ストレスに遭遇したとき過度な脅威を感じる人は、ストレスを乗り越えようと奮起する人に比べて、テロメアが短い傾向にある。この章を読めば、有害なストレス反応を有益なものに変化させる方法もわかるはずだ。

今から一五年近く前、私（エリッサ）は夫と一緒にアメリカを車で横断していた。イェール大学の大学院を卒業したばかりの私たちは、ポスドクとして働くために西海岸に向かっていた。サンフランシスコは物価の高い街だ。だから節約のため、私は妹家族に居候させてもらうよう頼んでいた。サンフランシスコに着くころには、妹の、生まれたての赤ん坊に出会えるはずだった。だが、予定日を過ぎても赤ん坊はなかなか生まれてこなかった。私は毎日電話をかけたが、何日ものあいだ、家族の誰とも連絡がとれなかった。

大陸を半分ほど横断し、ちょうどサウスダコタのウォール・ドラッグストアを過ぎたころ、ようやく携帯電話が鳴った。電話の向こうに、人々がむせび泣く声が聞こえた。赤ん坊は生まれていた。でも、誘発分娩のあいだに大きなトラブルが起きたせいで、赤ん坊は生命維持装置につながれ、胃に差し込まれたチューブから栄養をとっていた。とても健康な男の子だったのに、ＭＲＩの画像には、脳が深刻なダメージを受けていることが映し出されていた。体はマヒし、目も見えず、いつ発作が起こるかわからなかった。

ようやく集中治療室から出て、家に戻ることができたのは数か月後だった。私と夫は妹一家とともに、山ほどの助けが必要な小さな赤ん坊を世話した。介護の生活に何が必要なのか、どんな悲しみがあるのかを、私たちは肌で実感した。私も夫も、プレッシャーやきつい仕事には慣れていたけれど、介護のストレスは、それまでに知っていたどんなストレスともちがうものだった。いつも目を光らせていなければならないこと、たえず緊急事態が訪れること、未来が不安なこと、そして何より気持ちが重苦しいこと。妹夫婦の苦しみを日々目の当たりにするのはとてもつらかった。ただでさえ精神的に苛酷な状況のうえ、突然始まった介護中心の日々の苦労が彼らに追い打ちをかけていた。

介護とは、人間が経験しうるストレスの中で、もっとも深刻なものの一つだ。それは精神的にも肉体的にも多くを要求される仕事だ。そして介護者をひどく消耗させる理由の一つは、「仕事」を終えて家に帰り、英気を養うのが不可能なことだ。人はふつう夜には、生物学的に「引き払った」状態になり、体と心をリフレッシュさせる必要がある。だが、家族を介護している人はその時間もつねに、臨戦状態でいなければならない。眠っているあいだに何度も起こされ、誰かの要求にこたえなくてはならないこともあるだろう。介護をしている人は、自分自身のことにかまける時間はほとんどない。自分のための病院の予約も、体を動かす機会も、友だちと出かける約束も、始終ふいにしなければならない。介護は尊敬すべき仕事であり、人は愛情や忠誠心や責任感からそれを引き受ける。だが、介護は社会から支えられておらず、その価値を認められてもいない。アメリカ国内だけで、家族を介護している人々の無償の労働は金銭に換算すると、総額で年に三七五〇億ドルにもなる【1】。

介護者は労働を評価されていないように感じたり、孤独を感じたりすることが少なくない。家族を介護する人々は、社会の中でもっとも慢性的なストレスを感じている一群に分類される。だからこそ、私たち研究者はストレスについての調査をするとき、介護従事者にしばしば協力を依頼する。深刻なストレスを受けたときのテロメアの反応について、介護従事者の経験からは多くのことがうかがえる。この章では、彼らが私たちに教えてくれたこと、つまり慢性的で長期にわたるストレスがいかにテロメアを損なうかを説明しよう。だが、慢性的なストレスを逃れられないすべての人々（そして、先の「自己評価テスト1」で一二点以上をとったすべての人々）はどうか安心してほしい。ストレスによる最悪のダメージからテロメアを守れることも、研究から確認されている。

ストレスは細胞を傷つける

初めての共同研究で私たち（リズとエリッサ）は、介護従事者の中でもいちばん大きなストレスを抱える人々を観察した。慢性的な病気を患う子どもを自宅で介護する母親たちだ。前の章で説明したこの研究から、ストレスとテロメア短縮とのかかわりが初めて明らかになった。テロメアがストレスでどれだけダメージを受けるのか、これから詳しく説明しよう。一〇年以上が過ぎた今も、思い出すだけでつらくなる研究だった。

調査からは次のことがわかった。介護が長期にわたるほど母親のテロメアが受けるダメージは深刻化していた。病気の子どもを長く介護している母親は、テロメアが短くなっていた。女性の年齢やBMI値など、テロメアの短縮に関連しうるほかの要因を差し引いたあとも、結果は同じだった。

それだけではない。「ストレスを受けている」と母親が強く感じるほど、テロメアは短くなっていたのだ。これは病気の子どもを抱えた母親だけでなく、実験に参加したすべての女性にあてはまることだった。健康体の子どもをもつ対照群の母親も、ストレスを感じていればテロメアは短かった。強いストレスを感じている母親のテロメラーゼは、ストレスをあまり感じていない母親に比べて約半分の値だった。テロメアを守る能力も当然低い。

ストレスの感じ方は、人それぞれだった。「胸に二〇キロの重しが載っているような気持ち」「胃がきりきり痛む」「胸に穴があいていて、息を深く吸い込めない感じ」「敵がすぐそこに待ち伏せでもしているかのように、鼓動がドキドキ速くなる」など、身体感覚にもとづいた表現をする人もいた。ストレスは頭の中だけでなく、肉体にも宿るということだ。体にはストレス反応のシステムがあり、それが警戒態勢になると、コルチゾールやアドレナリンなどのストレスホルモンが多く分泌される。鼓動が速くなり、血圧は増す。ストレスへの生理的反応を調節する迷走神経は、活動が低下する。そうした結果、呼吸がつらく、落ち着きを保つのが難しくなり、不安に駆られるようになる。もしもあなたが慢性的なストレスを感じていたら、こうした警戒的な反応は低いレベルながらもずっと継続し、体も生理学的につねに緊張した状態に置かれている。

私たちの調査した被験者にも、迷走神経の活動が低下したり睡眠時に高いストレスホルモンが分泌されるなど、いくつかの生理的なストレス反応が認められた。そしてそれらはテロメアの短さやテロメラーゼの少なさと相関性があった【2】。ストレスに対するこうした反応は、生物学上の老化のプロセスを加速させるらしい。ストレスで疲れた人がやつれて見えたり病気がちだったりする一つの理由はそれだ。強いストレスと介護の労働は、母親らのテロメアを痛めつけていたのだ。

短いテロメアとストレス：その因果関係は？

科学的な発見から因果関係が浮かび上がってきたときには、その因果の方向性が自分の思っているとおりのものかどうかを検証しなくてはならない。たとえば昔の人は、熱が風邪を引き起こすと考えていた。でも、現代の私たちは、本当は風邪が熱を引き起こすことを知っている。

介護従事者の最初の調査結果が届いたとき、私たちは慎重に自問した。なぜ、高いストレスを感じている人にテロメアの短縮が認められたのか？　ストレスが本当にテロメアの短縮につながったのだろうか？　もしかしたら、テロメアが短いせいで、よりストレスを感じやすい素地がつくられるのではないだろうか？　母親たちへの調査からは、この問いに対する説得力あるデータが初めて示された。介護のストレスを受けた年月とテロメアの長さには相関性が認められ、長期のストレスがテロメアを短くする可能性が強く示唆された。（年齢を考慮したうえでの）テロメアの短さが、介護に従事した年数を決めるわけはないから、因果の方向は逆であるはずだ。つまり、介護に携わった年月がテロメアの長さに影響しているということだ。私たちはまた、子どもの年齢が上がるほど、母親のテロメアが短くなるかどうかも検証した。もしも、長年の介護労働が母親のテロメアをすり切らせるなら、母親のテロメアと介護される子どもの年齢には、対照群にはない相関性が存在するはずだ。そしてそれは、たしかに見つかった。今では動物実験でも、ストレスを誘発すると実際にテロメアの短縮が起きうることが確認されている。

うつ病とテロメアのつながりはもっと複雑だ。前述の実験だけでは、細胞の老化がうつ病を引き起こしている可能性を排除しきれない。人間の場合、うつ病は家系による病気の可能性もある。母親がうつ病だと娘もそうなりやすいだけでなく、うつ病の症状が出る以前からそうした少女は、うつ病にならない少女に比べて血中のテロメアが短いのだ【3】。ストレスに強く反応する少女ほど、テロメアは短い。だから、うつ病とテロメアの因果関係については、方向性の矢はどちらにも向いている可能性がある。テロメアが短いから病気が起きるのかもしれないし、病気がテロメア短縮を加速しているのかもしれない。

多すぎるストレスとは、どの程度のものか?

ストレスは避けられない。では、テロメアがダメージを受ける前に、いくらかでもストレスを抑えることは可能なのだろうか? 過去数十年の調査から一貫して認められ、介護に携わる母親の調査からも得られた教訓は、ストレスとテロメアの関係は用量反応的だということだ。酒を飲む人なら、この「用量反応」という言葉をおそらく耳にしたことがあるだろう。夕食時にときどきグラス一杯のワインを飲む程度なら、健康にはほとんど何の害もないし、むしろ有益なことすらある(もちろん、たとえ一杯でも飲酒後に運転をしたら、話は別だ)。だが、毎晩ワインやウィスキーを何杯も飲むのなら、事情はちがう。たくさんのアルコールを摂取すればそれだけ有毒な作用は強くなり、肝臓、心臓、消化器官などがダメージを受け、がんやその他の深刻な病気のリスクが高まることになる。飲めばそれだけ、ダメージが大きくなるのだ。

ストレスとテロメアの関係も、これと似ている。ストレスも少量ならば、テロメアを脅かさない。それどころか、短期的でコントロール可能なストレスは良きものですらある。そうしたストレスは、対応能力を鍛えてくれる。困難を乗り越えるための技術と自信を身につけることもできる。生理学的には、短期的なストレスは細胞の健康を高めさえする(この現象は「ホルミシス」もしくは「高靭化《こうじん》」と呼ばれる)。日常生活の浮き沈みはふつうなら、あなたのテロメアを損ねない。しかし、高いレベルの慢性的ストレスが何年も継続すれば、大きな打撃が生まれる。

どんな種類のストレスがテロメアの短縮に関連するかについては、すでに証拠がある。テロメアの短縮につながりがあるのは、家族の長期におよぶ介護や、仕事のストレスによる燃え尽き状態などだ。そのほかに読者もご想像のとおり、現在のものであれ子ども時代のものであれ、非常に深刻なトラウマもテロメアの損傷に関連することがわかっている。レイプや虐待、家庭内暴力、長期にわたるいじめなどがそれにあたる【4】。

もちろん、境遇そのものがテロメアを短くするわけではない。問題は、そうした境遇に置かれたときに多くの人が感じるストレス反応であり、そしてここでも「用量」が重要な意味をもつ。一か月程度であればどんなにストレスの高い危機的状況に置かれても、テロメアへの影響を心配する必要はない。テロメアもそこまで脆弱ではない。そうでなければ私たち人間はみな、あっというまにだめになってしまう(最近の研究から、短期的なストレスとテロメアの短縮にも関連があることが示された。ただしその関連性はごく小さく、個人に重要な影響をおよぼすとは考えにくい【5】。そして短期的なストレスがテロメアを短縮させるとしても、その作用は一時的であり、失った塩基対をテロメアはすみやかに回復することができる)。だがストレスが継続し、生活の一部にまでなってしまうと、ストレスはゆっくり毒を発し始める。ストレスが長く続けば、テロメアは短くなる。長期にわたる心理的に有害な状況からは、できるかぎり抜け出すのが賢明だ。

だが、自分ではどうにもならないストレスを抱えて暮らす現代人の多くにとって幸いなことに、話はこれで終わりではない。**私たちの研究からは、慢性的なストレスがかならずしもテロメアの損傷にはつながらないことが示されている。**被験者の何人かは、テロメアを短くせずに介護の重荷を乗り越えていたのだ。ストレスへの耐性が高いこれらの「外れ値」の存在からは、困難な状況から抜け出さなくてもテロメアを守れることがうかがえる。信じがたいかもしれないが、やり方さえわかれば、ストレスをポジティブな燃料に使うことも可能だ。そしてストレスを、テロメアを守る盾として使うこともできるのだ。

テロメアを脅かさないストレス反応とは

母親たちを対象にした最初の調査のデータを見ていたとき、そこに一種の謎がひそんでいることに私たちは気づいた。介護に携わる母親の中にも、あまりストレスを感じていないと報告する人々がおり、そうした人々のテロメアは長かったのだ。不思議だった。なぜ彼女らはあまりストレスを感じていないのだろう？　この母親たちだって、ほかの母親とほとんど同じだけの時間を介護に費やしているのだ。こなさなければならない日々の仕事の数もほぼ同じだし、その仕事のために毎日割いている時間もほぼ一緒だった（病院の予約をとったり、注射やその他の治療を行ったり、不機嫌をなだめたり、食事を手ずから、あるいはチューブで食べさせたり、下の世話をしたり、体は大きいが不自由な子どもを入浴させたりと、子どもを介護する母親には山のような仕事がある）。

何がこうした母親のテロメアを守っているのか理解するため、私たちは、人々のストレスへの反応のしかたをリアルタイムで、自分たちの目で確認したいと思った。そのために、もっとたくさんの女性を被験者としてラボに集めた。そして彼女らに一種の非常に強いストレスをかけた。ストレス・ラボに集まったボランティアの被験者は、こう告げられる。「これから二人の審査官の前で、ある課題をしてもらいます。全力で取り組んでください。まず五分間のスピーチの準備をし、実際にそのスピーチを行ってください。そのほかに、暗算のテストがあります。スピーチ用にメモをつくるのは構いませんが、計算はすべて頭の中で行ってください」。簡単そうに聞こえるだろうか？　じつはそうでもない。特に、聞き手がいる前でそれを行うのは。

被験者は一人一人、試験の部屋に連れられていく。被験者が部屋の前方に立つと、正面には二人の審査官が机についている。審査官は被験者のことを、「石のような」というのがぴったりな無表情で見つめている。笑顔も浮かべず、うなずくこともなく、励ますこともない。厳密にいえば無表情は、ポジティブでもネガティブでもない、中立的な表情だ。しかしたいていの人は、誰かに向かって話しているとき、その相手から笑いかけられたり、相槌を打たれたりすることに、あるいは少なくとも、愛想よく見える努力をされたりすることに慣れている。そうしたふつうの相互作用《インタラクション》に比べると、無表情は中立ではなく不同意の、あるいは厳しい表情に見えてしまう。

審査官は被験者に、こんなふうに課題を説明する。「四九二三から一七を引いてください。そして、答えを大きな声で言ってください。その答えから、さらに一七を引いてください。同じことを今から五分間、できるだけたくさんの回数、繰り返してください。重要なのは課題を正確に、かつ速く行うことです。われわれはあなたのパフォーマンスをさまざまな角度から採点します。それでは開始してください」

被験者が計算の課題を始めると、審査官は、被験者の答えを鉛筆で記録しながらずっとこちらを凝視する。そして被験者が口ごもると（たいていの人は、そうなるものだ）、二人の審査官は顔を見合わせ、小声で何かをささやき合う。

計算の課題が終わると、同じ審査官を前に、今度は五分間スピーチの課題が始まる。審査官は先ほどと同様の態度で被験者に接する。五分より早くスピーチが終わると、審査官は時計を指さして、「どうぞ続けて！」と言う。そして被験者がスピーチを再開すると、審査官はたがいに視線を交わし、かすかに眉をひそめ、首を振る。

このラボにおけるストレステストは、クレメンス・キルシュバウムとディルク・ヘルハマーが開発したもので、心理学の研究でよく使われる。その目的は、被験者の数学やスピーチの能力を試すことでは断じてない。このテストは、ストレスの誘発を目的につくられている。では、このテストのどこが被験者に大きなストレスを与えるのか？　暗算や即席の演説を上手にやるのはたしかに難しい。だが、このテストでいちばんストレスの高い要素は、いわゆる「社会的評価のストレス」だ。聴衆の前で何かの課題を行う人はみなおそらく、自分の出来栄えについて大きなストレスを感じるものだ。そして聴衆から批判されているように感じるとき、ストレスはさらに高まる。もちろん被験者は物理的な危険にさらされるわけではない。実験は安全で清潔で明るい、大学のラボで行われている。にもかかわらず、このテストは被験者の強烈なストレス反応を引き出すことができる。

私たちは、介護を行っている女性と行っていない女性の両方にこの実験をした。ラボでのストレステストのあいだ、私たちは二度、被験者の心理状態を評価した。一度目は、被験者が課題を知らされた直後。二回目は、二つの課題を終えた直後だ。その結果わかったのは、すべての被験者がある程度のストレスを感じてはいたが、すべての被験者が同じタイプのストレス反応をしたわけではないことだ。そして、テロメアに悪影響をもたらすのは、ただ一種類のストレス反応だった【6】。

脅威反応

ラボでのストレステストにいわゆる「脅威反応」を示した女性も何人かいた。この反応は昔から人間に備わった進化上のしくみで、緊急事態に陥ったときオンになるスイッチのようなものだ。脅威反応は基本的に、こちらを食べようとしている捕食者に出会ったとき、自然に起きるようにプログラムされている。敵に攻撃されるというトラウマに対して、私たちの心と体を準備させているのだ。読者もご推察だと思うが、この反応がたえず起きているとテロメアに影響が生じてくる。

「自分はストレスに対して過剰な脅威反応をしている」とすでに案じている読者もいるかもしれないが、心配はいらない。このあとすぐに説明するが、ラボで検証ずみのいくつかの方法を使えば、ふだんの脅威反応を、テロメアに害を与えない、もっと健康的なものに変えることができる。まず大切なのは、脅威反応がどのような現象で、本人にどのように感じられるかを知ることだ。生物学的には、脅威反応が起きると血管は収縮する。その理由は敵に襲われたとき出血を抑えるためだが、これは同時に、脳への血流をも減らすことになる。エネルギー源となるグルコースを血中で増加させるために、副腎からはコルチゾールが分泌される。脳と内臓を直接つなぐ迷走神経は、ふだんは落ち着いた安らかな気持ちを保つのを助けているが、脅威反応が起きると活動が低下する。その結果、鼓動が急に速くなったり、血圧が高くなったりする。失神したり、失禁してしまう可能性もある。表情筋を刺激する迷走神経の分枝が活動を弱めると、顔の表情は正しく読み取られにくくなる。他人がそのようにいかようにも解釈できるあいまいな表情を浮かべていると、私たちは相手を敵対的だと解釈しがちだ。また、体が硬直し、走って逃げられなくなることもある。手足が冷たくなり、動かすのが困難になったりもする。

脅威反応が全開になると、不快な生理反応に加えて心理的な反応も起きる。脅威反応は不安や恐怖と関連している。人前で失敗するのを恥ずかしいと思う気持ちとも結びついているだろう。ふだんから強い脅威反応をする人は、何かが起こる前から不安を感じる傾向がある。まだ何も起こっていないうちから、悪い結果を想像してしまうからだ。介護従事者を対象にした先のラボでの実験では、まさにそうした反応が起きていた。被験者は、課題を終えた直後だけでなく始める前にも、強い脅威を感じていた。介護に従事する被験者たちは、スピーチや暗算をしなければならないと耳にしただけで、不安や恐怖を感じていた。始める前から悪い結果を予測し、落ち込んだり恥ずかしく思ったりしていたのだ。

私たちが調査した介護従事者の脅威反応は、全体的に強かった。介護の慢性的ストレスのせいで、母親たちはラボの実験でもストレスに敏感に反応したのだ。もっとも強い脅威反応を示した女性らは、テロメアが全体でももっとも短かった。介護に従事していない人々はだいたいが、それほど強烈な脅威反応は示さなかったが、強い脅威反応があらわれた人はやはりテロメアが短かった。いちばん問題なのは、何かが起こる前から強い脅威反応が出ることだ。そういう人は、ストレステストが始まる前から、そのことを考えただけで恐怖を感じていた【7】。ここには、ストレスがどのように私たちの細胞に入り込むかについて、重要な情報がひそんでいる。**高いストレスのかかる出来事を経験すること**

自体が問題なのではない。そうした出来事が起こりもしないうちから、脅威を感じてしまうことが問題なのだ。

――チャレンジ反応――

ストレスに出会っても、脅威反応をしない人もいる。ストレスをチャレンジ反応で迎え撃つことも可能なのだ。そうした反応をする人は、ラボでのテストに不安や緊張を感じるかもしれないが、いっぽうで興奮や闘志をも感じる。彼らは「よし、かかってこい！」というメンタリティをもち合わせているのだ（図14を参照）。

私たちの同僚であるカリフォルニア大学サンフランシスコ校の健康心理学者、ウェンディ・メンデスは、異なる種類のストレスに体がどう反応するかを一〇年余にわたって研究してきた。彼女は、「良いストレス」のときに脳や体や行動にどんな変化が起きるかをマッピングし、「悪いストレス」のときと比較した。脅威反応は人体の活動を一時停止させ、

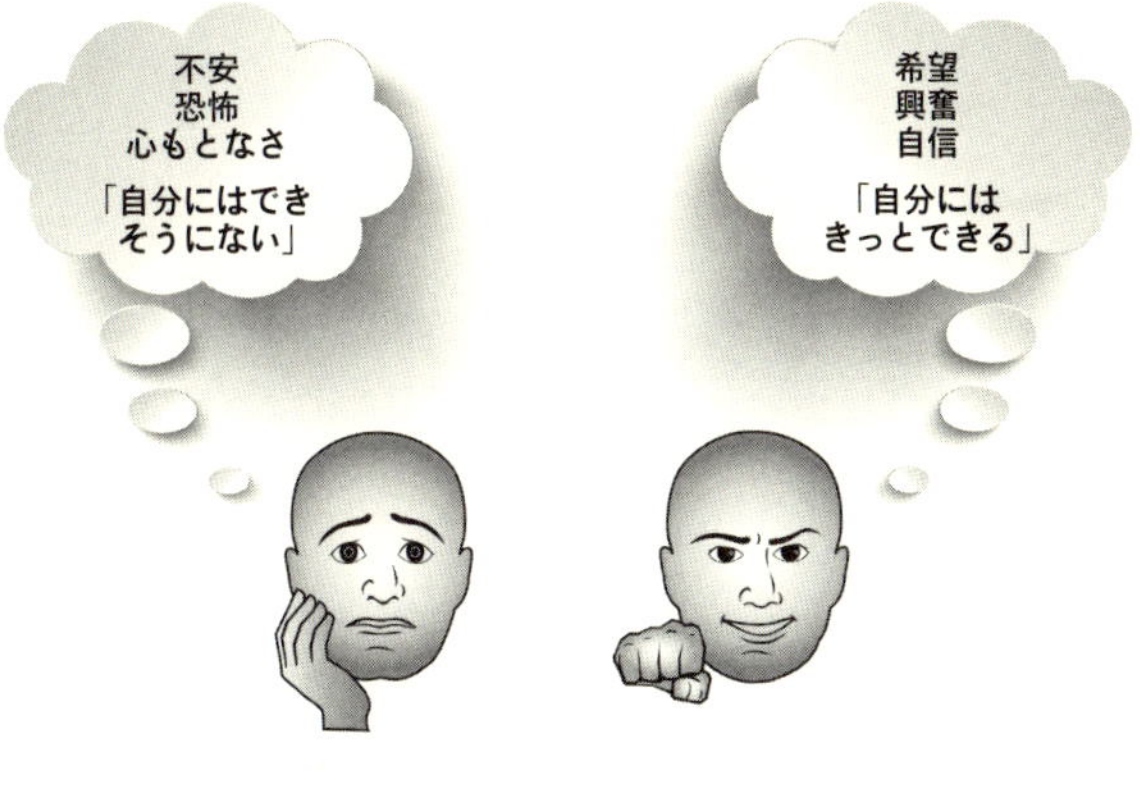
不安
恐怖
心もとなさ
「自分にはできそうにない」
希望
興奮
自信
「自分にはきっとできる」

図14　脅威反応とチャレンジ反応
人はストレスに遭遇したとき、さまざまな感情や考えを抱く傾向があるが、反応のしかたは二つに大別される。一つは恐怖を覚えたり、失敗や恥をかくことを不安に思ったりする反応だ。もう一つはストレスをチャレンジだと考え、ポジティブな結果を得ようと自信をもってそれに取り組む反応だ。

痛みに備えさせる。いっぽうチャレンジ反応は、人がすべての力をかき集める手助けをしてくれる。心拍数が増え、血液にたくさんの酸素が取り込まれる。このポジティブな効果によって、とりわけ心臓や脳など、必要な場所にたくさんの血液が送られる（これは、脅威反応が起きたときとは逆の現象だ。脅威反応のとき血管は収縮する）。チャレンジ反応が起きているとき、副腎からは適量のコルチゾールが分泌され、体のエネルギーが増す。だが、ストレスを引き起こした出来事が終われば、脳はコルチゾールの分泌をすぐにストップする。これは、運動をしたときに経験するのと似た、強くて健全なストレス反応だ（図15を参照）。チャレンジ反応は、より的確な判断とも結びついており、そうした反応ができる人は課題をよりよくこなせるだけでなく、脳の老化の進行が遅かったり、認知症の発症リスクが低かったりもする【8】。運動選手の場合も、チャレンジ反応をする人は好成績をおさめる傾向がある。オリンピック選手を対象にした調査によると、すぐれた成績を残したアスリートは概して、人生の中で困難に遭遇したときも、「乗り越

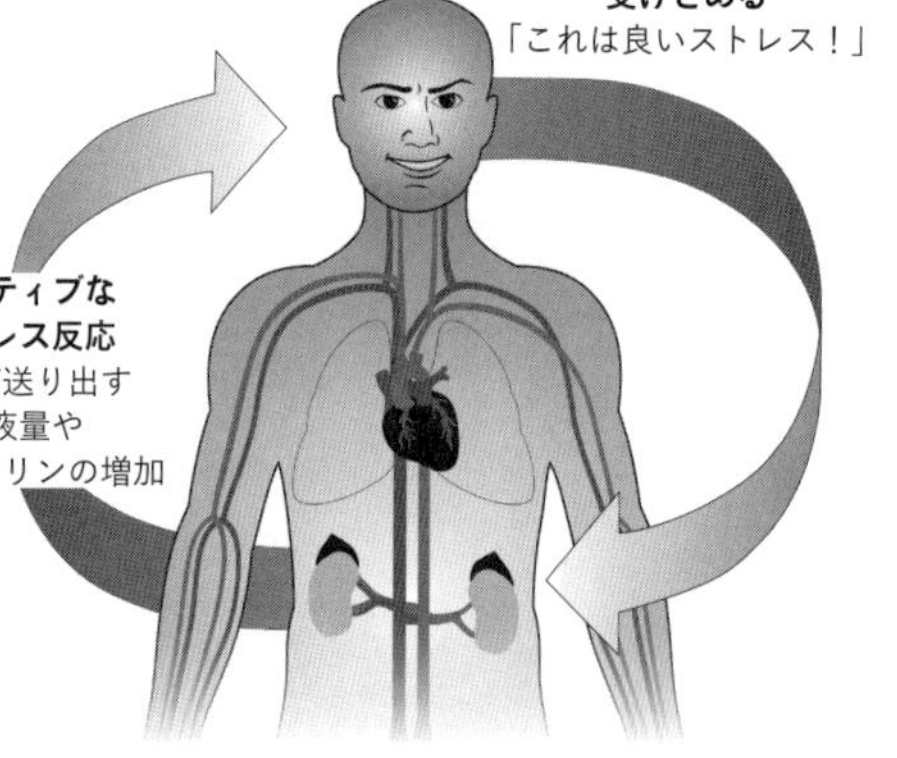

図15　ポジティブなストレスは体に活力を送る（チャレンジ・ストレス）
人間の体はストレスの多い出来事に遭遇すると自動的な反応をするが、いっぽう、出来事を心がどうとらえているかにも反応する。筋肉の緊張や鼓動や呼吸にストレス反応が出ていると気づいたら、「これは良いストレスだ。最善を尽くせるようエネルギーを送っているのだ」と意識的にラベルを貼りなおせば、体の反応も変化させられる。血管が広がって、より多くの血液を脳に送ることができ、体に活力が増すようになる。

える べき課題」としてそれを受けとめていた【9】。

チャレンジ反応によって形成されるのは、全力で最善の行動をとり、勝利をおさめるための心理的・生理的な下地だ。いっぽう脅威反応の特徴は「撤退」と「敗北」で、こうした反応のときは、椅子にくずれおちたり体が硬直したりといった現象が起きる。それは傷を受けることや、悪い結果を予測して恥ずかしいと思うことに体が備えているためだ。脅威反応がチャレンジ反応よりも優勢になり、ずっとそれが続くと、細胞の中にまで作用がおよび、テロメアはダメージを受ける。だが、チャレンジ反応のほうが優勢になれば、それは慢性的ストレスの最悪の作用からテロメアを守る盾になる。

ラボでの実験ではふつう、被験者から〝一〇〇パーセントの脅威反応〟や〝一〇〇パーセントのチャレンジ反応〟は得られない。たいていの人は両者を混合的に経験する。ある調査からは、テロメアの健康にいちばん影響するのは、これらのストレス反応の配分だという結果が出ている。脅威反応のほうが強い被験者はテロメアが短く、ストレスを脅威よりむしろ挑戦として受けとめている人はテロメアが長かったのだ【10】。

その意味するところは何だろう？　それは「希望をもっていい」ということだ。もちろん、困難でつらい境遇がテロメアを損なうという可能性について、軽んじたり矮小化したりすべきではない。けれど、そうした状況が自分ではどうにもならないものであったとしても、テロメアを守る方法は存在する。出来事をどう受けとめるかを変えるのだ。

なぜ人により、脅威の受けとめ方に差があるのか？

あなたのこれまでの人生でつらかった出来事を思い出し、自分に問いかけてみてほしい。自分はそういう出来事にどちらかというと脅威反応をするほうだろうか？　チャレンジ反応をするほうだろうか？　まだ何も起きていないのに、そしてその何かは永遠に起こらないかもしれないのに取り越し苦労をして、ありもしない脅威に不安を感じるほうだろうか？　ストレスに遭遇したとき、行動を起こそうと奮起するほうだろうか？　屋根の下にもぐり込んで身を隠したいと思うほうだろうか？

もし、あなたが脅威反応をする傾向があっても、それについて気に病む必要はない。生まれつき、ストレスへの反応性が高い人は存在する。人類がこれまで生き延びるためには、環境の中で果敢に何かを変えていく姿勢も重要だったし、非常に注意深くふるまうことも必要だったはずだ。結局のところ、部族の人間に危険を認識させ、血気盛んなメンバーが向こう見ずな危険を冒すのをとどめる誰かは必要だったのだから。

もし、強い脅威反応をするように生まれついていなくても、生まれ育った環境次第で、生来の反応スタイルが変化することもある。子どものころ虐待を受けていたティーンエイジャーにストレステストをすると、彼らの血流には脅威反応の典型的なパターンが出現した。心臓から力強く血が送り出されるかわり、彼らの血管は収縮したのだ【11】(子どものころ適度な苦難を経験した人は、のんびりした子ども時代を送った人に比べて、チャレンジ反応が強くあらわれた。少量のストレスはそれに対処する資質がありさえすればむしろ健康的に働くことを、この結果は示している)。前述したように、ストレスの継続は感情的資源を消耗させ、人に脅威を感じさせやすくする【12】。

現在のあなたは、生まれつきにせよ後天的影響にせよ、脅威反応が強いタイプかもしれない。問題は、努力によって脅威反応をチャレンジ反応に転換できるか否かだ。調査の結果によれば、それは可能である。

チャレンジ反応を培う

　感情が生まれるとき、いったい何が起きているのだろう？　昔の科学者はこんなふうに考えていた。まず人間が外界で何かを体験すると、大脳辺縁系で怒りや不安など感情の反応が起こり、それが、鼓動の増加や手の平の発汗などの肉体的な反応を引き起こすのだと。だが今では、その道筋はもっと複雑であることがわかってきている。私たちの脳は、単に何かが起きたあとで反応するだけでなく、予測するようにつくられているのだ【13】。脳は、過去の経験の記憶を用いて「次は何が起こるか」をたえず予測し続ける。そしてその予測を、外界から入ってきた新しい情報や体内から送られてくるサインをもとに修正していく。脳はそれから、すべてに合致する感情を用意する。脳はこうした情報を、本人が自覚すらしないうちに瞬時にかき集める。それが感情として私たちに認識されるのだ。

　過去の経験の「データベース」に恥ずかしい思いが大量に含まれていたら、脳は「恥」を予測しやすくなる。たとえば、朝に濃いコーヒーを飲んで神経的に興奮状態になっているときに、近くにいる二人が自分のことを話題にしている（らしい）と気づいたら、あなたの心の中には即座に不安や恥の感情が湧きあがってくるだろう。感情とは、外界に対する純粋な反応ではなく、私たち自身の手で組み立てられたものなのだ【14】。

　感情がどのようにつくられるのかがわかればこっちのものだ。それがわかれば、何をどう経験するかをより主体的に選び取れる。体にストレス反応が起きたと感じたら、それを有害だと思うのはやめて（脳のデータベースの中では、たいていそれは有害だと認識される）、脳の燃料だととらえ直そう。そして、脳を迅速かつ効率的に働かせるために、体が覚醒しているのだと考えよう。この練習を何度も繰り返せば、しまいには脳は、ストレスの反応を有益なものだと予測するようになる。もしあなたの脳が、脅威を敏感に感じるように生まれつき強固に配線されていたら、本能的にサバイバル反応が出るのはしかたない。そのすぐあとで、軌道修正をすればいい。自分で気持ちを前向きに選択するのだ。

運動心理学者のジム・アフレモウ博士のもとには、プロの運動選手やオリンピックの選手が助言を求めにくる。博士はあるとき、女性のスプリンターから相談を受けた。彼女は一〇〇メートルのタイムが伸び悩んでいた。望むタイムで走れない理由を彼女は自覚していた。「ストレスのせいです」。彼女は言った。「レース前にはいつもすごくドキドキして、心臓が体から飛び出てしまいそうな気がする。お願いだから、それを止める方法を教えて!」

アフレモウは笑った。「心臓を本当に止めてしまいたい?」。アフレモウによれば、アスリートが絶対にやるべきでないのは、ストレスを排除しようとすることだ。「ストレスは良いパフォーマンスの肥やしだと考えればいい。『よしきた!』と言うくらいでちょうどいい」とアフレモウは言う。「アスリートなら、おなかの中の蝶〔「おなかの中に蝶がいる」は「緊張で落ち着かない」の意〕を追い出すのではなく、調教するくらいのつもりでなくては」。いいかえれば、ストレスを自分のために活かせということだ。

そのスプリンターはアフレモウの助言を実行し、肉体的なストレス反応を、レースという試練を乗り越える道具だと考えるようにした。彼女は見事にタイムを数ミリ秒縮め(一〇〇メートル走者にとって数ミリ秒は、たいへんな数字なのだ)、自己最高記録を出すことができた。

信じられないほど単純に思える方法だ。だが、「脅威」から「チャレンジ」へと見方を変えるだけでたしかに効果があらわれることは、研究で裏打ちされている。「体の興奮は、成功を助けると解釈してください」と被験者に指示すると、チャレンジ反応の度合いは高くなった。同様の指導を学生に行い、ストレスを前向きに解釈するコツを教えたところ、GREテスト（アメリカの大学院入学に必要なテスト）のスコアが上昇したという研究結果もある【15】。別の実験では、ストレスを前向きにとらえるよう指導された被験者は、ラボでのストレステストのあいだ、いわゆる「社会的均衡」を維持することができた。目をそらしたり髪をいじったりもじもじしたりするかわり（これらはみな、何かに脅威を感じているサインだ）、彼らは相手をまっすぐに見つめることができた。肩の力を抜いて体を滑らかに動かすことができ、不安や羞恥はあまり感じなかった【16】。すべては、ただ単に、ストレスを前向きにとらえるよう教えただけでもたらされたのだ。

　チャレンジ反応は交感神経の活動を高めるので、かならずしもストレス感を減らしてはくれない。だがこれはポジティブな「落ち着きなさい」であって、あなたをもっとパワフルで集中した状態に押し上げる原動力だ。ストレスをこんなふうにうまく転換して、イベントやパフォーマンスのときに良いエネルギーを得たければ、自分で自分に「ワクワクしているね！」「鼓動が速いしおなかはグルグルしてきたけど、大丈夫！　これは、良いストレス反応が強く起きている証拠だ」と語りかけてみよう。もちろん、介護に従事する母親のようにストレスで心のすり減る思いをしている人には、軽すぎる言葉に聞こえるかもしれない。ならば、もっとやさしく自分に語りかけよう。「今の体の反応は、私を助けるために、そしてやるべきことに集中できるように、起きたことだ。そのサインは大事にしよう」。チャレンジ反応はけっして、まやかしの活力剤ではない。「ストレスの原因がこんなにたくさん起こるなんて、本当に幸せだ」という過剰にポジティブな態度ともちがう。それは、たとえ今はつらくても、ストレスを自分の目的に合うように形づくれると理解することだ。

人によっては、自分のことを「良いストレス」中毒だと思っているかもしれない。良いストレスとは、いいかえれば「達成ストレス」だ。たとえば会社を新しく立ち上げようと働いているときに始終湧きおこる高揚感がそうだ。だが、良いストレスも限度を過ぎれば毒になる。心血管系の働きを一時的に結集したり、何かの行動のために精神的準備をしたりするのは、健康上、何も問題はない。だが私たちの心身は、そうした高刺激状態をずっと維持できるようにはつくられていない。リラックスできる能力は、ストレス管理の唯一の方法として過大に評価されてはいるが、やはり重要だ。あなたも何か、自分を深く回復させる活動を定期的に行ってみるといい。瞑想や詠唱、その他のマインドフルネスの技法がストレスを和らげ、テロメラーゼを刺激し、テロメアの伸長を助けるであろうことは、高い質の証拠から示されている。細胞を守るためのこうした戦略について知りたい人は、一九六ページの「リニューアルのための情報1」を参照してほしい。

介護のように慢性的ストレスを感じる状況でさえ、ストレスはけっして一枚岩のように崩せないものでも、取り除けないものでもない。ストレスをもたらす出来事が起きても、すべての瞬間がストレスで塗りつぶされているわけではない。そこにはいくばくかの自由がある。一瞬一瞬をどのように過ごすかの選択は、私たちの手の中にある。過去を書き直すことはできないし、未来に何が起こるかを指示することもできない。だが、今この瞬間に自分の目をどこに向けるかを選ぶことはできる。そして、たとえ無意識の反応はむりでも、そのあとの反応であれば能動的に行うことができる。

いくつかのすぐれた研究から明らかになっていることだが、ストレスの多い出来事をただ思い描いただけで、脳と体には、実際にそれを経験しているのとほぼ同じ作用がもたらされるという【17】。まだ起きてもいない出来事について心配する人はストレスを、まるで土手を越えてあふれ出す川の水のように、時の垣根を超えてあふれさせている。そして、そんな心配をしなければ楽しく過ごせたはずの何分何時間を、あるいは何日を、むだにしてしまう。心配の種はいつでもどこにでも見つかるものだし、ならば、常時ストレス反応を続けることも可能になる。もしも何かの出来事が始まる前から悪い結果を予測していたら、脅威反応の「用量」をいたずらに増やすだけだ。そんなことをしても、何の得にもならない。だが、重要なのはその出来事について考えるのをやめることではない。どのように考えるか、が問題なのだ。

ストレスを受けた鳥

ストレスとテロメアのあいだには、真の因果関係があるのだろうか？　これを調べるために研究者は鳥で実験を行ってきた。野生のヨーロッパ姫鵜《ひめう》を使った実験で、ストレスホルモンのコルチゾールを加えた水をヒナに与えたり、ヒナを束縛したりして強いストレスを与えると、テロメアが対照群に比べて短くなることが確認された【18】。そして、早い時期にテロメアが短くなった個体は、気の毒にも早死にしてしまった。

また、オウムを一羽だけで飼育して、日常的に喋り合う相手を与えずにいると、テロメアが短くなることもわかっている【19】。人間が社会的な環境に敏感なことはわかっていたが、どうやら鳥も同じであるようだ。

長い疾患期間への短い道のり：ストレス、免疫細胞の老化、炎症

こんな経験はないだろうか。重要な仕事をなんとか納期に間に合わせ、延び延びになっていた海辺での休暇のために飛行機に乗り込んだとたん、くしゃみや鼻水や、のどの痛みやだるさなど、風邪の症状が全面的にあらわれてくるのだ。偶然の一致だろうか？　おそらくそうではない。あなたの体がせっせとストレスに闘いを挑んでいるとき、免疫系は一時的に力を増すことができる。だが、その効果は永遠には続かない。慢性的なストレスは免疫系の働きを抑圧し、感染症にかかりやすい状態をつくる。ワクチンを接種してもあまり抗体がつくられなくなる。傷の治りも遅くなる【20】。

ストレスと免疫系の抑圧とテロメアには、好ましくないつながりがある。何年ものあいだ科学者たちは、人の心の中にあるストレスがどのようにして免疫系にダメージを与えるのか、そのしくみをはっきり解明できずにいた。今私たちは、その答えの重要な一部を手にしている。それがテロメアだ。慢性的なストレスを抱えている人はテロメアが短く、テロメアが短いと免疫細胞は早く老いる可能性があり、免疫機能の悪化が引き起こされるのだ。

短いテロメアと弱い免疫系

ある種の免疫細胞は、ウィルス感染と闘う特別狙撃隊（ＳＷＡＴ）のようなものだ。これらの細胞はＴ細胞の名で知られる。胸骨の下にある胸腺（thymus gland）に貯蔵されていることから、この名前がついた。Ｔ細胞は成熟すると、胸腺を離れて体中を休みなく巡るようになる。それぞれのＴ細胞の表面には独特なレセプター（受容体）がついている。レセプターは、警察のヘリコプターについて

いるサーチライトのような働きをし、体をすみずみまで巡りながら「犯罪者」に目を光らせている。「犯罪者」とはたとえば、ウィルスに感染した細胞や、がん化した細胞などだ。T細胞の中でも特に老化に関連するものは、CD8-T細胞（キラーT細胞の名で知られる）と呼ばれる。

しかしT細胞の働きは、単に悪玉細胞に目をつけるだけでは終わらない。敵を殺すという仕事を完了するには、CD28と呼ばれる細胞表面タンパク質から第二の合図を受け取らなくてはならない。こうして標的を殺したT細胞は「免疫記憶」を形成し、将来、同じウィルスに感染したとき、同じその「記憶」をもった子孫を大量に増殖できるようにする。そうすれば、その特定のウィルスに対しては、みなで力を合わせて素早く効果的な免疫反応を起こすことができる。これがワクチン接種の基本的なしくみだ。典型的なワクチンは、ウィルスタンパクの一部や死滅ウィルスの一部からつくられる。免疫は、数年間は持続する。最初のワクチン接種で反応したT細胞が非常に長い時間（ときには一生涯）体の中にとどまり、同じウィルスが体にふたたび入り込もうとしたとき、すぐに相手を迎え撃ってくれるからだ。

私たちはみなそれぞれ、膨大な種類のT細胞をもっている。それぞれのT細胞は特定の抗原を認識する能力をもっている。人間の体にあるT細胞の種類はあまりに膨大なため、何かのウィルスが入り込むと、それに合致するレセプターを備えた少数のT細胞は、感染と闘うために大急ぎでたくさんの子孫をつくらなければならない。その大規模な細胞分裂のあいだ、テロメラーゼの値はじわじわと上昇する。だがテロメア短縮のスピードのほうが速いと、テロメラーゼの反応はそれに追いつけず、最後にはため息のようにか細くなる。こうしてウィルスに対応しているT細胞のテロメアは短縮の一途をたどる。そして、テロメアの短縮とともにT細胞は老化し、正しい免疫反応を起こすのに必要な表面マーカーのCD28を失ってしまう。そうなると体は、警察のヘリコプターやサーチライト用の予算を大幅に減らされた町のようになる。一見、町はいつもと変わらなく見えるが、犯罪の横行に対してきわめて脆弱になっている。そして、細菌やウィルスやがん細胞などの抗原が、体から排除されにくくなる。だからこそ、細胞の老化した人は、それが加齢によるものであれ、慢性的ストレスによるものであれ、たやすく病気にかかるし、インフルエンザや肺炎などの病気をなかなか切り抜けられないのだ。これはまた、HIV感染がAIDS発症に進む理由をも、部分的にではあるが説明している【21】。

老化しつつあるT細胞のテロメアがあまりに短くなると、若い人でも体が脆弱になる。カーネギーメロン大学の心理学者シェルドン・コーエンは、若くて健康な被験者を集めて次の実験を行った。被験者をそれぞれホテルの個室に住まわせ、鼻の穴にウィルスをスプレーして、それが一般的な風邪を引き起こすかどうかを調査したのだ。コーエンはまず被験者のテロメアを計測した。免疫細胞のテロメア、とりわけ老化しかけたCD8-T細胞のテロメアに短縮が認められた人は早くに、しかも重い風邪の症状が出た（症状は使った鼻紙の量で判定した）【22】。

ストレスはどのように関与しているのか

免疫系の戦士たち、CD8-T細胞は、とりわけストレスに弱いようだ。家族を介護する人々を対象にしたもう一つの実験では、自閉症の子どもを家で介護している母親から採血をした。その結果、CD8-T細胞にテロメラーゼの低下が確認された。それらのCD8-T細胞からは、重要な表面マーカーであるCD28も失われており、いずれテロメアが激しく短縮することが示唆された。カリフォルニア大学ロサンゼルス校の免疫学者で、免疫細胞老化の理解についての第一人者であるリタ・エフロスは、免疫細胞をコルチゾールなどのストレスホルモンにさらして、いわば「培養皿の中のストレス」をつくると、テロメラーゼ値が下がることを確認した【23】。この実験からも、私たちがストレスへの健康的な対処法を学ぶべきであることは明白だ。

短いテロメアと炎症の多さ

残念ながら、悪い知らせがまだある。老化しつつあるCD8-T細胞のテロメアが徐々にすり減ると、細胞は炎症性サイトカインというタンパク質の分子を送り出すが、これは全身に炎症を引き起こすもとになる。テロメアがさらに短縮を続けてCD8-T細胞が完全に老化すると、それらは死滅するのを拒否し、そのまま血液の中に蓄積していく（ふつうなら、CD8-T細胞は徐々に死滅する。これは「アポトーシス［細胞死］」と呼ばれる自然な死滅のしかただ。古くなったり損傷を受けたりした免疫細胞を間引くことにより、それらが体を破壊したり白血病などのがん細胞に変化したりするのを防ぐのがアポトーシスの目的だ）。

この老化しかけたT細胞は、悪い作用をまわりに広めてしまうという点で、樽の中の腐ったリンゴと同じだ。それらの細胞から分泌される炎症性物質は、年を追うごとに少しずつ増加する。血流の中にこうした老化した細胞が多くなりすぎると、流行り病に感染しやすくなるうえ、あらゆる炎症を生じやすくなる傾向がある。心臓、関節、骨、神経、そして歯茎までもが病気になるかもしれない。ストレスがCD8-T細胞を老化させれば、あなた自身も老い始めるのだ。実際の年齢がいくつであろうと――。

ストレスや苦労は避けられない。それは、人生に必須の一部だ。人を愛したり世話したり、ものごとを心配したり危険を冒したりすれば、かならずストレスがともなう。ならば、人生を存分に生きるいっぽうで、自分の細胞を守るために、チャレンジ反応でストレスに対処するしかない。次の「リニューアル・ラボ」では、こうした反応を育てるための具体的なテクニックをいくつか紹介する。だが、ストレスへの反応を変えることだけが、あなたの使える唯一の対処法ではない。テロメアのためにとても役に立つストレス緩和法もある。第Ⅱ部の終わりに紹介する「リニューアルのための情報1」を参照してほしい。そして、もしあなたがどうしてもストレスゆえに、破壊的な思考パターンに陥ってしまい、つらい思いを抑え込んだり、それらについて過剰に思い悩んだり、他人からのネガティブな反応を先回りして心配するようになったりしたら、次の章のページをめくってほしい。次の章では、有害な思考からあなたのテロメアを守る方法を紹介する。

テロメアの心得

- テロメアを維持するには、小さなことにはこだわらないいっぽうで、有害なストレスには注意すること。有害なストレスとは、長期におよぶ重度のストレスだ。そうしたストレスはテロメラーゼを抑え、テロメアを短くする危険がある。
- テロメアの短縮は免疫機能を鈍らせ、軽い風邪にも感染しやすくする。
- (特にCD8-T細胞の)テロメアの短縮は炎症を促進する。炎症がゆっくり広がっていくと、体の組織が変性し、加齢にともなう病気につながる危険がある。
- ストレスを消し去ることはできない。だが、ストレスフルな出来事に前向きに対処するように努力すれば、体においても心においても、ストレスへの耐性が高まっていく。

リニューアル・ラボ

「自我脅威」のストレスを軽減する

自分のアイデンティティの重要な一面が揺らぐように感じるとき、強い脅威反応が生じる。だからこそ、あなたの主たるアイデンティティが「良い生徒」である場合、期末試験はとても大きなストレスになるし、「運動が得意」が主たるアイデンティティなら、スポーツの試合が不安の種になったりする。そして良い結果が出ないと、単に成績が悪いとか試合に負けたとかにとどまらないダメージが生じる。それは、自尊心が傷つくからだ。自分のアイデンティティを懸けた挑戦は脅威ストレスを引き起こし、悪い成績や結果へとつながる可能性がある。そして悪い結果が出れば、あなたのアイデンティティは傷を受ける。この悪循環によって、テロメアにネガティブな影響が出るかもしれない。悪い流れを断ち切るには、自分のアイデンティティはそういう表層的なものではないと肝に銘じることだ。

--- やり方 ---

まずストレスの多い場面について想像してみよう。そして今度は心の中か紙の上に、自分について評価していることを書き出してみよう（ストレスを感じている状況とは無関係なことを選ぶのが良い）。たとえば、自分が重要だと思っている社会的な役割（親であること、良き労働者であること、コミュニティのメンバーであることなど）や、自分が大切にしている信念などだ（宗教的な信念や、地域のために尽くすことなど）。そうしたら次に、これまでの人生でそうした役割や価値が、自分にとってとりわけ重要だった瞬間を具体的に思い出してみてほしい。

この方法の効果は、多くの調査から報告されている。調査はこんなふうに行われるのが一般的だ。被験者はまず一〇分間かけて、自分の個人的な価値を書き出すよう指示される（「価値肯定」訓練と呼ばれる）。このささやかな訓練を行うことで、ラボでも実生活でも被験者のストレス反応は減少した。そして被験者は、ストレスの多い課題にもチャレンジの精神で取り組むことができるようになった【24】。自分の価値を認識することで、より実力を発揮できるようになり、科学のテストでもより良い成績をおさめることができた【25】。自分の価値を認識することで脳の報酬系が活性化し、ストレス反応を和らげる助けになったのかもしれない【26】。

今度、何かの脅威に遭遇したときは、一呼吸置いて、自分にとっていちばん大切なものを頭の中でリストアップしてほしい。私たちの知り合いの、子どもを介護している母親の一人は、そういうとき「私にとっていちばん大切なのは自閉症の息子を助けること」だと思い出すようにしていた。そうすることで不安が和らぎ、他人にどう思われるかに一喜一憂しなくなったという。公共の場で息子がパニックを起こしてしまっても、彼女は周囲の人間の批判的な視線を無視し、息子にとって必要なことを淡々と行うことができた。「泡の中に守られているような気持ち」と彼女は言う。「そこにいれば、あまりストレスを感じずにいられる」。自分の価値がどれだけ多岐にわたるかを認識すれば、自分の存在意義を確認することができ、たった一つの出来事でアイデンティティが揺らぐ心配はなくなるはずだ。

距離を置く（ディスタンシング）

自分について「どう感じるか」と「どう考えるか」には、ある程度の距離を置くとよい。研究者のオズレム・アイダックとイーサン・クロス、およびその同僚はいくつかの実験を行い、精神的なストレス反応を操作する方法を検証し、何がストレス反応を増幅したり感情をすみやかに鎮めたりするのかを調べた。その結果、感情と思考のあいだに距離を置くと、脅威反応をポジティブで意欲的な気持ちに切り替えられることがわかった。次に紹介するのは、そうした距離をつくるためにアイダックとクロスが見つけた方法だ。

言語的に自分と距離を置く

これからやってくるストレスフルな出来事について、第三者の目を通して考えてみよう。たとえば「なぜリズはあんなにイライラしているのだろう？」というように。そうして第三者の目から考えると、人は「聴衆の一人として」あるいは、壁に止まった一匹のハエとして、自分を見ることができる。そして、現実のドラマから一歩引いて思考できる。さらに研究からわかったのは、過剰な自己言及（「私が」「私を」「私の」と言ってばかりいること）は、自分だけに関心が向いているあらわれであるだけでなく、もっとネガティブな感情にも関係していることだ。アイダックとクロスによれば、「私」を使わずに第三者の目で考えるだけで、恐れや不安や恥などの感情は和らぎ、思考の堂々巡りを避けることもできる。そして、ストレスの多い課題をよりうまくこなし、実験の判定者から「自信に満ちている」という評価を得ることもできた【27】。

時間で距離を置く

ちかぢか起きる出来事を想像してみよう。もっと遠い先のことを考えるよりも、感情の波立ちは大きいはずだ。次に、ストレスの多い出来事を頭に思い浮かべて、自分にこう問いかけてみよう。「この出来事は一〇年後もまだ自分に影響を与えているだろうか？」。調査によれば、こうして自問した人は、より前向きな考え方ができるようになる。「この出来事は永遠ではない」という認識は、それを早く乗り越える助けにもなるのだ。

視覚的に距離を置く

ディスタンシングは何かが起きた直後の脅威反応を和らげるトリックの一つだ。何かストレスの多い出来事を経験して、気持ちがまだ動揺しているときには、視覚的ディスタンシングを行えば、事態を精神的に咀嚼し、心を落ち着かせる助けになる。出来事をそのまま思い出して追体験してはいけない。それでは、当時感じた思いを心に蘇らせるだけだ。そうではなく、**一歩引いて、映画の中の出来事を見ているような気持ちで見直すのだ。**こうすれば、出来事を感情的な脳で追体験せずにすむ。そして、距離を置いて明晰に事態を見直せるはずだ。この技法には、ネガティブな記憶の力をそぐ効果もある。このテクニックは別名「認知的脱フュージョン」と呼ばれ、脳の神経的反応を即座に減じる効果がある【28】。それは、おそらくこのテクニックによって脳の感情的な領域ではなく、思索的で分析的な領域が活性化されるからだ。次に紹介するのは、ディスタンシングを被験者に教えるためにアイダックとクロスがつくったオリジナル・バージョンをもとに、私たちがまとめた手法だ（視覚的なディスタンシングと言語的なディスタンシング、そして時間的ディスタンシングを一つにした）【29】。

どのように行うか

目を閉じてください。感情的な出来事を経験していた時間と場所に戻って、心の目でその情景を見てください。次に、数歩下がってください。その情景からどんどん遠ざかって、ある地点で止まってください。距離を隔てて、その出来事が展開するのが見えます。あなた自身がその出来事の中にいるのも、遠くから見えます。その出来事が展開するのをもう一度、今度は、遠くにいるあなたの身に起こっているようなつもりで見てください。遠くにいるあなた自身を見つめてください。遠くにいる自分にその出来事が起こるのを見つめながら、彼（彼女）の気持ちを理解しようとつとめてください。なぜ彼（彼女）はそんな感情を抱いているのでしょう？　その原因と理由は何なのでしょう？　そして自分に問いかけてみてください。「この出来事は一〇年後もまだ自分に影響を与えているだろうか？」

あなたが回顧的なストレスに悩むたちで、出来事が終わったあとでネガティブな感情や恥の思いを多く感じるなら、視覚的なディスタンシングの手法がとりわけ有効かもしれない。ストレスをまさに感じているときに、試してみてもいい。精神的に自分から距離を置くことで、脅威や攻撃による切迫感を回避できるはずだ。

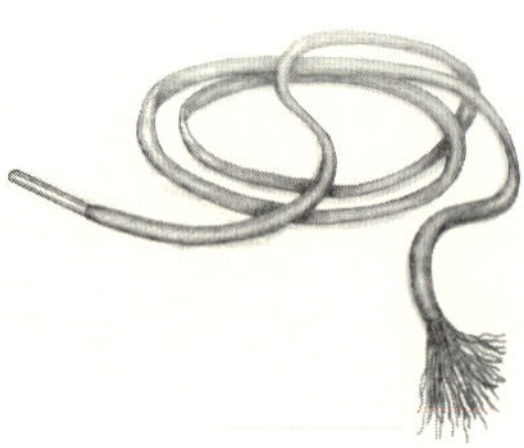

第5章 テロメアを思いやる：ネガティブな思考、打たれ強い思考

私たちは自分の心の中でどんな対話がなされているか、そしてそれが自分にどう影響しているかにほとんど気づいていない。そうした対話のパターンの中には、テロメアにとって有害なものもあるようだ。思考の抑圧、反芻、そして敵対心や悲観などのネガティブな思考がそれにあたる。無意識に起きるこうした心の反応をすべて変えることはできない。世の中には、生まれつき考えすぎるタイプの人もいれば、生まれつき悲観的な人もいる。だが、方法さえ学べば、こうした反射的な思考パターンのせいで傷つくのを避けることはできる。そして、そこにユーモアを見出すことすらできる。まず必要なのは、自分の心の癖を認識することだ。自分の思考のスタイルを知ってあなたは驚くかもしれない。だがそれは、きっとあなたに力を与えてくれる。自分の心の傾向を知るには、この章のあとにある「自己評価テスト2」に答えてみてほしい。

数年前のある日、レッドフォード・ウィリアムズは仕事でくたくたになって帰宅した。彼はまっすぐにキッチンに向かい、立ち止まった。カウンターの上に、カタログが積み上げられていた。カタログの山は昨日と同じ場所にある。それを片付けると約束していた妻のヴァージニアは、キッチンでの

んびり鍋をかきまわしていた。

怒鳴り声が口をついた。「どうして片付けていないんだよ！　クソカタログを！」。部屋に足を踏み入れて最初に発した言葉がそれだった。

「彼は何を考えていたのだろう？」。こんなふうに度外れで不可解な怒り方をしたと聞いて、私たちも当然それを疑問に思った。レッドフォード・ウィリアムズは、デューク大学の心理学および神経科学の教授として名を知られており、怒りのコントロールの専門家でもある。彼はいくつかの解釈をした。「あのとき僕の心にあったのは、疲労と驚きと怒りだった。僕は、妻が怠けていると思った。やると約束していたことをわざとやらずにいるように感じてしまった」「妻の意図を、僕は疑ってしまった」。妻がカタログを片付けなかったのは、心臓病の夫の療養食づくりに忙しかったからだと知ったのは、あとのことだった。

テロメアにとってどんな思考パターンが有害かは、解明されつつある。冷笑的な敵対心はそうした思考パターンの一つだ。少しばかり散らかったキッチンに足を踏み入れたときにウィリアムズをとらえた、猜疑心や怒りもその一部だ。悲観もそうだし、散漫な思考、反芻、思考の抑圧なども、テロメアの損傷につながる可能性がある。

これらの思考パターンは残念ながら反射的なものであって、変えるのが難しい場合もある。人によっては生まれつき冷笑的であったり悲観的であったりもする。物心ついてからずっと、問題をよくよく考えてきたという人もきっといるだろう。この章ではこうした自動的な反応を一つ一つ説明していく。それだけでなく、自分のネガティブな考えを笑い飛ばし、その毒にやられないようにする方法も教えていこう。

冷笑的な敵対心

一九七〇年代に『タイプA行動とあなたの心（*Type A Behavior and Your Heart*）』という本がアメリカでベストセラーになり、「タイプA」という言葉が流行した。この本の主張によれば、タイプA行動の特徴は「せっかちで猪突猛進型」「個人的成功を重視」「他者に敵対的」などで、それらは心臓病のリスク要因でもあるという【1】。現在でもオンライン上の評価テストや人々のくだけた会話（「私はタイプAだから、長い列に並ぶのが苦手なの」）に耳をすますかぎり、タイプAの概念はまだ生き残っているようだ。その後の研究から、せっかちはかならずしも健康に有害ではないことが示されている。タイプAについて本当に危険なのは、どうやら敵対心という要素のほうだ。

冷笑的な敵対心の特徴といえる感情は、激しい怒りと、他者に対してしばしば湧きあがる不信感だ。そういうタイプの人は、たとえばレジに並んだとき、「スーパーのレジの長い列に並ぶのは嫌いだ」とは考えず、「あの客がわざと速足で来たせいで、本当なら私がいるべきだった場所に割り込まれた」と考える。そして腹を立てたり、自分の前に無心に立っている相手に向かって嫌な表情を浮かべたり何かを口走ってしまったりする。冷笑的な敵対心テストで高い点をとった人は、代償行為のように過食や過飲、タバコの吸いすぎなどに走ることが多い。心血管系疾患や代謝異常による病気にかかりやすく【2】、早死にする率も高い【3】。

そうした人々のテロメアはやはり短い。イギリスで公務員を対象に行われたある調査によれば、冷笑的な敵対心テストで高いスコアをとった人は、低いスコアの人よりテロメアが短かった。敵対心のもっとも高い人々は、短いテロメアと高い値のテロメラーゼという心配な組み合わせをもつことが三

○パーセントほども多かった。なぜそれが心配なのかというと、短くなりすぎたテロメアをテロメラーゼが守ろうとしているのに、それがうまく作用していないことがうかがえるからだ【4】。

細胞老化につながりやすいこうした資質をもつ人は、ストレスに遭遇したとき、健全な反応とは逆の肉体的反応をする。理想的には、人体はストレスを受けたときコルチゾール値や血圧を急いで上昇させ、その後すぐ通常のレベルに戻す。攻撃に立ち向かう準備をしても、終わればふつうの状態に回復できる。いっぽう、先のようなタイプの人がストレスにさらされると、拡張血圧（最小血圧）やコルチゾール値があまり上がらない。ストレス反応が、使いすぎのせいで根本的に壊れているしるしだ。収縮血圧（最大血圧）は上昇するが、本来ならストレスの原因が去ったあと、ふつうのレベルに戻るはずなのに、長いあいだ高い値にとどまってしまう。この種の人々は、ストレスを和らげてくれるはずの資源をわずかしかもち合わせていない。他人に敵対心をもつだけでなく、たとえば社会的なつながりが少なく、楽観的資質も少ない【5】。肉体的・生理的な面での健康についていえば、これらの人々は早い時期に疾患期間に入る危険がとても高い。この敵対心という性質は、男性に比べて女性はあまり強くなく、女性に心臓病の発症率が低いのはそれに関連しているのかもしれない。だが、女性にはそれとは別に、健康に影響する心理的な要因がある。たとえば、うつだ【6】。

悲観

脳の主な仕事の一つは、未来を予測することだ。脳はたえず身のまわりの情報をスキャンして過去の経験に照らし、あなたの安全を脅かすものがあらわれないかと目を光らせている。世の中には、脳が危険なものを探すスピードが非常に速い人々がいる。彼らはあいまいな状況や中立的な状況でも、つい「何か悪いことが起こりそうだ」と考えてしまいがちだ。こうした人々は、最悪のシナリオに備えるのがいちばん早く、悪い結果を予測するのも誰よりも早い。つまり、彼らは悲観主義なのだ。

悲観主義といって私（エリッサ）が思い出すのは、友だちのジェイミーと一緒にハイキングをしたときのことだ。道なき道を見つけると私は冒険気分になったが、ジェイミーは有毒なウルシが生えているのではないかと心配した。森の中の一軒家や何もないところにポツンと建つ家を見つけると、私はついうきうきして、こんなことを考えた。もしかしたら家の人が私たちにお茶をご馳走してくれるかもしれない。少なくとも、家のポーチから微笑みかけて、「ハロー」くらいは言ってくれるのではないだろうか？　けれどジェイミーはまったくちがう考え方をした。ポーチに誰かがあらわれたとしたら、その誰かはきっと眉をひそめて怒鳴り声をあげるはずだ。もしかしたら銃をもち出すかもしれない、と。ジェイミーは悲観的な考えのもち主なのだ。

私たちの研究チームが悲観とテロメアの長さについて調査を行ったとき、悲観度のテストで点数の高かった人はテロメアが短いという結果が出た【7】。これは被験者が三五人あまり（すべて女性）という小規模な調査だったが、同様の結果はそのほかの複数の調査から報告されている。その中には一〇〇〇人以上の男性を対象にした調査もあった【8】。悲観は健康を脅かす要因だという膨大な量の実験結果とも、これは一致する。悲観的な人ががんや心臓病などの加齢にともなう病気を発症すると、病気は速く進行する。悲観的な人はまた、冷笑的な敵対心を抱きがちな人々やテロメアが全般的に短い人々と同じように、寿命が短い傾向がある。

前述のように、ストレスに遭遇したとき脅威を感じやすい人は、ストレスをチャレンジとして受けとめる人に比べてテロメアが短い。悲観主義者とは、ストレスに遭遇したとき、ふつうより多くの脅威を感じる人々だと定義できる。彼らはこんなふうに考えがちだ。「うまくいくはずがない」「問題は自分ではどうにもならない」「問題はいつまでたってもなくならない」……。彼らは、頑張って困難に立ち向かおうという気持ちにはなかなかならない。

生まれながらの悲観主義者もたしかに存在するが、小さいころの環境ゆえに悲観主義になる人もある。何かを奪われたり、暴力を受けたり、苦痛を与えられるのが当然の環境で育てば、子どもが悲観を抱くようになるのはむしろ健全な適応ともいえる。そうすれば、繰り返される失望に傷つかずにすむようになるからだ。

さまよう心

読者は今きっと、座ってこの本を（あるいはこの電子書籍を）開いていることだろう。だが、あなたの頭は、今まさに読んでいる内容について考えているだろうか？　何かちがうことを考えているとしたら、それは楽しいことだろうか？　不快なことだろうか？　どちらでもないだろうか？　そしてあなたは今、ハッピーだろうか？

ハーバード大学の心理学者、マシュー・キリングワースとダニエル・ギルバートは、キリングワースの開発した「あなたの幸せを追いかけよう《トラック・ユア・ハピネス》」というアイフォーンのアプリを利用して、数千人の人々に「今、どんな活動に従事しているか」「心は何をしているか」「どのくらい幸せを感じるか」などの質問をした。人々は、一日の中のランダムな時間帯にそれらの質問への回答を求められた。

データが集まってくると、キリングワースとギルバートはあることを発見した。人々は一日の半分以上の時間を、そのときにしているのとちがうことを考えながら過ごしていたのだ。どんな活動をしているかは、ほとんど関係がなかった。いちばん心が集中できる活動はセックス、会話、運動だったが、それでも心がさまよい出す率は三〇パーセントにもなった。「人間の心とは、さまようものなのだ」と二人は結論づけた。「人間の」というところを彼らは強調した。その瞬間に起きていない何かを考えられるのは、動物の中で、人間だけに備わった能力だ【9】。言語があるおかげで私たち人間は、計画したり、反省したり、夢見たりすることができる。だが、この力は諸刃の剣でもある。

アイフォーンを使った心の放浪調査からは、今している作業以外のことを考えているとき、人の幸福度は、作業に心を集中している場合よりも低くなることがわかった。キリングワースとギルバートはまた、「さまよう心は不幸」であることも確認した。とりわけ、否定的な考えを思い巡らせたり、「ここでないところにいたい」と願ったりするなどネガティブなさまよう心は、次の瞬間の不幸につながりやすいという。

私たちは共同研究者のエリ・プーターマンと一緒に、二五〇〇人近い、健康でストレス度の低い女性を対象に調査を行った。被験者の年齢層は、五五歳から六五歳。調査したのは、それぞれの心がさまよい出す度合いだ。私たちは次の二つの質問をして、被験者の「そのときの心の居場所」と「ネガティブな心のさまよい度」を評価した。

「これまでの一週間で、そのときしている作業に完全に集中したり没入したりできた瞬間はどのくらいありましたか?」

「これまでの一週間で、今いる場所にいたくないと思ったり、今している作業をしたくないと思ったりした瞬間は、どのくらいありましたか?」

これらの質問のあと、女性たちのテロメアを計測した。自己申告による心のさまよい度がもっとも高かった女性たちは、二〇〇塩基対ほどテロメアが短かった（心のさまよい度は、「現状への集中度の低さ」と「ここでない場所にいたいという願望の高さ」から定義した）【10】。生活の中でどのくらいストレスを感じているかは、結果に関係していなかった。読者も、自分が「ここでないどこかにいたい」と感じていないかどうか、注意してみよう。もしそう思っていたとしたら、それは心の中に葛藤があるあらわれであり、不幸のもとにもなる。この種のネガティブな心のさまよいは、「マインドフル」な状態とは対極にある。世界各国で行われているマインドフルネスストレス低減法（ＭＢＳＲ）の創設者、ジョン・カバット＝ジンはこう言っている。「別の何かが今起きていればと願うのをやめるのは、今ここにあるものに向き合う大切な一歩です」【11】

マルチタスクによって自分の注意をばらばらに切り裂くことは、気づかぬうちに、低量だが有害なストレスをつくり出すもとになる。ほとんどの人々は、自分の心が大半の時間どこかにさまよい出すのを止められない。ある種の心のさまよい方は、創造の源泉にすらなる。だが、過去をネガティブに思い返すばかりなら、おそらくあなたは悲しい気持ちになる。それは、静まっていたストレスホルモンをわざわざ煽り立てる危険すらある【12】。ネガティブな心のさまよいが、目に見えない葛藤の源泉になりうることは、徐々に明らかになってきている。

ユニタスク

現代に生きる私たちはみな、かぎりある注意力を総動員して、マルチタスクの作業をしたり、電子メールをチェックしたり、時間を有効に使おうとしたりしている。だが、いちばん有効な時間の使い方とは、一度に一つのことしか行わず、意識をすべてそこに投入することだと判明している。これは

「ユニタスク」あるいは「フロー」と呼ばれ、一瞬一瞬をいちばん満足のいくように過ごせる方法だ。この方法を用いると、心を深く集中させられ、満ち足りた思いを味わうことができる。

私(エリッサ)は職場でミーティングがある日は、ミーティングの準備や、電話や電子メールや、頭に次々浮かんでくるやらなければならないもろもろの事柄のはざまで、自分をめまぐるしく分裂させてしまう。いっぽう、目の前にいる相手に心を集中させているときは、単純に喜びを感じる。そして、目の前にいるリズにもどうやら、思い当たるところがあるようだ。

私(リズ)も同じように、自分の注意を四方八方に向けた経験がある。そのころ私は科学者として研究に打ち込むと同時に母親でもあり、カリフォルニア大学サンフランシスコ校の所属部門では、統括的な位置に就いていた。ラボにこもって試験管の中の分子や細胞相手に実験に没頭していると、時間は気づかぬうちに飛ぶように過ぎていった。週末、家で家族とともに過ごす時間もまた、始まったと思ったとたんに終わるような気がした。これらの時間の流れ方は、大学のさまざまな義務仕事をこなしているときとは大きくちがって感じられた。もちろん、時間に追われているなら、複数の仕事を同時に進めなければならないときもあるだろう。だが、作業の中身が何であれ、そしてそれが「フロー」だろうと高速で移り変わるさまざまな活動だろうと、極力気をそらさず、その瞬間に意識を完全に集中させるように、一日のうちのどこかで挑戦してみてほしい。

反芻

「反芻」とは、自分の問題を何度も心の中で蒸し返すことだ。人は反芻という行為に引かれがちだ。「反芻」が鳴らすサイレンの音は、あなたにこう語りかけているように聞こえる。「ものごとをじっくり検討し、未解決の問題についてよく考えれば、あるいはなぜ自分の身に困ったことが起きたのかをもっとじっくり考えれば、きっと心の突破口が見つかるはずだ。そして問題を解決でき、安心することができるはずだ――」。だがこの反芻という行為は、実際に問題を解決しているわけではない。ただ解決しているように見えるだけだ。それにとらわれるのは、渦に引きずり込まれるのと似ている。ひとたびそこに陥ったら、ネガティブで自己批判的な思考へとどんどん追いやられていく。考えすぎているとき、問題解決はうまく進まない。そして気持ちはどんどん落ち込んでいく。

「反芻」と「無害な熟考」はどう見分ければいいのだろう? 無害な熟考とは、ものごとがなぜどのように起きたかについての、いうなれば自然な興味による内省的・哲学的な分析だ。熟考によって、多少気分がふさぐことはあるかもしれない。特に、何かをしなければよかったと思っているときにはそうだ。だが、反芻は多少ではなく「ひどく」気持ちを落ち込ませる。やめようと思っても思考を止められないうえ、どれだけ考えても解決策にたどり着かないからだ。

困難な出来事が過ぎ去ったあともストレスの悪影響を引き延ばしたいというなら、「考えすぎる」のは最適な方法だ。ストレスのもとになる出来事がとうに終わっていても、それについてくよくよ思い返しているかぎり、ストレスは体に居座り、血圧の上昇や心拍数の増加、コルチゾールの増加などを長期にわたって引き起こし続ける。心を落ち着かせ、心臓や消化器官の働きを安定させる助けをする迷走神経は、活動が低下する。そしてストレスの原因が消えたあとも、迷走神経は、長いあいだ本来の状態に戻ることができない。私たちの行ったいちばん最近の研究に、家族の介護をする健康な女性を対象に、日々のストレスへの反応度を調べたものがある。その結果、ストレスの多い出来事のあとで事態を思い返す人ほど、CD8-T細胞が老化してテロメラーゼ値が低いことがわかった。CD

8-T細胞は、ダメージを受けたときに炎症性のサインを送る大切な免疫細胞だ。過ぎ去ったことを何度も思い返す女性は暗い気持ちや不安をより多く感じていた【13】。これはやがて、テロメアの短縮に関連してくる。

思考抑制

危険な思考パターンとして最後にここで紹介するのは、じつのところ、一種の反・思考だ。これは「思考抑制」と呼ばれ、望まない思考や感情を排除しようとするプロセスだ。

ハーバード大学の社会心理学者、故ダニエル・ウェグナーはある日、読書をしていたとき、一九世紀ロシアの文豪フョードル・ドストエフスキーのこんな言葉に遭遇した。「ためしに自分に向かって、こう命令してみたまえ。ホッキョクグマのことを考えてはいけないと。すると、その呪われたクマが、いつも君の頭から離れなくなる」【14】

この言葉に感心したウェグナーは、これを実験に取り入れようと決めた。そして一連の実験を通してウェグナーは、「アイロニック・エラー（皮肉な錯誤）」と呼ぶ現象を確認した。これはつまり、何かを考えてはいけないと強く思えば思うほど、その何かはより強くあなたの関心を引くということだ。思考の抑制は、人間の心にとって難しい仕事なのだ。思考を抑制しようとすると、あなたは自分の心が禁止事項を犯していないか、始終目を光らせることになる。「おい、ホッキョクグマがそこにいないか？」というように。だが、脳もずっとモニタリングを続けることはできず、疲労してくる。あなたはホッキョクグマを水の下に押し込もうとする。だがクマはまたすぐに、水の上に頭を突き出す。そしてあろうことか、仲間を何匹か連れてきている。こうしてあなたは前よりももっとホッキョクグマのことを考えるようになる。そもそも最初に「考えてはいけない」と思わなければ、そんなことにはならなかったはずだ。アイロニック・エラーは、禁煙を試みた人がタバコのことばかり考えてしまう理由の一つであり、また、ダイエット中の人が「食べ物のことなどぜったい考えてはだめ」と思うほど、甘いフラペチーノの幻影に悩まされる理由の一つでもある。

　アイロニック・エラーはテロメアにも悪影響を与えかねない。慢性的なストレスがテロメアを短くする危険があることは、すでにわかっている。だが、ストレスフルな思考を制御しようとそうした悪い考えを無意識の奥深くに沈めたら、反動が起こる危険がある。慢性的にストレスを受けている脳の資源はすでに酷使されており（この現象を「認知的負荷」と呼ぶ）、思考をうまく抑え込むことがそもそもできない。ストレスは減るどころか、かえって増えてしまう。思考抑制の邪悪な力を示す古典的な例は、ＰＴＳＤ（心的外傷後ストレス障害）患者から得られる。ＰＴＳＤの患者は、思い出すことでひどい苦痛の生じる記憶をもちろん思い出したくないと考えている。だが、その恐ろしい記憶は、日常生活の中で思いもかけない不快な形で蘇ったり、夢の中にあらわれたりする。ＰＴＳＤの患者はしばしば、「そうした記憶が心に浮かぶのをなぜ許してしまったのか」「なぜ、それを押し返す強さをもてなかったのか」「蘇った記憶になぜ感情的に反応してしまったのか」と、自分を激しく責める。

　しばし立ち止まって、要点を頭に入れよう。悪い思考をどこかに押し込もうとすると、それはかならず大声で怒鳴り返してきて、人はつらい気持ちになる。そのうえつらい気持ちになったことを、さらにつらく思う。このネガティブな反応の繰り返し、いいかえれば、落ち込んだことでさらに落ち込むという連鎖は重い毛布のようにあなたにのしかかり、残っていた最後のエネルギーを奪い、事態への対処を不可能にする。これは、人が深刻な抑うつに陥る一つの理由でもある。ある小規模な調査では、ネガティブな思考や感情の抑制とテロメア短縮とのあいだに相関性が認められたという【15】。思考の抑制だけではおそらく、テロメアを短縮することにはならない。だが、次の章で見ていくように、臨床的なうつの症状を放っておくと、テロメアに悪影響が出るという証拠は大量にある。思考の抑制は、慢性的ストレスや抑うつにつながる王道だ。そして慢性的ストレスや抑うつはテロメアの短縮を引き起こす。

一日のストレスを解剖する

最近私たちは、自閉症スペクトラム障害の子どもをもつ母親たちを調査した。彼女らの一日の感情を解剖学的に理解するためだ。驚くにはあたらないが、ふつうの子どもを育てている対照群の母親に比べて、自閉症の子どもをもつ母親は、朝目覚めたときから、より大きな不安を感じていた。そして一日が進むにつれて、ストレスを生む出来事をさらに不安視するようになっていた。そうした出来事が終わったあとも、彼女らは何度もそれを頭の中で反芻していた。彼女らはまた、ネガティブな心のさまよいを、より多く報告していた。介護がもたらす慢性的なストレスは「**過反応性ストレス症候群**」という症状を引き起こすらしい。その症状は、ストレス性の出来事をたえまなく予測し、心配し、過剰に反応したり反芻したりすることだ。

介護をする女性たちの細胞を観察すると、老化したCD8-T細胞のテロメラーゼ値が著しく低いことがわかった。そして対照群を含めたすべての被験者について、ネガティブな思考とテロメラーゼ低下とのあいだに相関性が確認された。ただ喜ばしいことに、子どもを介護する母親の中にも毎朝喜びとともに目覚め、ストレスに前向きに反応し、思考の反芻を上手に回避している女性たちは存在した。これらの習慣はどれも、テロメラーゼの高さと相関性があった。

打たれ強い考え方

これまで説明した心の悪習慣（悲観、反芻、ネガティブな心のさまよい、冷笑的な敵意）のうち、一つでも思いあたるものがある人は、何か変化を起こしたいと思っているだろう。だが、自分に向かって「それをするな」と命令するだけでは、ネガティブな思考を断ち切るのは難しい。考え方を変えるよう自分を叱咤する人といって思い出されるのが、テレビの「サインフェルド・シリーズ」のとあるエピソードだ。ジョージの父親のフランク・コスタンザが、息子の車の座席を巡って怒り出し、両手を高く振り上げながらこうわめくシーンだ。「落ち着け！　落ち着くんだ！」と彼は怒鳴る。血圧が高くなりすぎたときはいつも、自分にこう語りかけて落ち着きを取り戻すことにしているとフランクは説明する。ジョージはバックミラー越しに父親の顔を見つめる。父親は顔を真っ赤にして、口から泡を吹かんばかりの形相だ。落ち着いているとはとても思えない。

「自分に向かって怒鳴ることにしているの？」とジョージはたずねた。

自分に向かって怒鳴っても、それは無意味だ。冷笑的な敵対心や悲観などの性格的特徴は、遺伝で決まる先天的な要素でもありうるからだ。そうした要素が体に「焼き込まれて」いなくても、子どものころにたくさんのトラウマを経験していたら、ネガティブな思いが頻繁に浮かんでも不思議はない。それらが長きにわたって習慣化していれば、ことによってはその先もずっと完璧には消えない可能性がある。だから自分を叱咤しても、何も効果はない。幸運にも私たち人間はしたたか《レジリエント》で柔軟な思考を盾にして、ネガティブな思考パターンのもたらす毒の一部から身を守ることができる。

打たれ強い思考は、自己受容とマインドフルネスを土台にした新しいセラピーの重要な要素だ。こうした療法は、思考そのものの変更を求めるのではなく、自分の考えとのつき合い方を変える手助けをするのだ。心にネガティブな思いがよぎったからといって、その人はネガティブな考えを信じているわけではないし、それにもとづいて行動するともかぎらない。心が苦い思いであふれているわけでもない。これから紹介するのは、ネガティブな思考パターンにレジリエントなやり方で対処するための、いくつかの提案だ。実践すれば、あなたの心境はきっと改善されるだろう。そして、これまでに行われた予備的な臨床実験にもとづけば、ストレスへの耐性を改善することは、細胞の健康にも全般的にプラスに働く。

自分の考えを認識する：ネガティブな思考パターンを飼いならす

ここで説明してきたネガティブな思考パターンは、自動的に起きるものであり、大げさで、なおかつ支配的だ。それは、あなたの心をのっとってしまう。すると、脳に目隠しでもされたかのように、自分のまわりで起きていることが見えなくなる。ネガティブな考えが完全にあなたを支配すると、あなたは本当に妻を怠惰だと信じてしまう。彼女が、夫であるあなたの健康のために忙しく立ち働いていることは、あなたの目に入らなくなってしまう。あたかも銃をもった誰かが家から飛び出してくるように感じてしまう。そして、このシナリオがどんなに誇張されたものなのかがわからなくなる。だが、自分の考えをもっと意識できれば、脳の目隠しを外すことができる。ネガティブ思考をやめることはできないかもしれないが、より明晰に事態を見られるようになる。

自分の思考をよりはっきり自覚するための活動には、マインドフルネス瞑想をはじめとするほぼすべてのタイプの瞑想や、さまざまな形の心身運動などがある。長距離のランニングも、無数にステップを繰り返すうちに、思考を認識したり意識を現在に向かわせたりする手助けをしてくれる。足が土を蹴るときのリズムをあなたは認識し、毎日通り過ぎる木々の細かいようすを目に留め、考えが自分の心を通り過ぎていくのを認識できるだろう。どんな形のものでも心身の運動を定期的に行うと、自分自身についての否定的な考えに心をとらわれにくくなってくる。そして自分を取り巻く環境やほかの人々に、気づくことができるようになる。何かに反応するさいネガティブな考えをもっていたら、すぐにそれに気づけるようになる。そして、気づくことができれば、ネガティブな考えはそのうちに消える。思考の認識はストレスへの耐性を高めてくれるのだ。

自分の思考を認識するためには、まず目を閉じて、リラックスした呼吸をし、心の中のスクリーンに意識を集中しよう。一歩うしろに引いて、混んだ道路の車の流れを見ているかのように、自分の考えが画面を通り過ぎていくのを眺めよう。一部の人にとっては、この「混んだ道路」は激しい雷雨のさなかのニュージャージーの高速道路のような様相を呈している。つるつる滑って、混雑していて、みんなが高速で飛ばしていく。こうして自分の考えを、悲しく苦しいものも含めて認識できたら、しめたものだ。あなたはそれにラベルを貼り、受け入れ、笑い飛ばすことすらできる（「私、また自分で自分を叱っていた。あんまり頻繁なので、自分でもおかしいくらい」）。自分の考えを表面下にむりやり押し込めば、それはあなたの行動をコントロールする。そんなことはやめて、心の中を自由に通り過ぎていかせよう。

思考を認識することで、思考の反芻に歯止めをかけることもできる【16】。反射的な考えとそれに対する自分の反応のあいだに距離を置くことで、自動的にネガティブな考えが浮かぶのを避けられるようになる。そして、心の中のストーリーを追いかける必要はないのだと、理解できるだろう。なぜならこれから見ていくように、心の中のストーリー展開を追っていても、生産的な思考にはたいてい結びつかないからだ。私たちの頭には、一日で六万五〇〇〇近くもの考えが去来するそうだ。どんな考えが生まれるかを制御するのはほぼ不可能であり、私たちが何をしようと、かまわずに思考は浮かんでくる。そしてその中には、招かざる考えも含まれている。だが、思考を認識する練習をすれば、頭に浮かぶ考えの約九〇パーセントは、過去の考えの繰り返しであることに気づく。そうなれば、いちいちそれらを捕まえて、あちこち振り回されるのは無益な気がしてくるはずだ。それらの考えは単純に、追いかけるのに値しないのだ。練習を繰り返すうち、考えすぎる癖や問題のある思考にどう対処すればよいかは、徐々にわかってくる。そして「これはただの考えだ。そのうちに消える」と言えるようになる。人間の心の不思議なところだが、私たちは自分の思考が語りかけてくるものをすべて信じる必要はない（あるバンパーステッカーに、こんな名言が書かれていた。「自分が考えたことをすべて信じてはいけない」）。一つ確実に言えるのは、私たちの思考がつねに変化していくことだ。それが真実であることは、思考の認識を行うと理解しやすい。

私（リズ）は数年前、マインドフルネス瞑想の学習と経験のために「リトリート」と呼ばれる合宿に参加した。テロメアに関する複数の共同研究のテーマに、瞑想が含まれていたのだ。興味をもってくれたほかの科学者や心理学者も交え、私たちは南カリフォルニアの静かな一角に一週間滞在し、チベット流瞑想テクニックの熟練した教師であるアラン・ウォレスから手ほどきを受けた。初心者だった私がまず驚いたのは、マインドフルネスでは自分の関心を何かに集中させる訓練が非常に重視されていることだ。マインドフルネス瞑想を行うと心が穏やかになるだけではなく、感謝の気持ちが自然に心地よく湧いてくるのを私は実感した。

それから数年が過ぎた今も私は、手近にある何かにたやすく心を集中させることができる。その能力を失わないように、手すきの時間にミニ瞑想を行う。機内で離陸を待っているときや、ミーティングに出席するためにサンフランシスコの道路を車で走っているとき、コンピュータが立ち上がるのを待っているとき、あるいは電子レンジの中でカップのお茶が温まるのを待っているときなど、何もしなければ退屈したりイライラしたり焦《じ》れたりしてしまいそうな時間帯を利用する。

もし今度、招かざる感情が頭に入り込んできたのに気づいたら、次のことを試してみてほしい。まず目を閉じる。ふつうに呼吸をしながら、呼吸に意識を集める。何かの考えが頭の中に浮かんできたら、目撃者になったつもりでそれを見つめ、去っていくのを穏やかに待つ。頭に浮かんだ考え自体にも、それを思い浮かべてしまった自分自身にも、判断は極力下さない。注意をふたたび呼吸に戻し、息を吸って吐いてという自然な感覚に意識を集中させる。

練習を重ねるうち、さまざまな考えによってざわめいていた心は徐々に静まり、あなたは非常に集中した状態に入っている。心をスノードームのようなものだと想像してみよう。心はたいてい落ち着かない状態にあり、心のスノードームはいくつもの思考で曇っている。だが、一息入れてミニ瞑想を行えば、それらの思考はいつか静まり、心は澄んでくる。思考を追いかけることばかりにふりまわされてはいけないのだ。

もっと長時間マインドフルネスの瞑想を練習したり、瞑想のリトリートでその技術を教わることができれば、それはもちろんすばらしい。だが、完璧にやることばかり考えていては、本末転倒だ。短い時間でもマインドフルネスを実践すれば、思考の認識は徐々に身についていく。そしてネガティブな思考パターンの影響を減らすことができる。

マインドフルネスのトレーニング、人生の意味、健康なテロメア

次に紹介するのは、瞑想について過去に行われた研究の中でも、もっとも大がかりで印象的なものだ。コロラド・ロッキーの山中に、瞑想の経験者が続々と集まってきた。彼らは三か月間この場所で、瞑想の集中的なトレーニングを受ける。講師は仏教の教師であるアラン・ウォレス。トレーニングの目的は、心の焦点をしっかりと合わせ、明晰で落ち着いた精神状態をつくることにある。自分や他人の幸福を願う心（思いやりなど）を育てるためのプログラムも、あわせて行われる【17】。参加者はそのほかに、採血を含むたくさんの実験にも協力を求められた。カリフォルニア大学デイヴィス校の大胆不敵な研究者、クリフォード・セアロンとその同僚らは、参加した瞑想者のテロメラーゼを計測しようと決め、山の中にウェット・ラボ〔生物や有機物を扱う研究室〕を建てた。そこには冷却遠心分離機やドライアイス・フリーザーも完備されていて、被験者の細胞を、保存に最適なマイナス八〇度の環境で保管することができる。そのためには実験の期間中、合計で二〇〇〇キロ以上のドライアイスを山奥のラボまで引きずり上げなければならなかった。

三か月間、美しい田舎ですばらしい教師の話に耳を傾け、熱心な参加者とともに毎日のように瞑想

を行ったらきっとこうなると読者が予測するとおりの結果が、実験からは得られた。山で瞑想を始めてから、参加者の心の状態は向上した。不安が和らぎ、耐性が強くなり、他者への共感度が増した。意識を長期間持続的に集中できるようになり、自分の習慣的な反応をうまくコントロールできるようになった【18】。実験から五か月後に参加者を再調査したところ、それらの効果はまだ強く残っていた。反応をコントロールする力が訓練によって高められた人は、心の幸福度も長期的に向上していたことがわかった【19】。自宅で自分の番を待っていた対照群の瞑想経験者にはそうした効果は認められなかったが、リトリートで訓練を行うと、やはり同じ効果があらわれた。

瞑想を行った人はまた、人生の目標についても深く考えるようになっていた。目的意識をもって生きれば、毎朝使命感とともに目覚め、計画や決断も迅速にできるようになる。神経科学者のリチャード・デイヴィッドソンはウィスコンシン大学で、次のような実験を行った。被験者に気味の悪い写真を見せ、反応を調べるのだ。そういうときにはたいてい、大きな物音に対する驚愕反応も強くなる。この驚愕性瞬目反射（脳の扁桃体の活性化をあらわす反応）は、脳の中で自動的に起きる防衛反応を反映している。この実験の結果、強い目的意識をもって生きている人ほど、ストレスへの耐性が強いことが判明した。彼らはストレスへの反応度が低く、驚愕性瞬目反射が起きても、迅速に回復することができた【20】。

人生の目的意識の高さは、心臓病のリスク低下や免疫細胞の機能向上に相関性が認められた【21】。人生に目的をもつことはまた、腹部脂肪の減少やインスリン感受性（インスリンが標的とする細胞に作用する度合い。その逆がインスリン抵抗性）の向上にも関連している【22】。人生に高い目的意識をもつと、自分の体のことをより気づかうようにもなる。目的意識の高い人は病気の早期発見のために（前立腺がんやマンモグラフィなどの）検査を積極的に受ける傾向があり、病気で入院したときも少ない日数で退院できる【23】。小説家のレオ・ロステンもこう言っている。「人生の目的は、幸福になることではない。人生の目的とは、何かを大切に思うことであり、何かを生み出すことであり、役に立つことであり、あなたが生きたゆえの変化をもたらすことだ。だが、幸福であることと、目的をもって何かを生み出すことは、かならずしも相争わない。両者はともに歩むものだ」

人生の目的は、エウダイモニア的幸福をもたらす。エウダイモニア的幸福とはアリストテレスの言葉で、人が自分自身だけでなく、もっと大きなもののためにあるという健全な感覚だ。それは、何かを食べたり欲しかったものを買ったりしたときの一時的な幸福感とはちがう、もっと長続きする幸福だ。己の価値を強く感じ、目的意識をもって生きていれば、人生で大小さまざまな出来事が起こってもけっして揺るがぬ土台がつくられる。つらいときにも繰り返しそれを思い起こせば、無意識のレベルで反射的に起きる脅威ストレスから身を守ることもできる。強い目的意識を抱いていれば、喜びや悲しみを含む人生の栄枯盛衰を、意味深い文脈や枠組みの中に苦もなくあてはめられるようになる。

細胞の老化についてはどうだろう？　前述のクリフォード・セアロンは、被験者から採取した血液をウェット・ラボで遠心分離し、のちにラボで分析するために白血球を保存した。それをリズと同僚のジュエ・リンが分析し、瞑想実践者のテロメラーゼの活性度を調べた（当時私たちは、テロメアが短い時間で変化するとは思っていなかった。だから、このほんの数か月の研究ではテロメアの計測を行わなかった）。人生の目的など、幸福にまつわる考えがどう心理的に変化したかという自己報告と、それぞれのテロメラーゼとの関連を、トーニャ・ジェイコブズが綿密に分析した。全般的にいうと、リトリートを経験したグループは、経験していない対照群に比べてテロメラーゼが三〇パーセントほど多かった。そして人生の目的意識が高いほど、テロメラーゼ値が高いことも確認された【24】。瞑想は興味深いことに、たしかに目的意識を高める重要な手段になるのだ。手段はほかにもたくさんあるので、何が自分にとって重要かによってそれを選べばいい。

引退後の新しい目的

仕事を引退して何年もたったころのことを想像してみよう。生活はルーティン化され、変化のない毎日が続いている。そんなあなたに、こんな依頼が来た。近所のアット・リスク・チャイルド〔非行に走ったり虐待を受けたりするなどの危険にさらされている子ども〕に勉強を教えてやってほしいというのだ。あなたはなんと返答するだろう？もう毎日のように仕事に行ってはいない。小さな子ども相手の低収入の仕事などしたこともない。そうした人々がチューター・プログラムに登録し、一週間に一五時間、ボランティアで子どもを教えたらどんなことが起きるだろうか？

このチューター・プログラムはエクスペリエンス・コーズといい、退職した男女と都会の公立学校に通う低収入家庭の子どもを、教育を通して結びつけたすばらしいプログラムだ。これは高い意識が必要なボランティア活動で、独特なストレスがともなう。老年学の研究者たちは、この世代間プログラムが関係者すべての健康を向上させられるかどうか調べたいと考えた。そして、プログラムの結果、子どもと大人の双方にどんな利益があったかを検証した。今までのところ、非常に意義深い結果が出ている。

まず、子どもを教えるという経験がもたらすストレスを子細に見てみよう。大人の被験者の多くは「何がストレスだったか」と「何が得られたか」を質問された。彼らは子どもの行動上の問題に煩わされ、ときには勉強を教えるまでたどり着かないこともあった。子どもの個人的な悩みや、ときには両親のネグレクトにも遭遇した。子どもと折り合いがうまくいかない例もあった。だが、被験者が得たものは多く、全体的に見ると利益がストレスを上回っていた。彼らは子どもを助けることを楽しみ、自分の助けで子どもが向上することを、そして子どもとのあいだに特別な絆が生まれることを喜んでいた【25】。これは一種のポジティブなストレスとも言えるだろう。

健康への効果を検証するため、研究者らは対照実験を行った。被験者は実際にボランティア活動をするグループと、そうではない対照グループにランダムに分けられた。二年が経過したのち、ボランティアに参加した人々は自分をより〝生産的〟だと思うようになり、他者を助けたという達成感を抱いていた【26】。肉体にも、生理的な変化が起きていた。対照群の人々は脳（大脳皮質や海馬）が縮小する傾向があったのに、ボランティアに参加した人々は逆に、増大の傾向が見られたのだ。特に男性にはそれが顕著だった。ボランティアに二年以上参加した男性は、脳の老化が三年分、逆戻りしていることがわかった。脳が増大したとはつまり、働きも向上したということだ。そして脳の働きが向上するほど、記憶力は向上していた【27】。こうした健康面の向上と脳の容積の増大からは、アメリカの作家、アナイス・ニンの次の言葉が思い出される。「人生とは、あなたの勇気に比例して大きくもなれば小さくもなる」

テロメアの健康と性格の特性

冷笑的な敵対心や悲観などの性格的特性は、テロメアを損なう可能性がある。だが、テロメアにプラスに作用する性格的特性もある。それは、誠実さだ。誠実な人は几帳面で、根気があり、仕事に一途で、長期的な目標に向けて地道に努力することができる。そういう人のテロメアは概して長い【28】。教師に生徒を誠実度でランク分けさせるという調査を行ってから四〇年後、元生徒たちのテロメアを調べると、誠実度がいちばん高いと判定された生徒は、いちばん低いと判定された生徒よりもテロメアが長かった【29】。この発見は重要だ。なぜなら性格の特性の中で、寿命を予測するいちばん一貫した因子は誠実さだからだ【30】。

衝動をうまく制御できることも、誠実さの特性の一部だ。それがあれば、浪費やスピード狂、過食や過飲などすぐに満足が得られるいっぽう、往々にして危険なものごとの誘惑を遠ざけることができる。衝動のレベルが高い人は、テロメアが短いケースが多い【31】。

子どものころの誠実さは、数十年後の長寿を占う。メディケア（アメリカの高齢者向け公的医療保険制度）の患者を対象にした調査でも、自制心が高い人はそうでない人に比べて、三四パーセントも長生きしたという結果が出ている【32】。その理由の一つはおそらく、誠実な人は衝動のコントロールがうまく、日々の生活の中で健康的な行動をとり、医師の助言にも従っているからだ。そうした人々は健康的な人間関係や良い職場環境に恵まれていることが多く、それらが作用し合って全般的な幸福度を高めているようだ【33】。

痛みを自己への慈しみに変える

打たれ強いレジリエントな思考をつくるもう一つのテクニックが、自己を慈しむこと、すなわち「セルフ・コンパッション」だ。これは、ほかならぬ自分自身に向けたやさしさであり、「自分は一人で苦しんでいるのではない」と理解することだ。つらい思いに自己を見失うのではなく、前を向いて、そうした思いに正面から向き合うことだ。自分を叱咤するのではなく、友人に対するのと同じ温かさと理解を自分にも向けることだ。

自分のセルフ・コンパッションの度合いを知るために、テキサス大学オースティン校の臨床心理学者、クリスティン・ネフの「セルフ・コンパッション尺度」をもとにした次の質問に答えてほしい【34】。「あなたは、自分の性格の中で好きでない面を理解しようとしたり、受け入れようとしたりしていますか?」「つらいことが起きたとき、状況をバランスのとれた視点から眺めようとしますか?」「誰だってときどきは、自分はだめだと思うのであって、そう感じるのは自分だけではないと思い出すようにしていますか?」「必要な慈しみをきちんと自分に与えてあげていますか?」。これらの問いに「イエス」と答えた人はセルフ・コンパッションの度合いが高く、たいていのストレスから早く立ち直ることができる。

次の質問はこうだ。「自分にとって重要なことに失敗したとき、自分を叱咤しますか?」「自分の力が足りなかったと思って意気消沈するほうですか?」「自分の失敗や不備を許せなかったり批判的になったりしますか?」「自分は孤独でひとりぼっちだと感じるほうですか?」

これらの問いに「イエス」と答えた人は、自分を思いやるのが苦手だ。だが、セルフ・コンパッションは、努力で身につけられる能力だ。そしてその技術があれば、ネガティブな考えが生まれたときの耐性を養う助けになる(本章末のリニューアル・ラボにいくつかのアイディアを紹介してある)。

セルフ・コンパッションの度合いが高い人は、ネガティブな考えや感情に襲われたとき、ほかの人々とちがう行動をとる。まず、失敗した自分を批判しない。ネガティブな感情にのみ込まれずに、それを観察できる。つまり彼らには、ネガティブな感情を排除する必要がないのだ。彼らはただ、そうした感情が起こっては消えていくのに任せているだけだ。この穏やかな態度は、健康にも良い影響をおよぼす。セルフ・コンパッションの度合いが高い人はストレスに反応したときも、ストレスホルモンの分泌が少ない【35】。ストレスで不安になったり憂うつになったりする度合いも少ない【36】。

セルフ・コンパッションという考えに、反感を抱く人もいるかもしれない。自分に批判的であるほうが、より正直で称えられるべきだと考える人もきっといるだろう。もちろん、自分の長所と短所を正確に認識するのは賢明だ。だがそれは、自分を厳しく批判したり、競争に勝てなかった自分をとがめることとはちがう。自己批判はナイフのようにあなたを傷つける。そして、その見えないナイフでつけられた傷は、あなたを強くもしないし向上させたりもしない。自己批判とはそのじつ、非常に痛ましい形の自己憐憫であり、自己改善の一つの形ではないのだ。

自己改善につながるのは、むしろセルフ・コンパッションのほうだ。自己への慈しみは、人生の困難に立ち向かう内なる強さを培う。己を励ましたり支えてくれたりする相手として、自分自身を頼ってよいと考えることで、人の心は打たれ強くなる。自分自身を肯定するために他人をあてにするのは、危険だ。自分に自信をもつために他人を必要としていると、「他人から否定される」と思うだけで恐ろしくなり、つい先手を打って自己批判を始めてしまう。自分の安心のために他人を過剰にあてにするのは禁物だ。セルフ・コンパッションを培うことは、けっして弱さのあらわれではない。それは、自分自身を頼みにすることであり、ストレスへの耐性を高めてくれる。

―― 喜びとともに目覚める ――

私たちの研究によれば、朝、明るい気持ちで目覚める女性は、暗い気持ちで目覚めたり喜びを感じずに目覚めたりする女性に比べて、CD8-T細胞の中にテロメラーゼが多い。そして、目覚めのときのコルチゾール分泌の山があまり高くない。それらに因果関係があるか否かは、今のところはっきりわかっていない。だが、とりあえず関係があると仮定して、目覚めの瞬間について話をしよう。朝の最初の気持ちは、その一日を形づくる力をもつ。どんな日も、感謝の思いでスタートを切ることは可能なはずだ。目が覚めたら、その日の「やることリスト」を心に思い浮かべるより前に、「生きている！」という感覚を味わい、一日の始まりを歓迎しよう。未来に何が起こるかわからなくても、それをコントロールできなくても、まったく新しい一日の美しさに心を向け、小さなものごとに目を留めてそれに感謝しよう。

私（エリッサ）は、ダライ・ラマ一四世がどのように目覚めるかを聞いて、深い感銘を受けたことがある。「毎日、目覚めるとき、今日も自分が生きていることは幸運だと思いましょう。自分は人生の貴重な時間を手にしており、それをむだに使ってはいけないのだと」。永遠にこうした考えに至らず、人生を高める視点に気づかずに生きる人は少なくない。

すでに見てきたように、ストレスへの耐性を高めるにはさまざまな方法がある。いくつかの標準的技法については、テロメア保持（テロメアの長さやテロメラーゼ値を保つこと）との関連がすでに研究されてきている。それらの研究のいくつかは、横断的《クロス・セクショナル》な比較〔時系列的な比較に対して、同一時点でのカテゴリー別の比較のこと〕だ。そこからはたとえば、禅による瞑想【37】や「慈悲の瞑想」【38】を実践する人は、瞑想をしない人に比べてテロメアが長いという結果が出ている。だが、ここには別の第三の要素（「交絡因子」と呼ばれる）

が絡んでいる可能性がある。瞑想者の価値観や行動は、ふつうの人とはちがう可能性があるのだ。たとえば瞑想をする人はしない人に比べてポテトチップスはあまり食べないが、健康的なケールチップスはたくさん食べているかもしれない。他方、科学的なエビデンスの中でもっとも質が高いとされるのは、被験者を実験群と対照群に無作為に分けて行うランダム化比較試験だ。この章で三か月間の瞑想リトリートについての研究を紹介したが、こうした複数の比較対照実験から、わざわざ家を離れなくてもリトリートと同じ効果が得られることが示されている。マインドフルネスストレス低減法やヨガの瞑想や気功、徹底したライフスタイルの改善など、さまざまな種類の心身の活動はどれも、テロメアの保持を助けることが確認されている。これらの調査研究については、第Ⅱ部の終わりの「リニューアルのための情報1」セクションで紹介する。

テロメアの心得

- 自分の思考の癖を知ることは、幸福のための重要な一歩だ。敵対心、悲観、思考の抑圧、反芻などのネガティブな思考スタイルはけっして珍しいものではないが、それらはいらぬ悩みを引き起こす原因になる。幸いにもそれらの癖は、努力で調整できる。
- 人生の目的意識、楽観、ユニタスク、マインドフルネス、セルフ・コンパッションなどを通してストレスへの耐性を高めれば、ネガティブな考えや過剰なストレス反応を抑えることができる。
- ネガティブな思考をもつと、テロメアは短くなる傾向がある。しかし、ストレスへの耐性を高める習慣を実践すれば、テロメアの安定はもちろん、テロメアを長くすることさえできる可能性がある。

リニューアル・ラボ

セルフ・コンパッション・ブレイクをとる

困難な状況やストレスフルな状況に出会ったときは、セルフ・コンパッション・ブレイクをとろう。クリスティン・ネフは、セルフ・コンパッションについての大規模な研究を行った。初期の実験からは、セルフ・コンパッションの実践によって反芻や思考の抑制が解消され、楽観やマインドフルネスの度合いが増すことが示唆された【39】。その手法に修正を加えたものを次に紹介する【40】。

やり方

生活の中で煩わしいと感じている状況を思い浮かべてみよう。健康上の問題や人間関係の問題、あるいは仕事の問題などでもいい。

1 その状況についてあなたが本当に感じていることを、言葉で表現してみよう。たとえば「苦しい」「ストレスだ」「今、本当につらい」というように。

2 苦しんでいる現実を認めよう。「苦しむことは人生の一部」なのだ。人間の共通性を思い出させる言葉を、あるいは苦しいのは自分だけではないと自分に思い出させる言葉を口にしよう。「私一人じゃない」「誰だってこんなふうに感じるときがある」「みんな、それぞれの人生で苦しんでいる」「これは、人間であることの一部だ」

3　手を胸にあててみよう。体の中で落ち着きと安らぎを感じられる場所なら、たとえばおなかに手を置くのでも構わないし、目にそっと手をあててもいい。深く呼吸をし、「自分にやさしくなろう」と言ってみよう。そのときの必要に応じて、別の言葉を使ってもいい。たとえばこんなふうに。
「私はまだ未熟だけれど、そのままの自分を受け入れよう」
「あるがままの自分を受け入れられますように」
「自分を許すことができるようになりたい」
「強くなれますように」
「できるかぎり自分にやさしくなりたい」

実践しても、最初の何度かはうまくいかないように感じたり、わずかしか気持ちが安らがないかもしれない。でも、ともかく続けてみよう。つらい気持ちを感じたときは、それをそのまま受けとめよう。苦しいのは自分だけではないと思い出して、やさしく胸に手をあてよう。それを続けるうちに、徐々に自分をいたわるのが上手になる。そして、こうした小休止を通じて、心の耐性が回復するのを実感できるようになる。

自分の中のおせっかいな助言者をコントロールする

たいていの人はこれまでに何度か、内なる批判に注意せよと教えられたことがあるだろう。人の心の中には、「もっとできたはずなのに」「みんなが私に反対している」「お前の考え方はまちがっている」などと暗い言葉をささやく内なる声が存在する。ところがそれに用心するのは、逆効果だ。内なる批判の声は、あなたの一部だ。内なる批判の声を叱りつけるのは、自分自身を叱りつけるのに等しい。そして結局は、ネガティブな思考パターンにはまり込み、自分で自分を不快にしてしまう。

批判の声と闘ったり追い払おうとしたりするのではなく、批判を受けとめるように努力してみよう。そのためには、内なる声をもっと友好的にとらえてみることだ。臨床心理学者のダラ・ウェストラップは、ACT（アクセプタンス・コミットメント・セラピー）についての本を何冊か書いている。ACTとは人生を、そして自分の心をあるがままに受けとめることから始まるセラピーの一種だ。ダラは、自分の頭の中の声を「おせっかいなアシスタント」として考えることを提唱する。おせっかいなアシスタントは、意地悪でも冷酷でもない。解雇する必要などないし、叱責したり、地下のファイリングルームに追いやる必要もない。おせっかいなアシスタントは輝く瞳の、若いインターンのようなものだ。彼女は、自分が有能であることを必死に証明しようと、次から次へとあなたに助言をよこす。それらは善意のものではあるが、見当ちがいのこともたびたびある。

おせっかいアシスタントに向かって、山のようなコメントや助言をよこすのはやめろと言っても、おそらくむだだ。過去にもうまくいったためしはないし、未来においてもそれは同じだ。だが、おせっかいなアシスタントをうまく操縦することはできる。まず相手を意識すること。相手が言っていることがすべて「真実」ではないと理解すること。職場にいる少々〝役立ち〟すぎる若いスタッフをあしらうときと似たやり方で、心の中のアシスタントに接するときは、微笑み、うなずき、自分で自分にこう語りかけよう。「またあの熱血アシスタントだ。悪気はないのだけど、自分が何を話しているのか、わかっていないのだ」。こうすれば自分自身の考えと闘う羽目にはならない。ほうっておけば、「あのアシスタント」はあなたに大きな影響力をふるえない。

何を墓碑に書く？

コロラド・ロッキーで行われた瞑想者の調査からは、人生の目的意識が強い人ほどテロメラーゼは増すらしいという結果が出た。マインドフルネス瞑想はたしかに人生の目的意識を高めてくれる。だが、ほかにも有効な方法はある。次に紹介する方法は少し悪趣味に見えるかもしれないが、何かを炙り出してくれるはずだ。

┅ やり方 ┅

あなたの墓にどんな墓碑銘が彫られていてほしいか、書き出してみよう。あなたのことを人々にこんなふうに記憶してほしいという、ごく短い言葉を考えよう。アイディアが湧きやすいように、まずは自分に向かって、「私は何に深い情熱を捧げている?」と問いかけてみよう。回答例をいくつか紹介する。

■「献身的な父親にして夫」
■「芸術の後援者」
■「万人の友」
■「つねに学び、つねに成長した」
■「すべての人にインスピレーションを与えた」
■「誰にもかなわないほどの愛情を世に広めた」
■「われわれは得たもので生計を立てる。しかしわれわれは、与えることで人生を築く」
■「山に登らなくては、平原を見ることはできない」

墓石にはあまりスペースはない。それこそが、この方法のポイントだ。つまり、自分にとっていちばん重要な信念や信条を一つか二つに絞り込み、はっきり述べるということだ。このエクササイズをしたあと、一部の人々は自分がそれまで、さして重要でないものにふりまわされていたことに気づき、自分にとっていちばん大事なものに注意を注がなければならないと悟った。己をちっぽけな存在だと思っていた人も、墓碑銘を書き出すうち、自分がそれまで自分なりの高みをめざして生きてきたことを、喜びとともに実感することができた。

ポジティブなストレスを求める

あなたの人生には、あなたをイライラさせたりワクワクさせたりする何かが存在するだろうか？ 日常生活は予測可能なルーティンでいっぱいで、問題解決能力を高めたり、創造的になったり、社会的なスキルを磨いたりするなど、新しい何かをする余地は十分にはないかもしれない。でも、あなたの人生はきっと今少しの「チャレンジ・ストレス」があればもっと生き生きするはずだ。クロスワード・パズルも、脳の明晰さを保つには悪くはない【41】が、目的をもって生き生きと生活するうえではあまり役に立たない。日々のルーティンという箱の外に出て、新しい活動を生活に加えることは、有意義で達成感もあるうえ、アンチエイジングにも良い。エクスペリエンス・コーズの例で見たように、ポジティブなストレスは脳の老化を改善すらする。

新しい夢を追いかけるときは、なじみの領域から外に出ていかなければならない。新しい状況は人を不安にさせるかもしれない。でも、それを避けていては、成長への、そして幸福へのチャンスをつかむことはできない。ポジティブなストレスは、あなたが挑戦してみたいと思いつつ恐れていた何かを行うときに生まれるのだ。

やり方

もし、ポジティブなストレスを受けて立つ覚悟ができたら、目を閉じて、自分の「大事なものリスト」のいちばん上にあるものを思い浮かべてみよう。その目標に向かって小さな一歩を選び取ろう。何かわくわくする、実行可能な小さな冒険を頭に思い浮かべよう。自分の価値を自分で肯定し、自分をもっと強くしよう。そして、再評価を行い、チャレンジ・ストレスは良いストレスだと思い出そう。

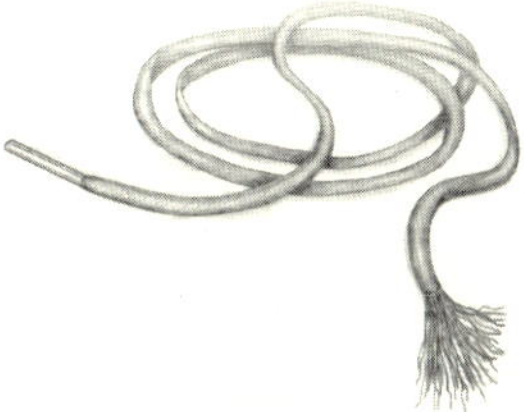

自己評価テスト2

あなたの性格はストレス反応にどう影響するか

性格の傾向のせいで、ストレス反応が大きくなることもある。ストレスに遭遇したときの心の反応に性格が影響しているかどうかを知るために、次の評価テストをしてみよう。あなたの性格についてどんなことがわかったとしても、それを受け入れよう。性格とは人生のスパイスであって、それを知ることは力になる。性格に、良い悪いはないのだ。大切なのは、自分自身を知ることや自分の傾向を認識することであって、性格を変えることではない。実際、性格とはおいそれと変えられるものではなく、安定的な傾向がある。性格とは遺伝的な要素と、どんな経験をしながら生きてきたかという環境的な要素の両方でつくられる。自分の遺伝的な傾向をよく知れば知るほど、ストレスに対して自分がいつもどのように反応しているかを認識でき、そのうえで、よりよく生きていくことができる。そしてそれは、テロメアの健康を向上させる助けにもなる。

懐疑的な人にひとこと。一部の雑誌や本に載っている性格判定はでっちあげだ。楽しいけれど、正確だとはかぎらない。これから紹介する性格テストは実験に使用されている本物の指標であり、許可を得て掲載している（敵対心のテストだけは公での使用が許されていないため、私たちが最善を尽くして考えた独自のテストを載せた。被験者の敵対心の度合いをかなり評価できると思う）。つまり、それぞれの性格傾向を本当に計測できているかが何度も検証され、正しさが立証されているのだ（本書で紹介するのはショート・バージョンだが、ロング・バージョンのほうがより信頼性が高い）。

やり方を説明しよう。それぞれの質問につき、いちばん自分の気持ちに沿うものの番号に丸をつける。回答を選ぶときには、点数よりも言葉に着目してほしい。ここには正しい答えもまちがった答えもない。できるかぎり、自分に正直になることが重要だ。

あなたの思考スタイルは？

あなたの悲観度は？

表4のそれぞれの設問に答えたあと、丸で囲んだ数字を合計してみよう。

- 合計が0～3の人は、悲観度が**低い**。
- 合計が4～5の人は悲観度が**平均的**。
- 合計が6以上の人は、悲観度が**高い**。

表4

1. ものごとが自分の思うように運ぶとは思っていない

0	1	2	3	4
まったくあてはまらない	あてはまらない	どちらともいえない	あてはまる	非常にあてはまる

2. 自分には良いことなど起こらないような気がする

0	1	2	3	4
まったくあてはまらない	あてはまらない	どちらともいえない	あてはまる	非常にあてはまる

3. 何かが自分にとってうまくいかない気がすると、そうなってしまう

0	1	2	3	4
まったくあてはまらない	あてはまらない	どちらともいえない	あてはまる	非常にあてはまる

あなたの楽観度は？

表5のそれぞれの設問に答えたあと、丸で囲んだ数字を合計してみよう。

- 合計が0〜7の人は、楽観度が**低い**。
- 合計が8の人は、楽観度が**平均的**。
- 合計が9以上の人は、楽観度が**高い**。

あなたの敵対心の度合いは？

表6のそれぞれの設問に答えたあと、丸で囲んだ数字を合計してみよう。

- 合計が0〜7の人は、敵対心が**低い**。
- 合計が8〜17の人は、敵対心が**平均的**。
- 合計が18以上の人は、敵対心が**高い**。

あなたの心の反芻度は？

表7のそれぞれの設問に答えたあと、丸で囲んだ数字を合計してみよう。4と5については点数の加算に特に注意すること（数字の並びが逆になっている）。

- 合計が0〜24の人は、反芻度が**低い**。
- 合計が25〜29の人は、反芻度が**平均的**。
- 合計が30以上の人は、反芻度が**高い**。

表5

1. 不確かな状況のときはいつも、いちばん良い結果を期待する

0 まったく あてはまらない	1 あてはまらない	2 どちらとも いえない	3 あてはまる	4 非常に あてはまる

2. 自分の将来についてはいつも楽観的だ

0 まったく あてはまらない	1 あてはまらない	2 どちらとも いえない	3 あてはまる	4 非常に あてはまる

3. 全般的に、悪いことよりいいことのほうが自分には多く起きると思っている

0 まったく あてはまらない	1 あてはまらない	2 どちらとも いえない	3 あてはまる	4 非常に あてはまる

表6

1. 私が耳を傾けなければならない人や従わなければならない人より、私のほうがたいてい多くを知っている

0 まったく あてはまらない	1 あてはまらない	2 どちらとも いえない	3 あてはまる	4 非常に あてはまる

2. たいていの人間は信用できない

0 まったく あてはまらない	1 あてはまらない	2 どちらとも いえない	3 あてはまる	4 非常に あてはまる

3. 他人の癖をすぐに不快だと感じたりイライラしたりする

0 まったく あてはまらない	1 あてはまらない	2 どちらとも いえない	3 あてはまる	4 非常に あてはまる

4. 他人にすぐ腹を立ててしまう

0 まったく あてはまらない	1 あてはまらない	2 どちらとも いえない	3 あてはまる	4 非常に あてはまる

5. 尊敬できない人や困った人に対して、冷たく当たったり邪険にしたりすることがある

0 まったく あてはまらない	1 あてはまらない	2 どちらとも いえない	3 あてはまる	4 非常に あてはまる

表7

1. 自分のある面について考えるのをやめたいと思っているのに、ついそのことに意識が向かってしまっている

0 まったく あてはまらない	1 あてはまらない	2 どちらとも いえない	3 あてはまる	4 非常に あてはまる

2. 自分について考えるのをやめるのが、非常に難しいことがときどきある

0 まったく あてはまらない	1 あてはまらない	2 どちらとも いえない	3 あてはまる	4 非常に あてはまる

3. ずっと先に起こるものごとを思い悩んだり、クヨクヨ考えたりする傾向がある

0 まったく あてはまらない	1 あてはまらない	2 どちらとも いえない	3 あてはまる	4 非常に あてはまる

4. 過ぎたことや終わったことについて思い返すのは時間のむだだ

4 まったく あてはまらない	3 あてはまらない	2 どちらとも いえない	1 あてはまる	0 非常に あてはまる

5. 自分のことで長時間思い悩んだりクヨクヨ考えたりすることはまったくない

4 まったく あてはまらない	3 あてはまらない	2 どちらとも いえない	1 あてはまる	0 非常に あてはまる

6. 望まない考えを心から追い出すのは、自分にとって難しい

0 まったく あてはまらない	1 あてはまらない	2 どちらとも いえない	3 あてはまる	4 非常に あてはまる

7. もう心を煩わすべきでない過去の出来事について、つい考えてしまうことがよくある

0 まったく あてはまらない	1 あてはまらない	2 どちらとも いえない	3 あてはまる	4 非常に あてはまる

8. 過去に起きた恥ずかしい経験や失意の経験について、長い時間思いを巡らせてしまう

0 まったく あてはまらない	1 あてはまらない	2 どちらとも いえない	3 あてはまる	4 非常に あてはまる

あなたの誠実度は？

表8のそれぞれの設問に答えたあと、丸で囲んだ数字を合計してみよう。2、4、5、9については点数の加算に特に注意してほしい。

- 合計が0〜28の人は、誠実度が**低い**。
- 合計が29〜34の人は、誠実度が**平均的**。
- 合計が35以上の人は、誠実度が**高い**。

人生の目的意識の高さは？

表9のそれぞれの設問に答えたあと、丸で囲んだ数字を合計してみよう。1、3、5については点数の加算に特に注意してほしい。

- 合計が0〜16の人は、人生の目的意識が**低い**。
- 合計が17〜20の人は、**平均的**な目的意識をもっている。
- 合計が21以上の人は、人生の目的意識が**高い**。

自己評価のスコアと解釈

これらのテストは、自分がどんな思考スタイルかの認識を高めるためのものだ。診断を下したり罪悪感を抱かせたりするのが目的ではない。なぜ自分がストレスに反応しやすいのか（そして、いくつかの研究によるならば、テロメアが短くなりやすいのか）、その原因となっている性格の傾向を自

表8

1. 仕事をきちんとやり遂げるタイプだ

0 まったく あてはまらない	1 あてはまらない	2 どちらとも いえない	3 あてはまる	4 非常に あてはまる

2. たまに不注意になるタイプだ

4 まったく あてはまらない	3 あてはまらない	2 どちらとも いえない	1 あてはまる	0 非常に あてはまる

3. 信頼できる労働者だ

0 まったく あてはまらない	1 あてはまらない	2 どちらとも いえない	3 あてはまる	4 非常に あてはまる

4. 頭が混乱しやすいタイプだ

4 まったく あてはまらない	3 あてはまらない	2 どちらとも いえない	1 あてはまる	0 非常に あてはまる

5. 怠惰になりやすいタイプだ

4 まったく あてはまらない	3 あてはまらない	2 どちらとも いえない	1 あてはまる	0 非常に あてはまる

6. 任務を果たすまで頑張りぬくタイプだ

0 まったく あてはまらない	1 あてはまらない	2 どちらとも いえない	3 あてはまる	4 非常に あてはまる

7. ものごとを効率よく行うタイプだ

0 まったく あてはまらない	1 あてはまらない	2 どちらとも いえない	3 あてはまる	4 非常に あてはまる

8. 計画を立て、それに沿ってものごとを進めるタイプだ

0 まったく あてはまらない	1 あてはまらない	2 どちらとも いえない	3 あてはまる	4 非常に あてはまる

9. すぐに気がそれてしまうタイプだ

4 まったく あてはまらない	3 あてはまらない	2 どちらとも いえない	1 あてはまる	0 非常に あてはまる

表9

1. 自分の人生には目的が十分ない

4 まったく あてはまらない	3 あてはまらない	2 どちらとも いえない	1 あてはまる	0 非常に あてはまる

2. 自分のなすことはすべて有意義だと感じている

0 まったく あてはまらない	1 あてはまらない	2 どちらとも いえない	3 あてはまる	4 非常に あてはまる

3. 自分のなすことのほとんどはくだらなくて、重要ではないように感じられる

4 まったく あてはまらない	3 あてはまらない	2 どちらとも いえない	1 あてはまる	0 非常に あてはまる

4. 自分自身の活動を高く評価している

0 まったく あてはまらない	1 あてはまらない	2 どちらとも いえない	3 あてはまる	4 非常に あてはまる

5. 自分がすることにあまり関心を払わない

4 まったく あてはまらない	3 あてはまらない	2 どちらとも いえない	1 あてはまる	0 非常に あてはまる

6. 自分には生きがいがたくさんある

0 まったく あてはまらない	1 あてはまらない	2 どちらとも いえない	3 あてはまる	4 非常に あてはまる

覚するのは有益だ。認識をすることで私たちは不健康な思考パターンに気がつき、ちがった反応を選び取れるようになる。それはまた、自分の性格の傾向を理解し、受け入れる助けにもなる。アリストテレスもこう言っている。「己を知ることから、あらゆる知識は始まる」

高スコアと低スコアの線引きについて

それぞれの項目の結果について、表10と表11に丸をつけよう。スコアの高・中・低のランクの線引きは全般的に、テストを受けた人々の巨大な代表サンプルのデータをもとに行った。まず、スコアをもとに被験者を三つのグループに分けた。あなたの点数が、上から三分の一（三三パーセント）までに入っていれば、高スコアのグループに属し、下から三分の一（三三パーセント）なら、低スコアのグループに入る。点数がその中間なら「平均的」ということだ。

各ランクの境界値については厳密にとらえすぎてはいけない。第一に、ほかのいくつかの巨大なサンプルとの比較は行われているが、どんなサンプルも万人の完璧な標本ではありえない。人種や民族、性別や文化、年齢などによって、人々

表10

ストレスへの弱さを助長する要因	スコア		
悲観	高	中	低
敵対心	高	中	低
反芻	高	中	低

表11

ストレスへの強さを助長する要因	スコア		
楽観	高	中	低
誠実さ	高	中	低
人生の目的意識	高	中	低

が質問にどう回答するかにはかならず差が生じる。だが、私たちはそれらを考慮に入れることができなかった。第二に私たちは、計測されたスコアには統計的な「正規分布」が存在すると仮定していた。つまり高スコアと低スコアには同じだけの人数が、左右対称のパターンで分布していると仮定していたが、実際に計測されたデータから完璧な正規分布はほとんど見られない。だから、私たちの示した境界値は統計的には完璧なものではないし、個人に適用した場合も一〇〇パーセント正確とは言いきれない。

性格タイプと指標について、さらに知識を得よう

――楽観と悲観――

楽観とは、ネガティブよりもポジティブなものごとや結果を予感したり予測したりする傾向をさす。楽観に特徴的なのは、期待感と、未来に対する明るい気持ちだ。いっぽう**悲観**とは、ポジティブなものごとや結果よりもネガティブなものを予感したり予測したりする傾向をさす。悲観の特徴は、希望の欠如であり、未来に対する明るい気持ちの欠落だ。

私たちが用いたのは、チャールズ・カーヴァー教授とマイケル・シャイア教授が開発した楽観性尺度（以下LOT-R）と呼ばれるテストだ【1】。楽観と悲観は強く関連しあっているが、完全にオーバーラップはしない。つまり、人格における別の側面だということだ。だから、それぞれ別に検証するのが有効だ【2】。テロメアの長さと楽観・悲観の関連を検証した研究はこれまでに二つ行われているが、どちらの研究からも、テロメアの長さと悲観とのあいだに相関性が認められた。楽観との相関性

はどちらの研究でも確認されなかった【3】。だからといって、楽観が健康に寄与しないわけではない。楽観は健康に、とりわけ精神の健康に、大きくかかわっている。ただ、ストレスによって健康にどんな影響が出るかという観点では、ポジティブな資質よりもネガティブな資質のほうが予測因子としては往々にして強力だ。そしてネガティブな資質はストレスの生理学ともより直接的に結びついている。ポジティブな資質はストレスを緩衝する作用があるが、生理機能の回復にも間接的で弱いつながりがある。

スコアリングには、二〇〇〇人以上の男女を対象とした研究から得られたLOT-Rのそれぞれの下位尺度（サブスケール）の平均値を使用した。被験者の年齢、性別、民族、人種、教育のレベル、社会経済的な層は多岐にわたっている【4】。

敵対心

敵対心は、認識・情動・行動の三つの要素から定義される【5】。認識的な敵対心の特徴でおそらくいちばん重要な部分は、他人に対して冷笑的だったり他人を信用しなかったりというネガティブな態度だ。情動的な要素は、苛立ちから憤怒までさまざまなレベルがある。行動的な要素は、言語的・物理的に他者を傷つける行動をしてしまう傾向をさす。

敵対心についての尺度は公開が許されていないため、本書では私たちが開発した尺度を用いているが、標準的なスケールとほぼ同じように敵対心のおおよその程度を計測できる。標準的なスケールとしてもっとも広く用いられているのは、クック・メドレイ敵対心質問票と呼ばれるもので、これはミネソタ多面人格目録の一部に該当する。境界値は、男性を対象にしたホワイトホール研究（一九六七年以来、ロンドン中心部の政府機関で働く人々を対象に継続して行われている大規模研究）のある調査結果の平均値をもとに割り出した。この調査ではクック・メドレイ敵対心質問票の簡略版が用いられ、敵対心の高さとテロメアの短さに関連性が認められている【6】。

反芻思考

反芻思考とは「脅威を受けたと感じたり、何かを喪失したり、自分に対して何かが不当だと感じたのをきっかけに起きる自己省察」をさす【7】。いいかえれば、過去に起きたネガティブな出来事について考えたり反芻したりするのにきわめて大量の時間を費やす傾向ということになる。

私たちは、ポール・トラップネル教授が開発した反芻省察質問票（RRQ）から、反芻に関する八項目の下位尺度を使用した【8】。境界値には、ポール・トラップネルの八項目のそれぞれの平均値を用いた【9】。これまでのところ、反芻とテロメアの長さの直接的なつながりは確認されていないが、反芻思考という行為はストレスの過程において重要な役目をもつと私たちは考えている。思考を反芻するせいで、出来事が終わったずっとあとになっても心と体からストレスが払拭されないからだ。介護従事者が書いた日記の研究からも、日々の反芻思考とテロメラーゼ値の低さに相関性が認められている。

誠実さ

誠実さとは、その人がどれだけ几帳面か、ある状況においてどれだけ注意深くふるまえるか、どのくらい規律正しい行動ができるかという傾向を測る尺度といえる。

尺度として使用したのは、オリヴァー・ジョンとサンジェイ・スリヴァスタヴァの両教授によって開発された「ビッグ・ファイブ目録」の下位尺度だ【10】。この尺度が使われたある研究からは、誠実度が高いほどテロメアが長くなるという正の相関性が認められている【11】。スコアリングのさいに使用した平均値は、あらゆる年齢層の「誠実さ」のスコアを検証した大規模な研究で得られたものだ【12】。

人生の目的意識

人生の目的意識は性格の一要素というよりむしろ、人生の明確な目的や目標をどれだけ意識しているかという指標だ。人生経験や個人としての成長によって、目的意識は変化しうる。人生の目的意識の尺度で高い点数だった人は、人生の意義を強く認識しており、目的をもち、自分が高い価値を置く活動に積極的に取り組んでいたり、人生に意味を感じるような見解をもっていたりする【13】。

私たちが用いた尺度は、マイケル・シャイア教授とその同僚が開発した六項目から成る「ライフ・エンゲージメント・テスト」だ【14】。スコアリングのさいには、五四五人の壮年の被験者の研究から得た標準的なデータを参照した【15】。これまでのところ、人生の目的意識とテロメア長とを直接に結びつけた研究はない。だが、前述の瞑想リトリートの研究から、目的意識の高さとテロメラーゼ値の高さとの相関性は認められている。前の章でも述べたように人生の目的意識の高さは、健康的な行動や生理学的な健康度、ストレスへの耐性に相関性がある。

第6章 うつ病や不安はテロメアを短くするか

臨床的なうつ病や不安とテロメア長には結びつきがある。それらの症状が重くなればなるほど、テロメアは短くなる。こうした極端な精神状態は、細胞老化のメカニズムやテロメアに、そしてミトコンドリアや炎症のプロセスにまで影響をおよぼす。

デイヴは数日間ずっと、鼻水、鼻づまり、咳などのウィルス感染による症状に悩まされていた。そして、あるとき突然、呼吸が苦しくなった。最初は深く呼吸をするのが、なんだか苦しいと思っただけだった。だが、症状はたちまち悪化した。「過呼吸だ」とデイヴは思い、紙袋の中に息を吐いて吸い込んだだが、症状は改善せず、仕事場にいる妻に電話をした。妻は、救急病院まで車で送るので、通りに出て待っているようにとデイヴに言った。家の外に出ると、まだ日は高いはずなのに、あたりが暗く見えた。まるで暗い影が視界におおいかぶさっているようだった。皮膚はチリチリと痛んだ。過呼吸はずっと続いていた。病院に到着したとき、看護師はデイヴに軽い沈静剤を与えなければならなかった。呼吸が荒すぎて、症状を説明することすらできなかったからだ。

下された診断はパニック発作だった。不安と恐怖の強烈な発作だ。デイヴはそれまでずっとうつ病の症状に悩まされてきた。今回の発作はそれが変化したものだった。うつ病の症状が起きるたび、デイヴは自分には何の可能性も未来もないように感じていた。朝食のオムレツをつくるために卵を割ることや、寝室の窓から外を見るといった、日々の生活のすべてが恐ろしく大義に感じられ、肉体的な苦痛すら感じた。「まるで強風に正面から吹きつけられているような気持ちだった」と彼は語る。

世の中にはいまだ、うつ病や不安症を深刻に受けとめない人や、それがもたらす苦しみの広さや深さを理解しない人もいる。だが、もっと大局的な視点に立つと、問題を幅広く理解できる。精神疾患と薬物乱用は世界的に「能力障害」の要因のトップにある（「能力障害」とは、生産的な日がどれだけ失われたかによって定義される）。そして、精神疾患という一連の病気の中でもっともよく知られるのが、精神的な「風邪」ともいうべきうつ病なのだ【1】。うつ病や不安障害を患う人は、心臓病や高血圧症や糖尿病を早くに発症しがちで、進行も速い。だから、うつ病や不安障害を「頭の中でのみ起きていること」と見なすのは難しくなっている。そうした精神の状態が心や頭の中だけにとどまらず、心臓を通り抜け、血流を通って、細胞の中にまで影響をおよぼすことは、研究から示されているのだ。

不安障害、うつ病、テロメア

不安障害の特徴は、未来に対する過度な不安や恐怖だ。かならずしも、デイヴのパニック発作のように劇的なものではない。往々にしてそれは、もっと低いレベルで持続する不安だ。私たちの知人のある女性は言った。「そのとき私は、車寄せの端に立っていました。息子がホッケーの練習から戻ってくるのを待っていたのです。少しめまいがして、鼓動が速くなるのを感じました。最初は、息子が無事に帰ってくるか心配なだけだと思っていました。でも、ふと考えると、自分がほとんどいつもこんなふうに感じていることに気づきました。私は自分に問いかけました。『これってふつうのこと？』」。

ふつうのことではない。その翌週、彼女は全般性不安障害（GAD）と診断された。

不安は、テロメアの研究では比較的新しい題材だ。臨床的不安障害に苦しんでいる人は、テロメアが著しく短い傾向がある。長く症状が続いているほど、テロメアは短い。だが、不安が解消されて気分がもとに回復すれば、テロメアもまたふつうの長さに戻る【2】。これは、不安を特定し、治療すべきだという主張の大きな後押しになるはずだ。だが、不安は止められないこともある。私たちの知人の女性が気づいたように、不安に慣れすぎて、それが空気のようになってしまうと、その状態がふつうに感じられてしまうのだ。

うつ病とテロメアの関係については、不安とテロメアの関係よりも、もっと確実な科学的文献が存在する。おそらく、うつ病はそれだけ多くの人を悩ませているのだ。現在、世界中でうつ病の患者は三億五〇〇〇万人以上いるといわれる。研究者のナー・カイとオックスフォード大学および台湾の長庚《ちょうこう》大学における共同研究者は、約一万二〇〇〇人の中国人女性を対象に大規模な調査を行い、うつ病の女性はテロメアが短いことを確認した【3】。うつ病についても不安障害と同じく、前述のような「用量反応」が存在する。うつ病が重篤で、かつ発病期間が長くなるほど、テロメアは短くなっていたのだ【4】（図16を参照）。

いくつかの研究からは、テロメアの短縮が直接うつ病に関連している可能性も示唆されている。うつ病の患者は海馬のテロメアに短縮が認められるが、海馬は脳の中でうつ病に非常に深くかかわる領域だ【5】（気分の調節に重要な役目を果たす海馬を除いて、うつ病の患者の脳にテロメアの短縮は認められていない）。ストレスの多い環境に置かれたラットは、海馬におけるテロメラーゼが減少し、脳のニューロン新生も減少した。さらに、うつ病を発症しやすくなった【6】。だが、テロメラーゼが増えるとニューロン新生は増加し、うつ病の症状も抑えられた。脳細胞の老化は、うつ病につながる一つの道なのかもしれない。

ここには一見奇妙な現象がある。うつ病の人々はテロメアが短い傾向があるが、免疫細胞の中のテロメラーゼはむしろ多いのだ。なぜだろう？　うつ病がテロメアの短縮につながるのはともかく、なぜテロメラーゼが増加するのだろう？　この矛盾した組み合わせは、じつはほかの状況でも起きている。大きなストレスに押しつぶされそうになっている人や、高校を卒業していない人、冷笑的な敵対心をもつ男性、そして心血管系疾患のリスクが高い人などの一部にもこうした状況が見られる。私たちの考えでは、こうした状況ではテロメアの短縮に対応するために、細胞がたくさんのテロメラーゼを産生するが、残念ながらテロメアの喪失を十分補完することはできず、テロメアが結局短くなるという現象が起きているのだ。

この考えを支持する材料はほかにもある。私た

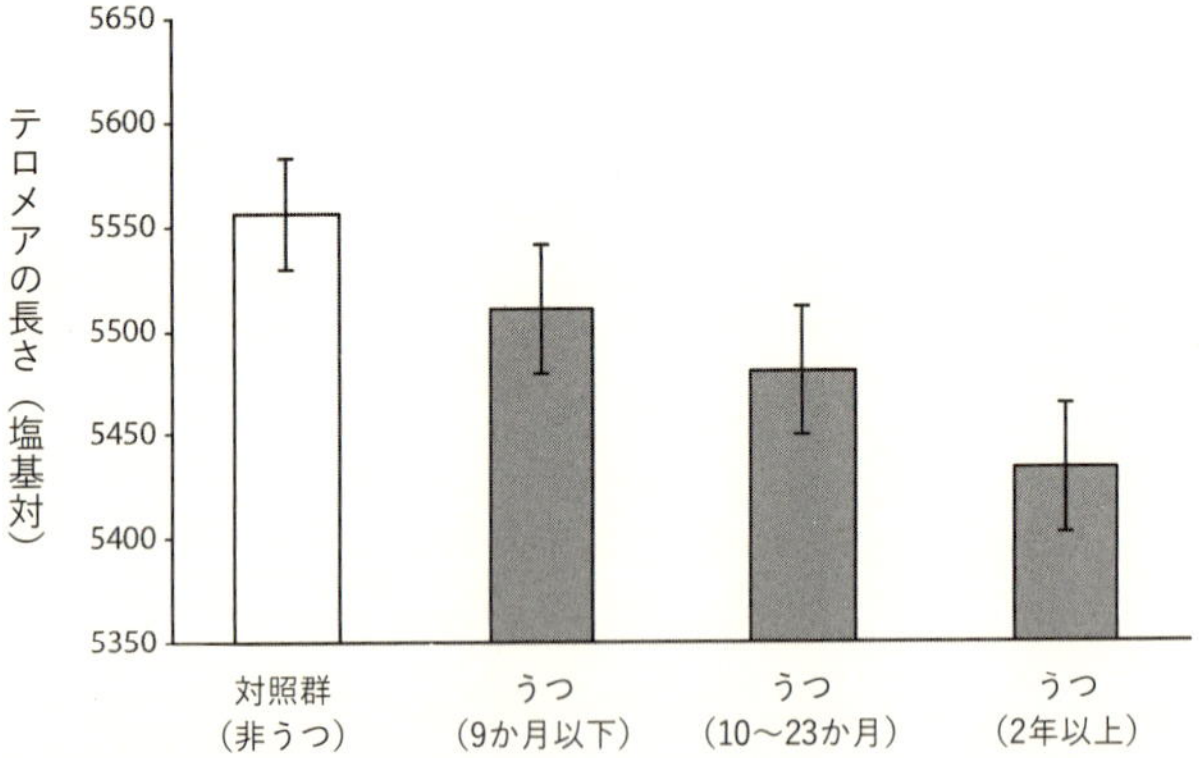

図16　重要なのはうつ病の罹患期間

オランダうつ病・不安研究（ＮＥＳＤＡ）というプロジェクトは、うつ病の患者とそうでない人（対照群）を合計3000人近く集めて行われた。ブレンダ・ペニンクスとヨシーネ・フェアフーフェンによれば、うつ病の罹患期間が長くなるとともに、対照群と比較してテロメアに著しい短縮が見られるようになった。

ちの同僚でカリフォルニア大学サンフランシスコ校の精神科医であるオーウェン・ウォルコウィッツは、うつ病の改善にテロメラーゼがどう寄与するのかをずっと検証してきた。うつ病の患者に抗うつ剤（選択的セロトニン再取り込み阻害薬＝ＳＳＲＩ）を与えると、もともと高いテロメラーゼの値がさらに上昇する。テロメラーゼ値が上昇するに従い、うつ病が軽くなる可能性は高まるはずだ【7】。テロメアの喪失を補完しようとする免疫細胞の努力は、脳内で起きている現象の鏡である可能性もある。つまり、ニューロンで同じことをしているかもしれないのだ。テロメラーゼの活性を高めるような何かの活性化が脳の中で起こり、それが（テロメアの伸長には失敗しても）ニューロンの新生を促進しているのかもしれない。

ストレスからテロメアは回復するか

今までのところ、あるメタ分析によれば、大半の精神的失調にはテロメアの短縮との相関性が認められる【8】。その一因は、そうした失調を引き起こしたストレスや、失調を患った結果のストレスにあるのかもしれない。ストレスの神経科学からもたらされたいちばん有益なメッセージは、「脳には豊かな可塑性がある」こと、そして何より「ストレスの作用は回復できる可能性が高い」ことだ。重いストレスの作用も、抗うつ剤や運動やほかの健康的な緩衝材を用いれば、もしくは時間が経過すれば、克服できる可能性がある。テロメアにも、同様の可塑性がある。ヒトとラットに関していえば、ストレスの多い出来事が起きているあいだ、テロメアはわずかに短くなるが、おおかたの場合、それらは自然に修復するらしい【9】。研究者のヨシーネ・フェアフーフェンはうつ病と不安障害についての大規模なコホート研究（ＮＥＳＤＡ）において、テロメアが時間の経過とともにどのように回復するかというパターンを検証した。それによると、現時点から五年前までに起きた重大な出来事にはテロメアの短縮との相関性が認められたが、それより以前に起きた出来事については相関性が確認されなかった【10】。同様に比較的最近、不安障害を経験した人にはテロメア短縮との相関性が認められたが、障害が起きたのがもっと前だった場合には、テロメアは回復してきていた。出来事から長い時間がたつほど、テロメアの回復度は高かった【11】。だがうつ病は、ストレスや単なる不安と比較すると、テロメアに強い爪跡を残すようだ。過去にうつ病を経験した人のテロメアは往々にして短くなっていた【12】。

ナー・カイが中国で行った大規模な調査からは、次のようなパターンが確認された。過去にトラウマ的な経験をした人も、ひどいうつ病を発症していないかぎり、損なわれたテロメアは再建する傾向があった。だが、トラウマがもとで深刻なうつ病を発症すると、テロメアは短いままになる。トラウマとうつ病の二重苦は、テロメアにとって重すぎるということだ。だが、幸いにもテロメアは、トラウマとうつ病のダブルパンチを受けても、テロメラーゼの分泌を助ける活動によって、安定させることが可能だ。場合によってはふたたび長くすることもできる。テロメラーゼの力で、テロメアは回復できるのだ。

細胞の中で、ストレスで打撃をこうむるもう一つの重要な部分がミトコンドリアだ。ミトコンドリアもまた、ストレスの打撃から回復することができるのだろうか？　ミトコンドリアは老化に重要なかかわりをもっている。だが、メンタルヘルスの視点から見たミトコンドリアの研究は、最近ようやく始まったばかりだ。ミトコンドリアは、細胞内のエネルギー・プラントだ。食物分子という燃料を与えれば、それをエネルギー豊富な分子に加工して、細胞にエネルギーを供給する。ニューロンをはじめとする何種類かの細胞内には、ミトコンドリアは一つか二つしか存在しないが、その他の細胞はエネルギーの需要を満たすためにもっとたくさんのミトコンドリアを抱えている。たとえば筋肉細胞の内部にはふつう、数千のミトコンドリアが存在する。糖尿病や心臓病を患っているなど、何らかの肉体的なストレス下にあるとき、ミトコンドリアは正しく機能できず、細胞は十分なエネルギーを受け取ることができない。これはニューロンのエネルギー不足を招き、脳の働きにも影響をおよぼしかねない。筋力が弱まる可能性もある。肝臓や心臓や腎臓など、大量のエネルギーを消費する臓器もみな、影響を受ける。細胞が何らかの大きなストレスを受けているかを知る一つの方法が、ミトコンドリアDNAのコピー数を調べることだ。そこからは、衰弱したりだめになったりしたミトコンドリアを補完するために、体がどれだけ必死に新しいミトコンドリアを製造しているかがわかる。先の中国の調査では、子どものころ逆境に置かれたり抑うつに苦しんだりした人は、テロメアが短く、ミトコンドリアDNAのコピー数は多いことが確認された。

マウスを連れてきて、尻尾をもって宙づりにしたり、水の中をむりやり泳がせたりするなどの非道な仕打ちをすると、当然ながらマウスはストレスを受ける。人間と同じくマウスも、ストレスを受けるとミトコンドリアは急増する。だが、ダメージを受けたミトコンドリアは効率的に仕事ができなくなるらしい。細胞が必死にエネルギーの増産に励んでも、かぎられた成果しか出せなくなるのだ。読者にも想像がつくだろうが、ミトコンドリアDNAのコピー数が多くても、ストレスで疲れきったマウスはけっしてエネルギーに満ちあふれてはいない。さらに、彼らのテロメアは通常の三〇パーセントも短縮していた。だが、マウスをストレスから解放すると、一か月後、テロメアもミトコンドリアDNAもふつうの状態に戻っていた。老化が加速した兆候はどこにも認められなかった【13】。

生物学的な形質は経験によって変化しうるが、経験によってもとに戻る。細胞は、自己を再生することができる。マウスについていえば、苦境を経験してもそれが時間的にかぎられたものであれば、その作用はおおかた消し去ることができた。ありがたいことに、人間が経験するさまざまな逆境にも、同じことがいえるようだ。

うつ病や不安から自分を守るには

精神の健康はけっしてぜいたく品ではない。テロメアを守るためには、うつ病や不安の作用から身を守ることが必要だ。遺伝子の影響などでこうした失調を起こしやすい人も、たしかに存在する。だからといって、人間には何もできないわけではない。

うつ病は感情や思考の中に、そして肉体の中に存在する複雑な病だ。うつ病（そして不安障害）について この本の中で十分に書き尽くすことはできない。だが、いくつかのすばらしい治療法を生んだ、非常に明快な考えを紹介しよう。それは、うつ病とは部分的には、ストレスに対する反応不全だという考えだ。うつ病の人々はストレスを受けたとき、ただストレスを感じるだけでなく、前述のようなネガティブな思考パターンを通じてストレスに対処する傾向がある。たとえば、いやな気持ちを抑圧して、それを感じないようにしたり、あるいは問題を何度も繰り返し思い巡らせて、いつまでも心の中にとどめておいたりするのだ。彼らは自分自身を批判する。何かの環境的要因が悲しみやストレスを引き起こしたことに対してだけでなく、自分が悲しみやストレスを感じたという事実に対して、苛立ちや怒りを感じる。

前述のように、これは一連の反応不全といえる。そうした人々の気持ちもわかるが、機能不全であることは事実だ。このサイクルがずっと続けば、人は過去のストレスへと引き戻され、うつ病になる危険がある。ネガティブな考えは微細な毒のようなものだ。低量ならば比較的安全だが、量が増すと害を発するようになる。ネガティブな思考は、あなたに価値がないとかだめなやつだというしるしではない。ネガティブな思考は、うつ病の要素そのものなのだ。

　こうした非生産的な心の反応は、不安障害のケースにも通じるものだ。こんなふうに想像してみよう。カクテルパーティーに出席しているとき、うっかりしてホストの女性をまちがった名前で呼んでしまった。相手は一瞬息をのみ、こわばった笑みを浮かべて、あなたのまちがいを正した。あなたは困惑する。誰だってそうだろう。だが、たいていの人の場合、それはささやかなストレスにすぎない。頬を少しばかり赤らめ、謝罪をしたら、それでもう終わりだ。しかし、不安感受性をもつ人の肉体は、同じ出来事に遭遇したとき、過剰な物理的反応を示してしまう。そうした人がパーティーに出席して、同種の失敗をするとどうなるだろう？　鼓動が速くなり、めまいを感じる。心臓発作を起こしそうな気持ちになることもある。それは、本当に不快な状態だ。不安感受性の高い人は自然にこんなふうに考える。「ああ、もうこりごりだ。もう金輪際、パーティーなんて行くものか」

　自分を不安に陥れるものをすべて避けようとすると、かえって不安感は永続する。それこそが問題なのだ。真に望んでいることや必要なことまで不安ゆえに回避した結果、不快は許容しうるのだと気づく機会を永遠に失ってしまう。心理学の用語でいえば、ストレスフルな状況に「馴化《じゅんか》」できないということだ。そのままでは、世界はどんどん狭くなり、どんどん緊迫してくる。こうした不安な気持ちが高じて臨床的な不調にまで発展すると、生活にも弊害が出てくる。悲しい気持ちになるのを抑えつけるあまりうつ病になるように、不安障害は、不安な気持ちになるのを受け入れられないのが原因で起きる。だからこそ、不安障害の治療にはしばしば、不安の最大の原因にあえて患者を直面させるという方法が用いられる。不安の波に襲われても生き延びられることを、患者に学ばせるためだ。

ストレスに、さらにこの種の回避型の対処スタイルが加わると、不安障害やうつ病を発症する可能性が増す。心がどのように働いているか、なぜ・いかにしてネガティブな思考回路に入り込むかを理解することは、こうした失調を克服するうえで重要な一歩だ。もしもあなたがつらい感情や思考に始終さいなまれて、充実した人生を送っていないのなら、自分のテロメアを守るために助けを求めることが重要だ。世の中には、治療を受けずに苦しんでいる人が何百万人もいるが、その仲間入りをしてはいけない。対処するためのスキルを身につけ、習慣化するまでにはある程度の時間がかかる。セラピストの助けを借りてじっくり学ぶこと、そしてあきらめないことが肝要だ。

重要なのは、関心をどこに向けるか

もし、本当はどこも具合が悪くないのに、気持ちだけ「具合が悪い」と言い続けていたら？　人間は悲しい気持ちになると、自然にそこから思考をそらそうとする。そして、自分の感じていることと、感じたいと思っていることの隔たりに気づき、その隔たりの中で生きるようになる。頭の中ではいつも、「こうでなければいいのに」と願い続け、状況からの脱出を必死に模索している。

このギャップから抜け出すのを助けてくれるのが、マインドフルネス認知療法（ＭＢＣＴ）だ。これは、伝統的な認知療法とマインドフルネスの訓練法を一つにしたものだ。認知療法は、ゆがんだ思考の改善を手助けする。そしてマインドフルネスはこれまで述べてきたように、まず自分の思考とのかかわり方を変える手助けをする。テロメアを脅かす大敵である重度のうつ病に、マインドフルネス認知療法は力を発揮する。実際、マインドフルネス認知療法は抗うつ剤と同じくらい効果があること が示されてきている【14】。うつ病におけるいちばん困難な側面の一つは、慢性化だ。うつ病患者の八〇パーセントは再発を経験する。以前ケンブリッジ大学に籍を置いていたジョン・ティーズデールとトロント大学スカボロ校のジンデル・シーガル、そしてオックスフォード大学のマーク・ウィリアムズが共同で行った研究によれば、うつ病の再発を三回以上経験している患者にマインドフルネス認知療法を行ったところ、再発のリスクは半分程度まで減少できたという【15】。この療法が不安障害にも力を発揮することや、何であれつらい感情や思考に悩んでいる人に有効であることは、徐々に明らかになってきている。

マインドフルネス認知療法によれば、私たちの思考には二つの基本的なモードがある(表12を参照)。一つは「ドゥーイング・モード」で、現実の生活と願望とのギャップから抜け出そうとしているときの思考がそれにあたる。だが、思考にはもう一つ、「ビーイング・モード」と呼ばれるものがある。ビーイング・モードにある人は、自分の関心が向かう先を楽に制御できる。ものごとを変化させようと必死になるのではなく、自分に喜びをもたらしてくれる小さな何かを、そして自分が確実にコントロールできると感じられる何かを選び取れるようになる。「ビーイング・モード」にあるとき、人は自分の周囲にも多くの関心を向けることができるため、まわりの人々とも深くつながることができる。人間に最大の喜びと満足をもたらしてくれるのは、この精神状態だ。たとえば、ごちゃごちゃになった引き出しの整頓など、何か小さな仕事に一心不乱に取り組んでいるとき、あなたも満足感を経験したことがあるのではないだろうか? その感覚が、ビーイング・モードだ。

この章を読んで、少し気持ちが暗くなった人もいるかもしれない。私たちの多くはこうした一般的

表12　ドゥーイング・モード対ビーイング・モード【16】

	ドゥーイング・モード（無意識的）	ビーイング・モード
あなたの注意はどこにある？	**自分がしていることに、注意を向けていない**	**今この一瞬に注意を向けている**
あなたは今、どの時間の中にいる？	**過去もしくは未来**	**現在**
あなたは今、何を考えている？	**ストレスフルな考えに意識が集中している** 今いる場所ではなく、いたかった場所のことを考えている 何も満足だと思えない	**現在の経験に意識を集中している** 味覚、嗅覚、触覚、気持ちを最大限に働かせ、他者とも十分につながることができる 自己を、そして無条件のやさしさを全面的に受け入れることができる
メタ認識（考えについての考え）のレベル	**自分の考えていることは真実だと信じている** 心の働きを客観視できない 気分が思考に左右されている	**自分の考えていることはかならずしも真実ではないと理解している** 思考は移ろいゆくものだと理解しており、何かの考えが来ては去っていくのを観察することができる 不愉快なものをも許容できる

な心の病を一つくらいは抱えている。あるいはそうした病に苦しんでいる人を身近に知っている。だが、大筋としていえるのは、そうした逆境や心の落ち込みからテロメアを回復させられるということ、そしてたとえそれが無理でも、それ以上のダメージがテロメアにおよぶのを阻止できるということだ。あなたは、次に遭遇するかもしれない試練に向けて精神的な資源を強化しておくことができる。心身の平和のために、レジリエントな思考を心がけることもできる。そのためには前述したように、自身のストレス反応のしかたや思考の癖を認識するのが大切だ。本章末の「リニューアル・ラボ」で紹介する「呼吸休憩」や「呼吸や鼓動に意識を集中した瞑想」も役に立つだろう。

　逆境ゆえにテロメアについた傷は、私たちが「ウォーンワイズ（打たれ賢い）」と呼ぶ状態の証明でもある。逆境に立ち向かうことで人間はより賢く、より強くなる。私（エリッサ）がいちばん好きな心理テストの一つは、さまざまな形のトラウマから人がどれだけ成長したか（人間関係がより親密になった。自分に自信をもてるようになった。信念を抱くようになった。精神性を大切にするようになった、など）を測るものだ。私たちはこのテストを、介護従事者の最初の調査に用いた。私たちが当初困惑したのは、テロメアが短い介護従事者がいっぽうで、より多くの心理的な成長を経験していたことだ。このパターンをよく見てみると、何が起きているのかが明らかになった。ポイントは、人々が介護に費やしてきた時間にあった。いちばん長い時間を費やした人々はテロメアがいちばんひどくすり切れていたが、いっぽうで、人生を豊かにするような変化も多く経験していた【17】。嘆きや悲しみについて研究してきたスイスの精神科医、エリザベス・キューブラー＝ロスはかつてこう述べた。「私たちが知っている中でいちばん美しい人々は、敗北を知っている人であり、苦しみや苦労を知っている人であり、喪失を知っている人であり、深みから這い上がってきた人だ。こうした人々は感謝の心と繊細さをもち、生きるということを理解している。それゆえ彼らは思いやりと優しさと深い慈しみに満ちている。美しい人が美しいのには、理由があるのだ」

テロメアの心得

■ 大きなストレスやうつ病、不安感は、「用量反応」的にテロメアの短縮に結びつく。だが、幸いにもおおかたの場合、こうした個人的な歴史の影響は消すことが可能だ。何か重大な出来事を経験しても、五年後にはその痕跡は消えているものだ。

■ ミトコンドリアの働きもまた、重度のストレスやうつ病によってダメージを受ける。だが、少なくともマウスに関するかぎり、そうしたダメージは回復が可能だ。

■ うつ病や不安を引き起こす認知上のしくみの一つが、ネガティブ思考の誇張された形——つまりネガティブな気持ちを受け入れられず、それを過剰に避け続けることだ。うつ病の一つの特徴は反芻をはじめとする〝ドゥーイング・モード〟の思考で、それはかえって悪循環をつくる。

■ マインドフルネスを土台にした介入は、人々の陥りがちな過剰なドゥーイング・モードをビーイング・モードに切り替え、思考の反芻に歯止めをかける手助けをする。次のリニューアル・ラボの「三分間の呼吸休憩」を参照しよう。

リニューアル・ラボ

三分間の呼吸休憩

マインドフルネス認知療法（ＭＢＣＴ）のパイオニアであるジョン・ティーズデールとマーク・ウィリアムズ、そしてジンデル・シーガルは、患者がビーイング・モードになるためのトレーニング・プログラムを開発した。マインドフルネス認知療法をきちんと身につけるには、指導者とともに学ぶ必要があるが、その手法の核を知り、そこから利益を受けるのはそれほど難しいことではない。マインドフルネス認知療法の中心にあるのは「三分間の呼吸休憩」だ【18】。これは、思考の認識練習とよく似た手法だ。「呼吸休憩」によって、人は自分が何かつらい気持ちを抱いていることを認識できる。その気持ちにラベルを貼り、心の中に受け入れると、じきにそれは過ぎ去っていく。思考の寿命は、たとえどんなに不快なものでも、九〇秒を超えることはない。ただし、それをむやみに追いかけたり、ずっとつきまわしたりしていたら、九〇秒たっても、思考は頭から去ってくれない。呼吸休憩の効用は、過去へと逆戻りしていたネガティブな思考を、本来の寿命に戻してやれることだ。それが習慣になれば、つらいときだけでなく、どんなときでも心を落ち着かせる助けになる。このエクササイズを行うときは、砂時計の形をイメージしてもいい。まず、心に浮かんできたものを何でも広く受け入れ、次に意識を呼吸へと凝縮する。そしてまた意識を自分のまわりに広げるのだ。やり方は次のとおりだ。

1

意識する：背筋をまっすぐにして座り、目を閉じる。息を大きく吸って吐きながら、呼吸を意識する。意識できたら、自分に向かって「今、何を経験している？　何を考えている？　どんな気持ちがする？　体はどんな感じがする？」と問いかけ、反応を待つ。自分の経験を認識し、たとえ望ましい気持ちでなくても、気持ちにラベルを貼ってみる。自分の経験を押しのけるような心の動きに気づいたら、それを和らげ、意識に浮かんできたすべての気持ちに居場所をつくってあげよう。

2

集める：ゆっくりと自分の全意識を呼吸に集中させる。長く息を吸い、長く息を吐き、それをずっと繰り返しながら意識を呼吸に集める。呼吸を、今この瞬間に意識をとどめるための錨として使う。そして、思考の下に存在する静かな状態を感じとる。この静寂があなたを（ドゥーイング・モードではなく）ビーイング・モードへといざなう。

3

広げる：自分の意識の領域を呼吸のまわりへと広げ、体全体、姿勢、両手、両足のつま先、顔の表情などを意識していく。すべての緊張を和らげよう。自分のすべての感覚と友だちになり、親しみを込めて挨拶をしよう。こうして意識の領域を広げることで、全体としての自分につながることができる。そしてその瞬間に己の中にあるすべてを包み込むことができる。

この呼吸休憩は肉体を落ち着かせ、ストレスに対する反応を上手にコントロールできる作用がある。自分自身にばかり向かっていたドゥーイング・モードの思考が、呼吸休憩をとることによって、穏やかなビーイング・モードに移行するからだ。

呼吸や鼓動に意識を集中した瞑想

私たちの呼吸は、心身の状態を知り、それを調整するための窓のようなものだ。呼吸は、心と体のコミュニケーションに影響をおよぼす重要なスイッチだ。考えを変化させるよりも、呼吸をリラックスさせるほうが簡単なケースはときおりある。息を吸い込んだとき、鼓動は速くなる。息を吐くと、鼓動は遅くなる。吸うときよりも時間をかけて息を吐くと、鼓動をさらにゆっくりにできるだけでなく、迷走神経を活性化することもできる。おなかの下のほうまで深く呼吸をすると（腹式呼吸）、迷走神経の感覚系伝導路が活性化する。感覚系伝導路は脳に直接つながっているため、心を落ち着かせる効果はさらに高くなる。迷走神経の知識についての第一人者であるスティーヴン・ポージェス博士は、迷走神経と呼吸、そして社会的な安心感とのあいだになぜ強いつながりがあるのか、その理由を明らかにしている。さまざまな種類の心身のテクニックは自然に迷走神経を活性化し、脳へ重要な安全信号を送る。

マントラ瞑想や規則的な呼吸などのゆっくりした呼吸のエクササイズは、確実に血圧を下げる効果がある【19】。それによって、体の過剰な覚醒を抑えられる。迷走神経の活動を高めるいっぽう、交感神経の活動を抑え、鼓動をさらに落ち着かせることもできる。迷走神経はまた、細胞増加や回復のプロセスにもスイッチを入れてくれる。

人によっては呼吸に意識を集中するより、鼓動に集中するほうが心が安らぎ、呼吸をゆっくりにできる場合もある。心臓は非常に複雑で敏感な神経システムをもち、「もう一つの脳」のように考えられている。次に紹介するのは、呼吸と鼓動に意識を集中した瞑想法の短いバージョンだ。「慈悲の瞑想」の用語法もいくつか借用している。テロメラーゼにおよぼす影響については検証がまだなされていないが、ここまでにも述べてきたように、呼吸はリラクゼーションの基本だ。

今すぐにでも実践してみよう。

ゆったり腰を下ろし、長くゆっくりと息を吸い、さらに長い時間をかけて息を吐き出す。

息を吸って吐いてを繰り返す。息をゆっくり吐き出すたびに、心の落ち着く言葉や美しいイメージを頭に思い浮かべる。呼吸から呼吸への移行期に、注意を集める。

「今、自分の思考はどこにいる?」と自分に問いかけ、自分の考えを認識しよう。何かの考えが心に浮かんできたら、それが通り過ぎていくのを、笑顔でゆったりと見つめよう。息を吐くことと、心の落ち着く言葉やイメージに、ふたたび意識を引き戻そう。

手（手のひらもしくは指）を自分の心臓のあたりにあてて、息を吐くときに「あーー」と声を出す。心の重荷をおろし、それが体から外に流れ出すに任せよう。

「心が平和になれるように」

「心がやさしさで満たされるように」

「他者にも十分にやさしくなれるように」

心が愛を放っているさまを想像しよう。ペットや人物など、あなたが完璧な愛を感じている対象を心に思い描こう。その愛を、あなたの人生に登場するほかの人々にも降り注がせよう。

息を吸い、ゆっくり吐き出すのを繰り返そう。自分のどこが緊張しているかを意識しよう。息を吐き出すとき、安らかさと温かさとやさしさに包まれているイメージを心に浮かべよう。

リニューアルのための情報1：

ストレスを和らげ、テロメアを維持するテクニック

ここで紹介する心身のテクニックや訓練は、少なくとも一つの研究において、免疫細胞内のテロメラーゼを増加させることや、テロメアを長くする効果があることが確認されている。これらの健康作用は万人に通じるが、高いストレスを抱えている人には特に重要だ。瞑想や気功、太極拳やヨガなどの心身のテクニックは、健康増進の効果や炎症を抑えたりする効果があることが臨床試験で認められている【1】。

多くの種類の瞑想はまた、メタ認知（認知の認知）に必要な心の技術を高める効果があり、ストレスフルな出来事のとらえ方やそれに対する反応のしかたを変える手助けをする。瞑想によってネガティブな経験をする人もわずかに存在するが、一般的にはネガティブな副作用は少なく、ポジティブな効果のほうがずっと大きい。ただ、現在までの研究からは、どのタイプの瞑想や心身のテクニックがテロメアの健康に特に効果があるのかは示されていない。

いくつかの方法の簡単な手引きと情報を次に紹介しよう。私たちのウェブサイト（telomereeffect.com）も参考にしてほしい。

瞑想リトリート

瞑想が心身の健康におよぼす効果は多岐にわたって検証されてきた。定期的に実践すれば瞑想は、ネガティブな思考パターンを和らげ、まわりの人々とより深くつながるのを助けてくれる。そして人生の目的意識を高めてくれることもある。さらに、瞑想がテロメアの伸長を促すという研究結果もあらわれている。

カリフォルニア大学デイヴィス校の研究者、クリフ・セアロンは宿泊リトリートが瞑想の経験者におよぼす影響を調査してきた。それによると、何かの一点に心を集中するサマタ式瞑想を三か月間行った人々は対照群に比べて、テロメラーゼの値が大幅に上昇していたという。そしてその傾向は、被験者が高い目的意識をもって生きているほど顕著にあらわれた。研究者、クイン・コンクリンと一緒に行われた新たな研究からは、洞察瞑想（インサイト・メディテーション）を宿泊型で三週間集中して行った結果、瞑想経験者の白血球内のテロメアが長くなっていたことが確認された。対照群の人々にはそうした変化はほとんど認められなかった【2】。

共同研究の一環として私たちは、リトリート群と対照群とを保養地に住まわせ、高度な管理下で瞑想の効果の研究を行うことができた。私たちが調査したのは、マントラを唱えながら行うマントラ瞑想の一週間のリトリートにどのような生物学的効果があるかだ。このリトリートは、カリフォルニア州のカールスバッドにあるチョップラ・センターでディーパック・チョップラと同僚が開催しているものだ。これまでに瞑想の経験がほとんどない女性が被験者として集められ、保養地で休暇を取るグループと瞑想のリトリートをするグループに無作為に分けられた。そしてこれらの女性を、同じリトリートに申し込んだ、瞑想の習慣のある女性たちと比較した。一週間後、女性らはみな気分が大きく向上していた。どのグループに入った女性も、あらゆる健康の尺度が劇的に改善していた。遺伝子発現のパターンが大きく変化し、炎症やストレスの伝わり方が減少していた。こうした心理的および遺伝子発現にまつわる前向きな変化はどのグループの女性にも起きていたが、それは保養地に滞在して日常的な仕事を一切免除されたことによる強烈な「休暇効果」だと思われる。だが、それに加えて瞑想も効果があったように見える。テロメラーゼ値が増していたのは、瞑想の経験者だけだったのだ。これはとても重要な発見だ。彼女らはテロメラーゼ値だけでなく、テロメアを保護するその他のいくつかの遺伝子も活性化していたようだった【3】。この興味深い発見が示しているのは、瞑想の経験者でもさらに訓練を積めば、細胞の老化に関して大きな利益が得られるということだ。

マインドフルネスストレス低減法とは

マインドフルネスストレス低減法（MBSR）は、マサチューセッツ大学医科大学院のジョン・カバット＝ジンが、瞑想の経験が皆無かそれに近い人々のために開発したプログラムだ。一九七九年以来、二万二〇〇〇人近い人々がこのプログラムを受講してきた。この方法で、ストレスの緩和や痛みなどの肉体的症状の低減といった効果が得られることが、これまでに実証されている【4】。

マインドフルネスストレス低減法には、心の性質についてのトレーニングやマインドフルな呼吸法、マインドフルなボディ・スキャン（意識をつま先から頭のてっぺんへとゆっくり移動させせる練習）やヨガなどが含まれる。グループでのレッスンをもし受けられれば、貴重な「ライブ」経験になるだろうが、そうしたスクールが近所にない人のために、マサチューセッツ大学医科大学院マインドフルネス・センターでオンラインのコースも開講されている。ここのウェブサイトには、マインドフルネスストレス低減法の訓練を受けた世界中の教師が登録されているので、近くに誰かいないか調べることもできる。

ある研究では、マインドフルネスストレス低減法を三か月実践した人々が、対照群と比較してテロメラーゼが一七パーセントも増加したことが報告されている【5】。乳がん克服後にうつ病にかかった人々を対象にこの方法の効果を調べた研究もある。がんの治癒に焦点をあてたマインドフルネスストレス低減法を受講した人々は、テロメアを維持することができたが、対照群の人々はテロメアの塩基対が減少していた。もう一つの患者群は、感情表現と支援にもとづいたある種のグループセラピーを受けたが、やはりテロメアの短縮を防止できた。つまり瞑想にかぎらずほかのさまざまなタイプの療法でも、細胞老化につながるストレスを軽減するのは可能なのだ【6】。ストレスの軽減を願うすべての人々にとって、マインドフルネスストレス低減法はたいへん有効な手段だが、慢性的な体の痛みに苦しんでいる人にはとりわけおすすめだ。

ヨガ的な瞑想とヨガ

瞑想には、異なる多数の伝統から生まれたさまざまな種類が存在する。キルタン・クリヤ瞑想は、ヨガの原則から誕生した瞑想の中でもたいへん伝統のあるもので、詠唱や指を軽く叩く動作（「ヨガ・ムドラ」）をしながら瞑想を行う。カリフォルニア大学ロサンゼルス校のヘレン・ラヴレッキーとマイケル・アーウィンの二人は、認知症の家族の介護者を対象に瞑想の効果の研究を行った。被験者の大半には当初、少なくとも軽度のうつの症状が確認されていた。テロメラーゼの測定は、私たちのラボが担当した。被験者がキルタン・クリヤ瞑想を一日に一二分間、二か月継続して行ったところ、テロメラーゼは当初より四三パーセント増加し、炎症に関連する遺伝子の発現は減少していた【7】(対照群の被験者は、瞑想のかわりにリラックス音楽に耳を傾けていた。彼らのテロメラーゼも増加はしていたが、増加の幅は三・七パーセントにとどまった)。瞑想を行ったグループはうつ病の症状が軽減し、認知能力も改善していた【8】。

マインドフルネス瞑想がメタ認知を促進し、ネガティブな感情の受容を助けるのに対し、キルタン・クリヤ瞑想は心の集中度を高め、心と体が一つになった静かな状態をつくることで良い作用をもたらす。心と体が統合されると精神は、ぐっすり眠って目覚めたときのように冴えわたり、澄みわたる。

私たちがふつう「ヨガ」といって思い浮かべるハタ・ヨガについても、読者は知りたいかもしれない。ハタ・ヨガは、体のポーズと呼吸と、精神を現在に集中させることとを一つに結びつけたいわば「動く瞑想」だ。現在のところ、ヨガとテロメアとの関連は研究されていないが、ヨガが健康上さまざまな利益をもたらすことは、多くの研究から提示されている（私［エリッサ］は個人的なヨガ愛好者として、この技法に細胞老化を改善する効果がきっとあると言及したい）。ヨガには生活の質を高める効果がある。さまざまな病気の患者の心を和らげ【9】、血圧を下げ、おそらくは炎症や脂質を抑える効果もある【10】。そして長期間行えば、脊椎の骨密度を上げる効果もあることが最近証明されている【11】。

気功

気功は、一連の流れるような動きで構成されている。姿勢と呼吸と意志の三つに重点が置かれており、一種の動く瞑想といえる。気功は中国古来の医学の一角をなし、五〇〇〇年以上の歳月をかけて開発され、洗練されてきた。キルタン・クリヤ・ヨガと同じように気功は、心身を統合することによって集中した精神状態をつくり、心をリラックスさせる。気功の効用は、数千年の実践から裏打ちされているが、そのほかに、ランダム化対照実験を使った最高精度の科学的エビデンスによっても効果が実証されている。たとえば気功には、うつ病を軽減する効果があり【12】、糖尿病にも有効である可能性がある【13】。気功と細胞老化についての研究が、慢性疲労症候群の人々を対象に行われた結果、四か月の実践でテロメラーゼが大きく増加するという結果が出ている。待機者リストに載せられた対照群の人々と比べ、疲労のレベルも改善した【14】。被験者は最初の一か月間、教師から気功のやり方を教わり、その後は自宅で毎日三〇分、実践を行った。

私（エリッサ）に気功を教えてくれたのは、東洋医学の医師で、医療的な気功の専門家でもあるロジャー・ジャンクだ。彼は、病気の予防のためにも、健康上の特定の問題のためにも、気功の実践をすすめている。誰でも簡単にできるうえ、数分間行うだけで、心が澄みわたり、穏やかになる（私たちのウェブサイトを参照してほしい）。この瞑想的な運動を行ううち、体に変化が生じるのを多くの人々が感じとる。指先にピリピリするような感覚が生じる人も大勢いる。これは「気」の感覚と呼ばれる現象で、それが起きるメカニズムはすでに解明されている。リラクゼーション反応が起き、副交感神経が活性化して血管が広がり、新しい血液がつくられるからだ。

この感覚は、中国医学でいう「気」のエネルギーが流れるためだとされているが、西欧には「気」にあたる概念は存在しない。

ライフスタイルを変革する

予防医学研究所の所長であるディーン・オーニッシュ医学博士はカリフォルニア大学サンフランシスコ校の臨床医学の教授でもあり、ライフスタイルの徹底的な変化が心臓病を改善することについて、草分け的な研究を行ってきた。オーニッシュ博士が考案したのは、ストレス管理の技法とライフスタイルの変革を一つにまとめたプログラムだ。博士はこのプログラムが細胞老化にどう影響するかを検証しようと、低リスクの前立腺がんの患者を被験者として集めた。被験者は食生活を野菜中心の低脂肪のものに切り替え、毎日三〇分のウォーキングを一週間に六日行い、さらに、サポート団体のセッションに毎週参加した。ストレス管理の練習も独自に行い、そのほかにヨガの穏やかなストレッチや呼吸法、瞑想なども実践した。ランダム化された制御実験を行った結果、このプログラムは、初期段階の前立腺がんの進行を遅らせたり止めたりする効果があることがわかった。プログラムを三か月間実践したところ、被験者のテロメラーゼも増加していたことが確認された。病気について思い悩む気持ちがこのプログラムによって和らいだ人ほど、テロメラーゼの増加は顕著だった。これは、ストレスの軽減が症状改善に寄与したことを示唆している【15】。

オーニッシュ博士は被験者のサブグループを五年間追跡調査し、その間プログラムを継続して行った人のテロメアが一〇パーセントも長くなっていたことを発見した。博士が心臓病患者の回復用に開発したプログラムは、公的医療保険のメディケアや多くの民間の健康保険が適用される数少ない行動療法の一つである。

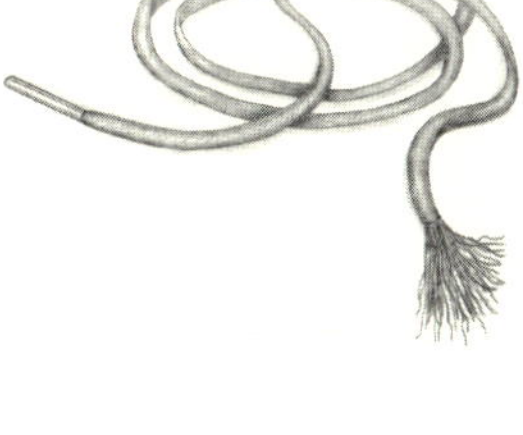

第Ⅲ部

細胞を守るために できること

自己評価テスト3

あなたのテロメアの健康度は？保護要因と危険要因

次は体に焦点をあてて、運動や睡眠や食生活について話をしよう。だが、読者はそれを読むより前に、自分のテロメアがどうなっているのか、どうすればそれがわかるのかを、おそらく知りたいのではないだろうか。では、ここで一休みして、小さなテストをしてみよう。人体のさまざまな組織や臓器、そして血液の中のすべての細胞にはテロメアが入っている。それらは緩く相関している。もしも血液中のテロメアが短ければ、その他の組織のテロメアも短い傾向がある。商業的な数少ないラボでは、あなたの血液中のテロメア長を測るテストをしてくれる。だが、個人にとってこのテストの有用性は限られている（巻末の「商業的テロメア診断についての情報」および私たちのウェブサイトに載っている、血液の測定に関する議論を参照）。それよりも役に立つのは、テロメアを保護したり損なったりする要因を知り、それをもとに日常生活のさまざまな側面を、テロメアを守る方向にシフトさせることだ。そのため私たちは、次に紹介する「テロメア予測クイズ」という一種の評価テストを作成した。

テロメア予測クイズ

これを使えば、テロメアの長さとの相関性がわかっている生活上の要因や、心の幸福度を評価できる。一〇分もあればすべての設問に答えることは可能だ。そしてその結果から、自分がどんな面を主に改善していけばよいかがわかる。

以下ではできるかぎり、研究で実際に用いられた尺度を紹介してある。それぞれの尺度が用いられた研究の詳細は、各項の「説明」のところに記してある。

質問が行われるのは主に次の分野だ。

あなたの幸福度

- 最近体験した大きなストレス
- うつ病や不安障害などの精神的苦痛が臨床的にどの程度のレベルか
- 社会的なサポートの有無

あなたのライフスタイル

- 運動と睡眠
- 食生活
- 化学物質への暴露

あなたは重度のストレスにさらされている？

表13の文章を読んで、あてはまる場合には「1」を、あてはまらない場合には「0」を記入しよう。

「1」と記入する場合は、少なくともその状況が数か月間続いていること。

スコアを合計する。表14で自分のスコアに該当するテロメアのポイントに丸をつけよう。

説明：重度のストレス暴露に関するチェックリストは、標準化された尺度ではない。だが、テロメア短縮に関連する極端な状況を経験しているかどうかを調べることはできる。たとえば、「仕事関連で精神が消耗していないか」【1】「認知症の家族を介護していないか」【2】「環境的な不安を始終感じていないか」【3】などの要因はテロメアの短縮と相関性があることが、少なくとも一つの研究から確認されている。これは、被験者のBMIや喫煙歴、年齢などの要素を調整したうえでの結果だ。人生の中での重大な出来事は、一過性でなく数年におよぶ場合、何であれテロメア短縮を誘発する危険性がある。ただ、ストレスにさらされることそのものは決定的な要因にはならない。重要なのは、第4章で述べたように、あなたがそれにどう反応する

表13

1. 仕事でひどいストレスを感じ続けている。精神的に消耗したり燃え尽きを感じたり、仕事に否定的になったりする。朝起きたときにも疲労感がある	
2. 家族が病気もしくは障害を抱えているため、あなたが24時間体制で介護をしている。それを重荷に感じている	
3. 治安の良くない一帯に住んでおり、日々危険を感じている	
4. 何らかの慢性的な状況や最近起きたトラウマ的な出来事のせいで、毎日のようにきわめて重度のストレスを経験している	

表14

重度のストレスへの暴露度	テロメアのポイント
スコアが0。ストレスの**リスクは低い**	2
スコアが1。ストレスの**リスクがいくらかある**	1
スコアが2以上。ストレスの**リスクは高い**	0

かだ。さらにもう一つ言えば、困難な状況が一つだけならそれを御することは可能かもしれないが、複数の困難な状況を慢性的に経験していると、それに対処するエネルギーが枯渇しやすい。そのため、複数の困難がずっと継続している状況を、ここでは「ハイリスク」に分類してある。

---あなたは気分障害？---

あなたは最近、うつ病や不安障害（ＰＴＳＤや一般的な不安の症状など）の診断を受けたことがあるだろうか？

表15で該当する項のテロメアのポイントに丸をつけよう。

説明：さまざまな調査によれば、軽微な苦痛だけならテロメア短縮との相関性は認められないようだ。だが、病気と診断され、日常生活を侵害するほど重い症状の場合、テロメア短縮との相関性が生まれる【4】。

---どのくらい社会的なサポートがあるか？---

あなたはいつも、パートナーや家族、友人やコミュニティのメンバーなどから社会的なサポートを受けているだろうか？　それに関する表16の質問に答えよう。

表15

メンタル面の臨床的レベル	テロメアのポイント
症状がない、または症状が病気と診断されるものでないなら、**あなたのリスクは低い**	2
症状が病気と診断されるほど重いものなら、**あなたのリスクは高い**	0

表16

1. 何か問題が起きたとき、あなたに良い助言をしてくれる誰かが身近にいますか？

1 まったくいない	2 いるときもある	3 ときどきいる	4 だいたいいる	5 いつもいる

2. あなたが何かを話したいとき、きっと耳を傾けてくれると思える誰かが身近にいますか？

1 まったくいない	2 いるときもある	3 ときどきいる	4 だいたいいる	5 いつもいる

3. あなたに愛情を示してくれる誰かが身近にいますか？

1 まったくいない	2 いるときもある	3 ときどきいる	4 だいたいいる	5 いつもいる

4. あなたの心の支えになってくれる（問題を一緒に話し合ったり、難しい決断をするとき手を差し伸べてくれたりする）と思える相手が誰かいますか？

1 まったくいない	2 いるときもある	3 ときどきいる	4 だいたいいる	5 いつもいる

5. 親近感を抱いている誰かや、ものごとを打ち明けられる信頼できる誰かと、あなたが望むだけ十分にコンタクトをとっていますか？

1 まったく とっていない	2 とるときもある	3 ときどきとる	4 しょっちゅう とる	5 いつもとる

表17

社会的なサポートの度合い	テロメアのポイント
スコアが24～25なら、社会的なサポートは**高い**	2
スコアが19～23なら、社会的なサポートは**平均的**	1
スコアが5～18なら、社会的なサポートは**低い**	0

それぞれの質問に対してあなたが選んだ答えの数字を合計し、表17で自分のスコアに該当するテロメアのポイントを丸で囲もう。

説明：この質問票は豊かな社会的サポートについての目録（ＥＳＳＩ）の、五つの質問からなるバージョンを借用したものだ。もともとは、心臓発作を経験した人々の社会的サポートの度合いを評価するためにつくられ、疫学的調査に用いられてきた【5】。この質問票のいくつかのバージョンは、テロメアの長さと社会的サポートとの関連を調べる研究で用いられている【6】。

社会的サポートについての境界値は、大規模な調査からのデータとほぼ同じ値だ。そして、この調査で効果が確認されたのは、いちばん年齢の高いグループだけだった【7】。ＥＳＳＩの検査では「一八点」が、社会的サポートの低い人を定義する限界値として用いられている。

運動をどのくらいしているか？

過去数か月間で、あなたが通常行ってきた身体的活動をいちばん的確にあらわす文章を選ぼう。

1　**あまり体を動かす活動はしなかった。**テレビを見たり、本を読んだり、カードゲームやコンピュータゲームをしてばかりいて、散歩をしたのはほんの一、二度だ。

2　**一週間に**一、二**度**、たとえば週末に家の外をゆっくり散歩するなどの**軽い運動**をした。

3　**週に三回**、速足のウォーキングや水泳、自転車などの**中程度の運動を各一五〜二〇分程度**行った。

4　**ほぼ毎日**（**週に五回以上**）、速足のウォーキングや水泳、自転車などの**中程度の運動を三〇分**

5 ランニングや、高速で自転車を漕ぐなどの**激しい運動を、週に三回、各三〇分以上**行った。

6 ランニングや、高速で自転車を漕ぐなどの**激しい運動を、ほぼ毎日**（**週に五回以上**）、**各三〇分以上**行った。

表18で自分のテロメアのポイントに丸をつけよう。

説明：この質問票は、スタンフォード大学が作成した余暇時間の活動分類項目（L-CAT）を借用した【8】。このL-CATの質問票は、肉体的な活動度を六つの段階に分類する。4、5、6のいずれかに丸をつけた人は、米国疾病予防管理センター（CDC）が推奨する有酸素運動のレベルを満たしている（同センターがすすめるのは、速足のウォーキングのような中程度の運動を週に一五〇分間、あるいはジョギングのような激しい運動を七五分間行うことだ。同センターはさらに、筋力を高める運動を週に少なくとも二日は行うことを推奨している）。第7章で説明するように、もしあなたが健康体で、運動を定期的にしているなら、やりすぎないかぎり、メリットに上限はないようだ。そのためには、たくさん運動をしたあとに回復のための時間を設けること。そして「週末だけ」ではなく「日常的」に運動をすることだ。

表18

運動スコア	テロメアのポイント
4、5、6の項目を選んだ人は、**リスクが低い**	2
3の項目を選んだ人は、**平均的なリスク**	1
1、2の項目を選んだ人は、**リスクが高い**	0

体を動かす活動を多くしている人は、そうでない人に比べて、大きなストレスを受けたときにテロメアのダメージが少ないようだ【9】。そしてある介入研究からは、週に三回、各四五分間の運動をすれば、テロメラーゼが増加することも確認されている【10】。

―― あなたの睡眠パターンは？ ――

表19の質問に答え、表20で自分の項のテロメアのポイントに丸をつけよう。

説明：睡眠の質に関するこれらの質問は、睡眠の質と睡眠障害を査定するピッツバーグ睡眠質問票（PSQI）からの引用だ【11】。この質問票は、テロメアの長さと睡眠との関連を調べる複数の研究により、睡眠の質を調べるために用いられている【12】。睡眠時間もまた重要だ。もしも一晩に六時間以上眠り、睡眠の質も「良い」「非常に良い」と自己評

表19

先月の自分の睡眠の質を評価してみよう	とても良い 0	まあまあ良い 1	あまり良くない 2	とても悪い 3
あなたは平均で毎晩何時間くらい眠っているだろうか？（ベッドにただ横になっていた時間とかならずしも同じではない）	7時間以上 0	6時間 1	5時間 2	5時間未満 3

表20

睡眠スコア	テロメアのポイント
両方の質問に0もしくは1と回答したなら、**リスクは低い**	2
どちらかの質問に2もしくは3と回答したら、**リスクは中程度**	1
両方の質問に2もしくは3と回答したら、あるいは睡眠時無呼吸症候群に悩んでいるのなら、**リスクは高い**	0

価していれば、リスクは低い。睡眠の質が悪いか、もしくは睡眠時間が短ければ、それだけリスクが生じる。睡眠の質が悪く、時間も短ければ、高リスクに分類される。睡眠時間の短さと質の悪さの加算効果はこれまでの研究で検証されていないが、両方がそろうとさらにひどい結果が起きると私たちは予測している。

もしあなたが睡眠時無呼吸症候群を患っていて、毎晩処置をせずに眠っているなら、やはりリスクは高くなる。

---　あなたの食生活について　---

表21の項目があなたはどのくらいあてはまるだろうか？　それぞれの文章を読んで該当するものに丸をつけて、答えを合計しよう。0〜5点になるはずだ。

表22であなたのスコアに該当するテロメアのポイントに丸をつけよう。

説明：頻度は、テロメアに関する研究から推定した。

オメガ3は食物から摂取するのがベストだ。もしサプリメントに頼るなら、生態系維持の意味からも魚ではなく海藻ベースのものを選ぶこと。血液中にDHAやEPAなどのオメガ3脂肪酸が多い人は、老化の速度がゆっくりしている【13】。毎日、皿に半分程度の海藻を食べる人は、年をとってもテロメアが長い傾向がある【14】。オメガ3脂肪酸のサプリメントに関する研究によると、サプリメントの摂取量のちがいは、血液中の吸収度にそれほど大きな差をもたらさないという。サプリメントを一・二五グラム摂取しても二・五グラム摂取しても、おおかたの人々において、血液中のオメガ3に対す

表21

1. オメガ3のサプリメント、海藻、あるいはオメガ3を豊富に含む魚について	
これらの食品を週に3回以上食べている	1
これらの食品を食べるのは、週に3回未満	0

2. 果物と野菜について	
少なくとも毎日食べている	1
毎日は食べていない	0

3. 砂糖入りのソーダやその他の飲料について（コーヒーや紅茶に自分で砂糖を入れるのはこれに含まない。その場合はたいてい、市販の甘味飲料に比べて砂糖の量はかなり少ない）	
ほぼ毎日、少なくとも350ccは飲む	0
定期的には飲まない	1

4. 加工肉の摂取について（ソーセージ、ランチョンミート、ハム、ベーコン、内臓肉加工品）	
1週間に1回かそれ以上食べる	0
1週間に1回未満しか食べない	1

5. あなたの食生活におけるホールフード（全粒穀物、野菜、卵、加工されていない肉など）と、加工食品（塩や保存料によって加工された食品）の割合は？	
ホールフードが多い	1
加工食品が多い	0

表22

テロメアと食生活のスコア	テロメアのポイント
スコアの合計が4もしくは5なら、食生活上のリスクはきわめて少ない	2
スコアの合計が2もしくは3なら、食生活上の**リスクは中程度**	1
スコアの合計が0もしくは1なら、食生活上の**リスクは高い**	0

るオメガ6の割合はある程度減少した（オメガ6脂肪酸は、コーンオイルや大豆油、ヒマワリの油や種子、ある種のナッツなどに含まれる多価不飽和脂肪酸であり、オメガ3脂肪酸との摂取バランスが非常に重要である）。テロメアの伸長も認められた【15】。体がどれだけ吸収できるのかは断言できないが、週に数回は魚を食べるか、あるいはオメガ3のオイルを一日に一グラム摂取していればおそらく十分だろう。

サプリメントとテロメアの伸長にも相関性は存在するが、もし可能なら抗酸化作用のある食品やビタミンに富む食品（多種の野菜と、一部の果物）を摂取するほうが望ましい。

砂糖入り炭酸飲料とテロメア短縮とのつながりは三つの研究から示されており【16】、一つの研究からは、砂糖入り炭酸飲料を毎日飲んでいると、テロメアに影響が起きる可能性があることが示唆されている。たいていの甘味飲料には一〇グラム以上の砂糖が含まれており、典型的な砂糖の含有量は二〇～四〇グラムにおよぶ。

加工肉については、一つの研究から次のような結果が出ている。被験者を加工肉の摂取度で四つに分けたとき、摂取量がいちばん多い四分の一の人々（加工肉を週に一度は摂取するか、毎日少量を摂取する人々）はテロメアが短かった【17】。

化学物質への暴露度は？

表23の質問に対する答えの「はい」と「いいえ」のどちらかに丸をつけ、表24で該当するテロメアのポイントに丸をつけよう。

表23

紙巻きタバコか葉巻を定期的に吸いますか？	はい・いいえ
殺虫剤や除草剤を使って農作業をしていますか？	はい・いいえ
車の排ガス公害がひどい地域に暮らしていますか？	はい・いいえ
テロメアに有害な物質リスト（333ページを参照）に載っている化学物質（毛髪染料や家庭用洗浄剤、鉛やその他の重金属など）に大量にさらされる環境で仕事をしていますか（車の修理工場など）？	はい・いいえ

表24

テロメアの化学物質への暴露度	**テロメアのポイント**
すべての質問に「いいえ」と答えた場合、化学物質暴露の**リスクは低い**	2
どれか一つでも「はい」と答えた場合、**リスクは高い**	0

表25

分野	**テロメアのポイント**		
幸福度	**高リスク**	**平均的**	**低リスク**
ストレスへの暴露	0	1	2
臨床的な気分障害	0	1	2
社会的なサポート	0	1	2
ライフスタイル			
運動	0	1	2
睡眠	0	1	2
食生活	0	1	2
化学物質への暴露	0	1	2

説明：リストに挙げた化学物質暴露に関する項目は、少なくとも一つの研究でテロメアの短縮とのつながりが示されている。喫煙【18】、殺虫剤への暴露【19】、毛髪染料や洗剤などの化学物質への暴露【20】、大気汚染【21】、鉛暴露【22】、自動車修理工場などでの化学物質への暴露【23】などが含まれる。

総合しよう

表25で全体のスコアを確認しよう。

ライフスタイルの総合スコアをどのように理解すべきか

全体をまとめたスコアは、あなたのテロメア短縮の全般的な危険度と保護度を示している。スコアが高い人は、テロメアをうまく保持している可能性が高い。ぜひそのまま頑張ってほしい。このテストをいちばん有効に活用するには、スコアの総合点にこだわるのではなく、個々の領域に注目することが大切だ。**表25のどこかの項目に一つでも「2」がある人は、ただ危険を避けているだけでなく、テロメアを守るために良いことをしているといえる。**一般的にいえば「2」というスコアは、**その人が日常的にテロメアを守る行動をとっていたり、健康寿命の基礎をつくる活動に日々取り組んでいたりするしるしといえる。**

合計スコアが「0」（高リスクと判定）だった人のテロメアは概して、加齢に従って短くなっている可能性が高い。リスク要因があると、さらに事態は悪くなる。だが幸いにもリスク要因は、私たち自身の手で変化させられる可能性がある。

┄ 取り組むべき分野を選ぶ ┄

このチャートを最大限に活用するには、スコアが「0」だった項目に着目し、その中からいちばんたやすく変えられそうなものを一つ選ぶことだ。「0」の項目がなかった人は、スコアが「1」だった項目に着目し、同様の作業を行う。肝心なのは、**一つの項目だけに的を絞って作業を開始することだ。**自分の決めた分野の小さなものごとを改善するのに全力を注ぐのがよい。自分が変革しようとしているものごとを思い出させる何かをベッドサイド・テーブルに置いたり、それを行うのにいちばん適した時間に気づきのアラームを設定したりしてもいい。第Ⅲ部の最後の「リニューアルのための情報2」には、新しい目標に向けて準備をするための情報を掲載してある。

第7章 運動はテロメアを鍛える

運動には、酸化ストレスや炎症を抑える働きがある。だから、ある種の運動プログラムがテロメラーゼを増加させるのは、さして驚きではないかもしれない。だが、週末だけ激しい運動をしている人は要注意だ。過剰な運動は逆に酸化ストレスを増加させる危険がある。そして過剰な訓練を慢性的に行ってオーバートレーニングになれば、あなたにも、あなたのテロメアにも深刻なダメージが起きる可能性がある。

二〇一三年五月、マギーは初めてのウルトラマラソンに挑戦した。もっと短い距離のレースではいつも好成績を残してきたし、荒野を抜けて一〇〇マイル（一六〇キロメートル）の長い距離を走るという限界に挑戦したい気持ちもおおいにあった。トップ集団で走りたいなどと大それたことは考えていなかった。無事にゴールできれば御の字のつもりだった。ところが、ウルトラマラソンの中間地点で友人の一人が近づいてきて、マギーにこう告げた。「ねえ知ってる？　今、一三位よ！　このままいけば一〇位に入賞できるかも！」

マギーはもっとギアを上げようと決意した。それからの数時間でマギーは一二位に上がり、一一位に、そしてさらに一〇位にまで上がった。そのまま一〇位でゴールラインを越えた彼女は、翌年の大会にも招かれ、良い位置で走る権利を得た。

その夏、マギーはさらに三回のウルトラマラソンに出場した。六月に一〇〇マイル。そして、七月と八月にも。すばらしい気持ちだった。九月、彼女はある決意をした。苛酷だったスケジュールが終わったあと長い休息期に入るのはやめにして、一二月に開催されるウルトラマラソンに向けてトレーニングを継続することにしたのだ。ところが、トレーニングを開始してから数週間後、突如、不眠症になった。まったく眠れない夜が幾晩も続いた。ベッドに横になったままほとんど一睡もできず、そのまま朝が来て目覚まし時計が鳴るという繰り返しだった。「ドラッグをやったことはないけれど、きっとこんな感じなんだろうなと想像したわ」とマギーは語る。「眠れないのに、ちっとも疲れていない。エネルギーに満ちている。とっても奇妙な感じだった」

マギーはトレーニングを続けた。だが、風邪やインフルエンザや、他のウィルス性疾患にかかりやすくなった。練習量を減らしても体調は改善せず、マギーはスケジュールをもとに戻した。初冬に、体が悲鳴を上げた。トレーニングを完遂することはおろか、仕事に行くことさえ難しくなった。ベッドから起き上がることすらできない状態だった。

マギーには、オーバートレーニング症候群のほぼあらゆる兆候が認められた。オーバートレーニング症候群はいわゆる病気ではないが、睡眠障害や疲労感、イライラ感、病気へのかかりやすさ、肉体的な痛みなどが特徴的な症状だ。

ウルトラマラソンに挑戦したマギーの「グランドスラム・サマー」について、まわりの人々はさまざまな反応をした。そこまで苛酷な運動が人間の体に良いわけはないと、愉快そうに批判する人もいた。マギーには悪いと思いながらも、エリート・レベルの訓練についていけない人間には何か問題があるのだと考える人もいた。マギーの経験を引き合いに出して、いっさいの運動を拒否する人もいた。

運動は、混乱を招きがちなトピックだ。それは感情的な問題にもなりうる。だが、テロメアの保持という観点から見ると、事態はいくらか明確になる。テロメアの保持のためには、苛酷な運動計画は必要でない。〝グランドスラム・サマー〟で体を限界以上に鍛えたマギーのような人を見て恐れをなしている一般人は、どうぞ安心してほしい。もう一つの朗報はテロメアが、さまざまな種類のさまざまなレベルの運動に強く反応してくれるらしいことだ。この章では、どんな種類の運動がテロメアのためになるのか、自分の運動量は少なすぎるか、（マギーの場合のように）多すぎるかを、どう判断すればよいかを紹介しよう。

二つの薬

こんなふうに想像しよう。ここは未来のドラッグストアで、あなたは薬剤師に相談をしている。薬剤師はあなたに二種類の薬を提示する。あなたは一つ目の薬を指さし、その効用を質問する。

どんな効き目があるのか、薬剤師は次々に数え上げる。「血圧を下げ、インスリンの値を安定させる効果があります。気分の向上、カロリーの燃焼増加、骨粗鬆症の予防、そして心臓発作やほかの心臓病のリスクを下げる効果もあります。ただ、残念ながらいくつかの副作用があります。不眠、皮膚の発疹、心臓の問題、吐き気、腹部の膨満感、下痢、体重増加、その他もろもろです」

「ふうん」あなたは言う。「もう一つの薬は？　そちらはどんな効果があるの？」

「ああ、まったく同じ効果です」。薬剤師は明るく答える。

「副作用は？」。あなたはたずねる。

薬剤師の目が輝く。「ありません」

一つ目の薬は想像の産物だ。β《ベータ》遮断薬と降圧剤、コレステロールを下げるスタチンとインスリン分泌を安定させる糖尿病薬、抗うつ剤、そして骨粗鬆症の薬を掛け合わせるとそんな薬ができあがるかもしれない。

二つ目の薬は、本物だ。それは「運動」と呼ばれている。運動をする人々は長生きで、高血圧や心臓発作や心血管系の病気やうつ病や糖尿病やメタボリック・シンドロームにかかるリスクも低い。さらに、認知症になりにくいという効果もある。

運動があなたの生理機能全体にそんなにすばらしい効果をもたらす魔法の薬であるなら、それはいったいどのように作用するのだろう？　運動が全般的にどんな効果をもつかは、すでに読者もご存じだろう。運動は、心臓や脳への血流量を増やし、筋肉をつくり、骨を強くする効果がある。だが、もし強力な顕微鏡で運動の効果を観察することができたら、そして、定期的に運動を行ったとき人間の細胞の中で何が起きているのか覗くことができたら、いったい何が見えるだろうか？

フリーラジカルに負けないために

運動をする人は、酸化ストレスとして知られる有毒な状態に陥りにくい。悪名高い酸化ストレスの一つの原因は、「不対電子（通常二個が対となって原子核のまわりの軌道上に存在する電子のいっぽうが失われ、軌道上に一つだけとなった状態）」をもつ「フリーラジカル」とともに始まる。フリーラジカルは、不安定で不完全な分子だ。そして失った電子を求めて、ほかの分子からそれを奪いとってしまう。するとその分子が不安定になり（これを「酸化」と呼ぶ）、欠けた電子をさらに別の分子から奪わなければならなくなる。こうして生じるのが「酸化ストレス」だ。いやな気分を誰かにぶつけると人は少し気持ちが軽くなるが、そうして人から人へ暗い気分が伝わるように、酸化ストレスは細胞の分子間に縦横に広がっていく。これは老化や疾患期間の始まりとも関連している。

具体的には、心血管系の病気やがん、肺疾患、関節炎、糖尿病、黄斑変性、神経変性疾患との相関性が認められる。

幸いにも、私たちの細胞の中に抗酸化物質は存在しており、酸化ストレスに対する自然な防護の役割を果たしている。細胞内の抗酸化物質はフリーラジカルに電子を提供するが、その後も自身は安定している。電子が抗酸化物質によって与えられれば、フリーラジカルの連鎖反応は止まる。抗酸化物質は、こんなふうに言ってくれる良くできた友人のようなものだ。「オーケー。いやな気持ちを何でも吐き出していいよ。僕が耳を傾けてあげれば、君の気持ちは楽になるし、そのことで僕に悪いと思う必要はない。僕はぜったいに君の暗い気持ちをほかの誰かにぶつけたりしない」

理想的な状況では、細胞の中には、体内のフリーラジカルを中和するのに必要な抗酸化物質が十分含まれている。フリーラジカルが私たちの体から完全に消えることはない。生きるというプロセス自体によって、フリーラジカルはたえずつくられ続ける。たとえば、代謝を通じてふつうにフリーラジカルは発生する。実際、微量のフリーラジカルは、細胞と細胞が正常なコミュニケーションを行ううえで重要な役目を果たしている。だが、放射線やタバコの煙などの環境的ストレス、そして重度のうつなどにさらされると、フリーラジカルが過剰に産生されることがある。危険が発生するのは、フリーラジカルが蓄積したときのようだ。抗酸化物質の量をフリーラジカルが上回ると、バランスの崩れた酸化ストレス状態に体は突入するのだ。

運動が重要だという理由の一つはこれだ。短期的には、運動をすることでじつはフリーラジカルは増加する。運動によって大量の酸素が取り込まれるのが、原因の一つだ。それらの酸素のおおかたは、エネルギーをつくるために用いられる。エネルギーは、細胞内のミトコンドリアの中で特別な化学反応によって生産されるが、その重要なプロセスのさい、どうしても副産物が生じる。そして、その一部がフリーラジカルを形成する。だが、この短期的な反応は、健康的な対抗反応の引き金になる。つまり、体がより多くの抗酸化物質を生産し始めるのだ。心理的ストレスも短期的なものなら精神を鍛え、困難に対処する能力を磨くのと同じように、適度で定期的な運動による肉体的なストレスは、究極的には抗酸化物質とフリーラジカルとのバランスを向上させ、細胞をより健康的な状態に保つようになる。

運動によるメリットはほかにもある。定期的な運動によって副腎皮質の細胞は、ストレスホルモンとして知られるコルチゾールの産生を抑制するようになる。コルチゾールの分泌が減れば、心はより穏やかになる。体中の細胞のインスリン感受性が高まり、血糖値が安定する。腹部の肥満や高い血糖値を避けたければ、ぜひ運動をすることだ。

免疫老化：運動は健康寿命を長くする

人間が加齢にともない悪性腫瘍などの病気にかかりやすくなる背景には、免疫老化という重要なプロセスがある。免疫系の老化が起きると、炎症性サイトカインが高濃度で体を循環する。そしてサイトカインの分子は、突風にあおられた炎のように全身に炎症を広げる危険がある。サイトカインはさらにT細胞の老化のスピードを速め、そのせいで、T細胞は病気と闘うという本来の役目を果たせなくなる。老化した免疫細胞の一部は、すでに説明したように、悪玉に変化さえする。免疫細胞が老化したせいで、やっかいな病原体に体がすぐ負けるようになり、下手をすれば入院という事態まで起きる。老化した免疫細胞が体内に大量にあると、肺炎やインフルエンザの予防接種を受けても、ワクチンが効かずに発熱したり咳が出たりする可能性も高くなる【1】。つまり、予防医療の恩恵を受けることも難しくなってしまうのだ。

しかしながら、いわゆる〈カウチポテト〉の人々に比べると、定期的に運動をする人は炎症性サイトカインの値が低く、予防接種がうまく働く確率も高い。そして免疫系も、より丈夫でいられる。免疫の老化は年をとれば誰にでも起きる自然な現象だ。だが、運動をする人はその現象が起きるのを、人生のいちばん最後のときまで引き延ばせる可能性がある。運動と免疫学の研究者、リチャード・シンプソンによれば、「日々の運動が免疫系の働きを整え、免疫老化の開始を遅らせられる」ことが、その他の証拠からも示されている【2】。運動とは、免疫系を生物学的に若く保つためのすばらしい方策なのだ。

テロメアにはどんな種類の運動が最適か?

運動は、炎症や免疫老化を防ぐことによって、細胞を守る手助けをする。ここからは、運動が細胞にどんな利益をもたらすかについて、付加的な説明をしよう。運動にはテロメアの維持を助ける作用がある。一二〇〇組の一卵性双生児の研究からも、それが確認されている。(一卵性)双生児研究には、遺伝的な条件を同じくできるメリットがある。体をよく動かす双子の片割れは、あまり動かさない片割れと比べてテロメアが長いことが確認されている【3】。年齢や、テロメアに影響するほかの要因の影響は統計的処理で調整し、それにより、運動とテロメアの純粋な関係を検証できるようにした。そこから明らかになったのは、運動の有益性だけでなく、「座りっぱなし」が代謝上の健康《メタボリック・ヘルス》に非常によろしくないという事実だ。現在では複数の研究から、座ってばかりいる人のテロメアが、少しでも運動をする人に比べて短いことが確認されている【4】。

だが、細胞老化に関して、あらゆる種類の運動は等しく有効なのだろうか？　ドイツのホンブルクにあるザールラント大学医学センターの研究者、クリスティアン・ヴェルナーとウルリヒ・ラウフスは小規模だがたいへん興味深い研究を行い、三種類の運動についてテストをした。その結果、テロメラーゼの補充作用が運動によってたしかに増加しているという示唆が得られた。どんな種類の運動が細胞の健康保持に最適かという理解も進んだ。顕著な効果が見られたのは二種類の運動だ。中程度の有酸素運動を一回に四五分間、週に三回のペースで六か月間継続したところ、テロメラーゼの値は二倍になった。鼓動が激しくなるような短時間の強い運動と回復期を交互に繰り返す高強度インターバルトレーニング（ＨＩＴ）でも同様の効果が得られた。レジスタンス運動〔筋肉に抵抗負荷をかける動作を繰り返し行う運動〕では、テロメラーゼの活性に顕著な効果は見られなかった（ただしほかの利益があったため、研究者らは「レジスタンス運動は、持久力トレーニングの代用ではなく補完的なものとして活用すべきだ」と結論した）。だが、三種類の運動はどれも、テロメアに関連するタンパク質（テロメアを守るテロメア結合タンパク質ＴＲＦ２など）の働きを向上させたり、細胞老化の重大なマーカーであるｐ16の減少につながったりすることがわかった【5】。研究者らはまた、種類にかかわらず有酸素運動量をいちばん増やした人は、テロメラーゼの活性がもっとも上昇していたことも発見した。これらの結果が示唆しているのは、いちばん重要なのはすべての根底にある心血管系の健康だということだ。

　というわけで、中程度の有酸素運動か高強度インターバルトレーニング（ＨＩＴ）のどちらでも、とにかく実践してみよう。どちらもすばらしい効果がある。この章の最後のリニューアル・ラボでは、テロメアを強くする効果が実証されている運動をいくつか紹介した。その中の一つだけを限定的に行う必要はない。いろいろな運動をとり合わせたほうが、効果は高い。数千人のアメリカ人を対象にしたある調査からは、たとえばウォーキングと自転車と筋力トレーニングなど、さまざまな分野の運動を行う人ほど、テロメアは長いという結果が出ている【6】。だから、筋トレも行うにこしたことはない。筋トレ自体には、テロメア伸長との顕著な関連性は認められていないが、骨密度を維持もしくは改善したり、筋肉量を増やしたり、平衡感覚や運動感覚を養ったりする効果がある。これらはどれも、良く老いるために欠かせない重要な要素だ。

では実際に、どのようにして運動はテロメアを強化するのだろう？

おそらく炎症の抑制や酸化ストレスの抑制など、運動が細胞に与えるすばらしい効果は、そのままテロメアにも良い影響をおよぼすのだろう。あるいは、運動がテロメアに良いのは、ストレスによる通常のダメージを起こりにくくしているからかもしれない。ストレス反応が起きると細胞はダメージを受け、その残骸が生じる。だが、運動をすることでオートファジー〔細胞内の老化タンパク質分解〕のスイッチが入り、ストレスで損傷した分子を細胞が食べ、リサイクルするという〝清掃活動〟が行われるようになるのだ。

運動がテロメアに直接影響している可能性もある。たとえば、ウォーキングマシンで運動をすると急激なストレス反応が起きるが、それによってテロメラーゼ遺伝子の一つであるテロメア逆転写酵素（ＴＥＲＴ）の発現度は増す【7】。座ってばかりいる人に比べて運動をする人は、このＴＥＲＴの発現度が高いことがわかっている【8】。運動には、最近発見されたイリシンというホルモンを増加させる働きもある。イリシンには代謝を促進する作用があり、テロメア伸長との相関性も一つの研究から示唆されている【9】。

テロメアと運動がどのようにつながっているかというしくみはともかく、はっきりしているのは、運動がテロメアにとって重要だということだ。テロメアの健康を保ちたければ、運動をすることだ。テロメアの維持に役立つとわかっている運動については、リニューアル・ラボを参照してほしい。

運動が細胞内部にもたらすメリット

運動は細胞の内部にさまざまな良い変化をもたらす。運動は短期的なストレス反応を起こすが、それが引き金になって、大きな回復反応が起きるからだ。運動によって体の分子は損傷を受け、損傷した分子は炎症を引き起こす可能性がある。だが、運動を始めてまもなく、オートファジーという現象が起き、細胞はまるでパックマンのように、細胞内の損傷した分子を食べてしまう。これにより、炎症を防ぐことができる。同じ実験をさらに続け、損傷した分子の数がオートファジーで追いつかないほど多くなると、細胞は速やかに死滅する。これは「アポトーシス」と呼ばれ、炎症や残骸を残すことのないきれいな死に方だ【10】。運動にはまた、エネルギーを生産するミトコンドリアの数や質を向上させる働きもある。このようにして運動は、酸化ストレスを減少させている【11】。運動を終えて体が回復しようとしているとき、体内ではまだ細胞の残骸の掃除が続いている。それによって細胞は、運動をする前よりもっと健康に、もっと丈夫になる。

テロメアとフィットネス

テロメアの健康にとって大切なのは、単に運動をすることだけではない。肉体的な作業を行う能力、つまり体力《フィットネス》もまた重要だ。人によっては軽い運動を定期的にしても、体力がつかないことはおおいにありうる。逆に、若いときには特に、運動などしなくても体力を保つことは可能だ（思い出してほしい。二〇代のころなら、高校卒業以来運動とは無縁だった人も、長い苛酷なハイキングをきちんと歩きとおすことができたはずだ）。だが、テロメアの健康には、定期的な運動プラス体力が必要だ。どの程度必要なのだろう？　マギーのようにウルトラマラソンを走破できるレベルが必要なのだろうか？　あるいは、五マイルのオープンウォータースイミングができるくらい？　あるいは、一〇月の土曜日の朝、中西部の友だちと一緒に名物〝ゾンビ・レース〟に参加して、トウモロコシ畑を縦横に走りまわれるくらい？　私たちの文化の中で、フィットネスの水準は高まりつつあり、健康でいるためにどのくらい体が強くなければならないかはよくわからなくなっている。

フィットネスはたしかに、テロメアの健康にはとても重要だ【12】。だが、安心してほしい。本当に中程度の、達成可能なレベルの運動でも、テロメアには大きな利益がもたらされる。私たちの同僚のマリー・フーリーが、心臓病を患っている大人を対象にウォーキングマシンを使った実験を行った。被験者はマシンでウォーキングを開始し、傾斜やスピードを徐々に、限界まで引き上げていった。結果は明らかだった。運動能力が低いと判断された人は、テロメアが短かったのだ【13】。心肺持久力がいちばん低い人々は速足歩きを維持できなかったが、いちばん高い人々はハイキングをするときのペースでずっと歩きとおすことができた。心肺持久力が低い人は高い人に比べてテロメアの塩基対の数が少なく、細胞の老化度で計算すると四年近く年をとっている計算になった。

あなたは庭の芝刈りができるだろうか？ 雪かきができるだろうか？ ゴルフのとき自分でクラブを運べるだろうか？ もしもそれができないなら、あなたは「体力が低い」グループの仲間入りだ。だが、体力をゆっくり安全に高める簡単な方法はいくつもある。まず医師のチェックを受けてから、本章の最後のリニューアル・ラボで紹介するウォーキング・プランを検討してみよう。活発なウォーキングができる人や、軽いジョギングを四五分程度、週に三回行える人は、テロメアの健康維持という点ではもう十分だ。体力と運動はたしかに結びついているが、別々のものであることを忘れないでほしい。仮にあなたが生まれつき丈夫な体でも、テロメアの健康のためにはやはり運動が必要だ。

運動しすぎたら？

中程度の運動で体を鍛えるのが、テロメアに良いのは明らかだ。では、マギーのようなウルトラマラソン級のランナーはどうなのだろう？ 極限まで運動をしている彼女のテロメアは長いだろうか？ それとも短いのだろうか？ ウルトラマラソンを走る人はそういないが、持久力の必要な運動をする人は増えており、この問題に触れないわけにはいかない。

激しい運動を行っているおおかたのアスリートは安心してほしい。ウルトラマラソンのランナーを対象にしたすぐれた研究からは、座ってばかりいる人々に比べてランナーの細胞がおよそ一六歳も若いことが確認されている【14】。ということは、私たちはみな、次の一〇〇マイルレースに参加するべきなのだろうか？ そんなことはない。先ほどの比較はあくまで、「座ってばかりいる人」と比べた場合だ。激しいトレーニングをしているアスリートと、一週間で一〇マイル走る程度のもっと一般的なランナーを比べた場合、どちらのグループのテロメアも、座ってばかりの人々に比べて健康で良好な状態にあった。ウルトラマラソンに挑戦できるほど体を鍛えても、テロメアという観点ではそれ以上の利益はもたらされないようだ【15】。

耐久レースのランナーは、ときおりこんな悩みを抱く。厳しいトレーニングをずっと何年も続けるのと、レースが終わったらそれまで続けてきた訓練を通常レベルの運動に戻すのと、どちらが体に良いのだろうか？　若いころエリート・アスリートだった高齢の男性を対象に行われたある調査によれば、彼らのテロメアの長さは、同年齢のほかの男性とほぼ同じだった。若いころに何年も積み上げてきた厳しい訓練は、テロメアに関していえば効果を発していないように見えた【16】。ドイツでは、若いころからたくさんの耐久レースに出場してきた「マスター・アスリート」を対象にした研究が行われている。被験者の大半は今も、（フルマラソンを二時間台で走るのではなく、八時間かけて走る程度の）ゆっくりしたペースではあるが運動を続けている。こうして長期的に運動をしている人は、対照群に比べて外観も若く、テロメアの短縮度も少なかった【17】。数年間の運動効果について検証した別の調査によれば、過去一〇年ほどのあいだ積極的に運動を行った人々は、テロメアが長いことが確認された【18】。運動を若いときから始めるのはたしかに重要なようだ。だが、気落ちする必要はない。運動を始めるのに遅すぎることはけっしてない。何歳から始めても、かならず利益はもたらされる。

しかし、マギーのようなケースは問題かもしれない。極限的なトレーニングを行っている人を対象にしたある調査によれば、彼らの筋肉細胞のテロメアには短縮が認められたという。ただしそれは、慢性疲労症候群やオーバートレーニング症候群になっている場合のみだ【19】。マギーのような慢性疲労症候群の発症は、筋肉が容易には回復不可能な状態まで酷使されてしまった明らかなサインだ。骨格筋の前駆細胞もしくは衛星細胞とも呼ばれる細胞は、ダメージを受けた筋肉を修復する作用をもつが、過剰なトレーニングはこの重要な細胞を損ない、修復の働きを弱めてしまうと考えられている。限度を超えたトレーニングは、少なくとも筋肉の細胞においてはテロメアにダメージを与えるらしい。

オーバートレーニングの定義とは何だろう？　それは、休息と回復に対して訓練の時間が長すぎる状態をさす。ランニングを始めたばかりの人からプロのアスリートまで、誰の身にも、それは起こりうる。休息や栄養や睡眠によって体を支えられなくなったときに起きるのが、オーバートレーニングの症状だ。心理的なストレスが加担しているケースもある。オーバートレーニングの予兆は、倦怠感や不機嫌、イライラや睡眠障害、そして怪我や病気に弱くなることなどだ。治すためには休息をとるしかない。簡単なように聞こえるが、極限までの練習に慣れているアスリートにとってはけっして簡単ではない。

オーバートレーニングにまつわる議論は入り組んでいる。その原因は、「運動しすぎ」の分岐点が存在しないことだ。「運動しすぎ」のラインは個人によって異なるし、個人の生理機能やトレーニングの強度にも左右される。テロメアがここで私たちに伝えているのは、健康というものがいかに背景事情に左右されるかだ。ある人にとって良いことは、別の人にはマイナスになりかねない。もしあなたが激しい運動をしているアスリートなら、オーバートレーニングの兆候があらわれたときにすぐに気づくことができるよう、トレーナーや医師と密に連携しながら訓練を積むことが肝要だ。

一般的には、どんな運動もゆっくり始めるのが良い。軽いものからきついものへと徐々に難度を上げていくのが大切だ。平日はずっとオフィスで座りっぱなしで週末だけ過剰な運動をする人々は、筋肉を一度に酷使しがちで、その結果、倦怠感だけでなく吐き気に襲われることさえある。それは、体のためにはならない。忘れないでほしいのは、運動をするとまず体内の酸化ストレスが増大し、そのあとで健康的な対抗反応が起こり、ストレスが軽減されることだ。だが、運動量が過剰になると、この対抗反応が追いつかなくなる可能性がある。そうなると、酸化ストレスは減少するどころか増加してしまう。

運動で細胞をレジリエントにしよう

「運動をする時間なんてない。もう予定も約束もびっしりだもの」
「運動は、気分がいいときにするよ。今はストレスでへとへとだから、このうえさらにしんどいことはごめんだ」

どこかで聞いたことのあるセリフではないだろうか？　じつはいちばん運動が重要なのは、いちばんあなたが運動をしたくないとき、つまり「ああいやだ」と思っているときなのだ。運動をすると、終わってから三時間くらいまでは気分が改善されるし【20】、ストレス反応も減らすことができる【21】。ストレスでテロメアは短くなる危険があるが、運動は、ストレスによるダメージの一部からテロメアを守ることができるのだ。私たちの共同研究者で、カナダのブリティッシュ・コロンビア大学で心理学と運動の研究をしているエリ・プーターマンは、介護をはじめとする大きなストレスを抱えた多数の女性を対象に実験を行った。それによると、運動を行うほど、ストレスがテロメアを蝕む度合いは低くなっていた（図17のグラフを参照）。ストレスがテロメアにひそかにおよぼす作用を、運動が緩和していることがわかるだろう。あなたのスケジュールがどんなに過密でも、つらい運動など無理だと思うほど消耗しきっていても、それでもなんとか運動を予定の中にもぐり込ませるべきだろう。たとえば私たち二人は忙しいスケジュールの中、一緒にウォーキングをしながらこの本について話し合い、サンフランシスコの丘を登り下りしながら、各章についての意見を交わしてきた。

おそらくあなたは、自分で思っているよりも頻繁に運動することができるはずだ。でも、どうしてもそれができない日があっても、落ち込まずに元気を出そう。心理学の世界では、レジリエンスつまり打たれ強さは、みなが渇望する聖杯のようなものだ。それがあれば、落ち込んでもまたすぐ回復できるし、ストレスを上手にかわして心と体をダメージから守ることができる。エリ・プーターマンが行ったストレスの研究によれば、テロメアもまた、打たれ強くすることができるのだという。感情をうまく調整し、社会的なつながりを強くし、良い睡眠をとり、良い運動をするなどの健康習慣を実践すれば、テロメアはストレスのダメージを受けにく

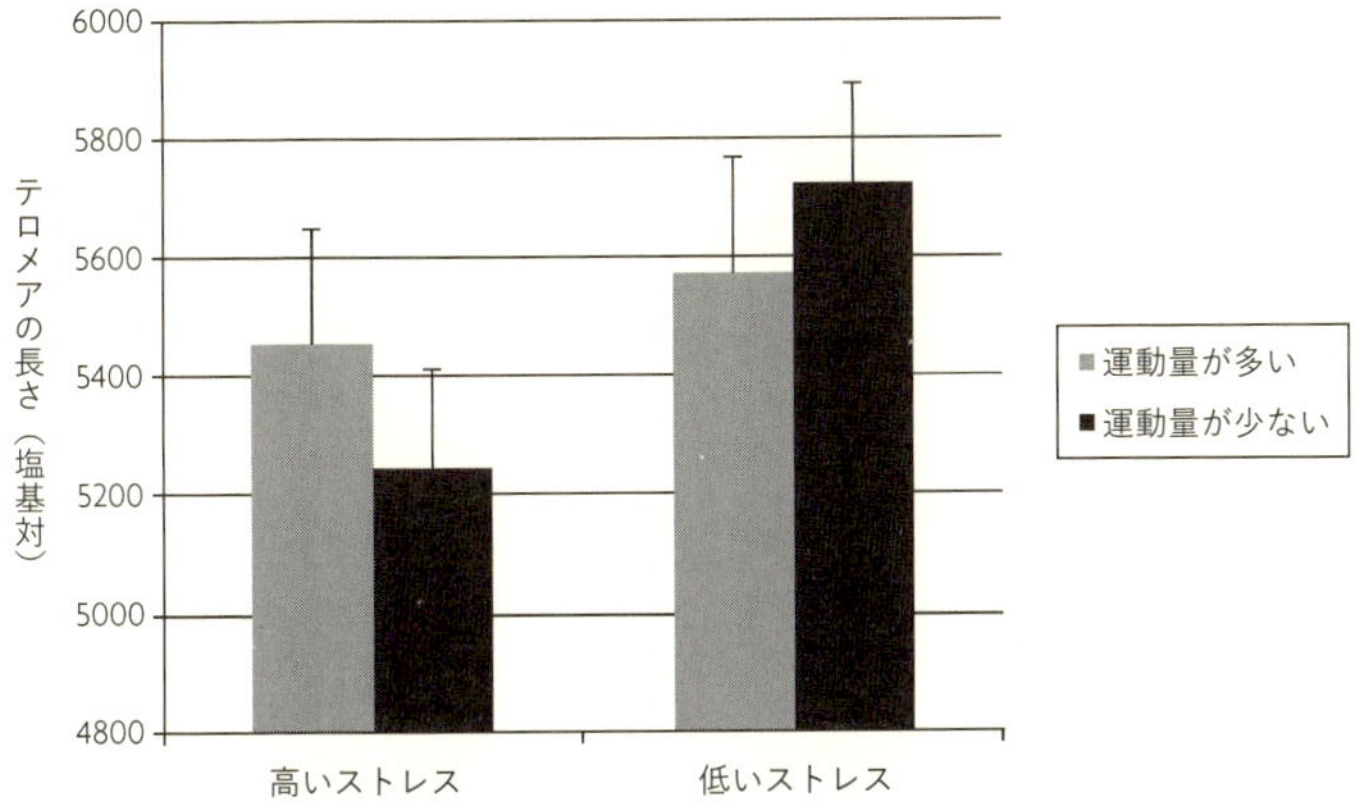

図17　肉体的な運動はストレスに関連するテロメアの短縮を緩和する
高いストレスを感じている女性は（ストレスの低い女性に比べて）テロメアが短いが、その傾向が顕著なのは運動量の少ない女性だけだった。運動量が多い場合、テロメアとストレスの相関性はなくなった【22】。グラフに示されているのは、テロメアの長さを塩基対の長さであらわした（調整されていない）生の数値である。

くなる。その効果は、うつ病の患者には特に顕著にあらわれる【23】。運動はたしかに、テロメアを打たれ強くする有力な方法だ。だが、どうしても運動ができないときには、レジリエンスを鍛えるほかの行動習慣を強化すればいい。何か行動をすれば、それはかならず自分のためになる。これは心を励まされるニュースの一つだ。

テロメアの心得

- 運動をする人のテロメアは、しない人に比べて長い。双子の場合でもこれはあてはまる。細胞の健康のためには、強めの有酸素運動が最適だ。
- 運動は、細胞内のクリーンアップ・クルーに活力を与え、そのおかげで細胞内に分子のゴミが堆積しなくなる。ミトコンドリアの働きは高まり、フリーラジカルは少なくなる。
- 激しい運動をしているアスリートは、体が非常に壮健で、代謝上もきわめて健康で、長いテロメアをもっている。だが、彼らのテロメアは中程度の運動をする人に比べて著しく長いわけではない。だから、テロメアのためだけなら極限的な運動を志す必要はない。
- 運動をしすぎて燃え尽きた運動選手は、さまざまな肉体的不調に襲われる可能性がある。筋肉細胞の中のテロメアが短くなるのは、その症状の一つだ。
- もしあなたがストレスの多い生活を送っているなら、運動は「すると良い」どころでなく「必須」だと思ってほしい。運動をすれば、ストレスによるテロメアの短縮を防ぐことができる。

リニューアル・ラボ

三つの運動プランを紹介する。自分に合ったものを選ぼう。

1 安定的な有酸素運動

先のドイツの研究で使用された有酸素運動は、テロメラーゼの著しい増加をもたらすことがわかっている【24】。やり方はごく単純だ。六〇パーセントくらいの力で歩く、もしくは走る。息は少し荒くなるくらいがいいが、会話は可能な程度でいい。これを一度に四〇分間、週に最低三回行う。

2 高強度インターバルトレーニング

高強度インターバルトレーニングでも、テロメラーゼの増加に関しては、安定的有酸素運動と同じ効果が見込める。表26の運動を週三回行おう。

3 少し緩めのインターバルトレーニング

インターバルトレーニングは、ランナーだけのためのものではない。表27のプランは実行可能なインターバルを組み合わせたものだが、難易度は下げてある。一〇分間のウォームアップとクールダウンを加え

表26

有酸素運動（ランニング）プラン	
ウォームアップ（軽く）	10分間
インターバル（4回繰り返す）	
ラン（速く）	3分間
ラン（遅く）	3分間
クールダウン（ゆっくり）	10分間

てもいい。

このウォーキング・プランが特にテロメアやテロメラーゼにどう影響するかという点は、まだ実験では検証されていない。だが、ある実験によれば、このプランで運動をすると、中程度の速さでただひたすら歩くより、健康上のさまざまな尺度で大きなメリットがあることが確認されている。さらに重要なのは、実験に参加した被験者（年齢は中高年以上）の三分の二以上が、その後何年もこのウォーキングによる運動プランを継続できたことだ【25】。

表27

ウォーキングによる運動プラン	
インターバル（4回繰り返す）	
速足のウォーキング（全力を10として6か7くらいの力で）	3分間
ゆっくり歩く	3分間

小さな一歩を積み上げよう

プラン化した運動のほかに、一日中、何かと体を動かす習慣をつけることが重要だ。日常生活の一部として運動が組み込まれてしまえば、あなたは「座りっぱなし」族から抜け出すことができる。抜け出さなければ、テロメアが短縮したり、インスリン感受性の低下や炎症の増加【26】につながりかねない代謝上の変化が起きることになる。だから、少しずつでいいからとにかく足を動かそう。目的地よりわざと少し離れたところに車を停め、上階に行くときは階段を使い、歩きながらミーティングをしよう。いくつかのアプリ（もしくはアイウォッチ）には、自分が座りっぱなしになっていないか、一時間ごとにチェックできるプログラムもある。単純な歩数計でも、どのくらい自分が歩いたか日常的に思い出すためには十分役に立つはずだ。

第8章　テロメアの疲労と睡眠

質の悪い睡眠や睡眠負債〔寝不足の蓄積〕、睡眠障害などはみな、テロメアの短縮と相関性がある。もちろん大半の人々は、もっと睡眠をとらなければいけないことを自覚している——問題は、よく眠れる方法をどうやって見つけ出すかだ。この章では、睡眠衛生についての標準的なアドバイスのほか、認知上の変化とマインドフルネスが良い睡眠を手助けする点について、最新の研究を引きながら説明していく。これらのテクニックを実践すれば、仮に長時間眠れるようにならなくても、不眠の悪影響を減らすことができるはずだ。

マリアの睡眠障害が起きたのは、一五年以上も前のことだ。夫婦喧嘩が増えたのがちょうどそのころで、夜中も眠れずに、ずっと起きていることが多くなった。頭の中では夫とのやりとりが何度も繰り返され、止めようとしても止められなかった。夫婦問題の専門セラピストに相談して、不眠の症状はいったん改善した。だが残念ながら、完治はしなかった。年に数回症状が戻り、また不眠に陥った。症状が再発すると、目が異常に冴え、夜中まで寝つけなかった。うつらうつらしてもすぐに目が覚め、お金の問題を心配したり、不眠が翌日の仕事に与える影響を心配したりした。日中はぐったり疲れていたが、頭がめまぐるしく回転していて眠れなかった。不眠を解消する講座に参加したとき、マリアは実際にどのくらい眠っているか、記録をつけてみるように言われた。毎晩平均で一二四分という結果だった。

あなたは十分に眠っているだろうか？　答えを手っ取り早く知るために睡眠の専門家が使うのは、日中に眠くなるかどうか自問せよというものだ。答えがイエスなら、睡眠は足りていない。たとえマリアのような劇的な症状ではなくても、睡眠不足に変わりはない。もっと良いテストのしかたは、テレビや映画を見ているときや車の助手席に座っているときに意図せず眠ってしまうことはないか、というものだ。多くの人々は睡眠が不足している。原因は、病気としての睡眠障害や、ライフスタイルに関連した一般的な睡眠の問題や、単なる多忙など、さまざまだ。米国国立睡眠財団が発行している二〇一四年の睡眠健康目録によれば、四五パーセントのアメリカ人は週に少なくとも一日は、（時間的もしくは質的に）よく眠れなかったせいで翌日の活動に支障が出ることがあると回答している【1】。

テロメアには睡眠が必要だ。すべての大人において、十分な睡眠がテロメアの健康に重要であることがわかっている。慢性的な不眠とテロメア短縮には相関性があるが、その傾向が特に顕著なのは七〇歳以上の人々だ（図18のグラフを参照）【2】。この章では、良い睡眠がどのようにしてテロメアを守り、老化の作用を緩和し、食欲を整え、つらい記憶の痛みを和らげるかを説明していく。よりよく眠るための、そして眠れなかったときにもできるかぎり良い気持ちでいられるための、いちばん新しい方法をぜひ読んでみてほしい。

睡眠の回復力

ふつう、睡眠は活動とは考えられていない。だが、それはまちがいだ。じつは睡眠とは、人間の行うもっとも回復力の高い活動なのだ。体内の生物時計を調整し、食欲を正し、記憶を強めたり癒やしたり、気分をリフレッシュさせたりするには、睡眠という回復の時間が必要なのだ。

体内時計をセットしよう

「あなたは朝起きるのがつらく、なかなか目が覚めないほうだろうか？」

「夜、なかなか寝つけないほうだろうか？」

「おかしな時間に空腹を感じることはあるだろうか？」

これらの質問に一つでも「イエス」と答えた人は、あるいは自分の体の時計が「ずれて」いるように感じる人は、脳の中の視交叉上核と呼ばれる組織にわずかだが失調が起きている可能性がある【3】。わずか五万個の細胞から成る視交叉上核は脳の視床下部の中に、大きな巣に置かれた卵のようにちんまりとおさまっている。だが、その小ささとは裏腹に、体の中で非常に重要な役目を果たしている。視交叉上核は、体の中の時計中枢であり、疲労を感じるべきときや、気を張り詰めるべきときや、空腹を感じるべきときを教えている。夜には、ダメージを受けた分子の除去やDNAの修復などを行うよう、細胞の〝清

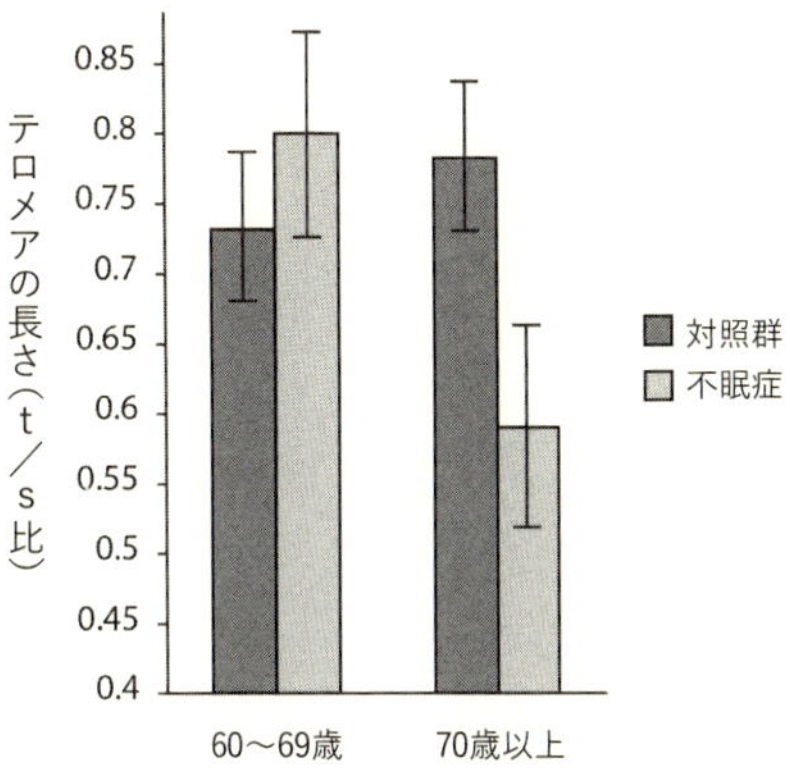

図18　テロメアと不眠
60〜88歳の男女に不眠とテロメア短縮との相関性が認められるが、正しく言えばそれは70歳以上に対してのみあてはまる。このグラフには、末梢血単核細胞（ＰＢＭＣ）に含まれるテロメアの長さの平均値が示されている。

掃活動〟を促している【4】。視交叉上核がきちんと機能すると、必要なときに豊富なエネルギーが湧き、夜には深い休息がもたらされ、細胞がより効率良く機能するようになる。

人の手でつくられた精巧な時計と似て、視交叉上核はきわめて繊細だ。主《あるじ》であるあなたからの情報がなければ、正確に時を刻むことはできない。光のサインは視神経を通じて直接視交叉上核に伝えられ、それによって視交叉上核は、昼夜の正しいサイクルを刻み始める。視交叉上核が正しく時を刻むためには、昼間は日光を浴び、夜には光を暗くすることが必要だ。規則正しく食事や睡眠をとっていれば、視交叉上核に必要な情報を与えることができ、日中は睡眠の衝動を抑え、夜間にそれを解き放てるようになる。

食欲のコントロール

身体的回復作用のあるレム睡眠をしっかりとることは、食欲を規則正しくするうえでも重要だ（レム睡眠の特徴は、眼球の動きや呼吸が速くなったり、心拍数が上がったり、夢を多く見たりすることだ）。レム睡眠のあいだはコルチゾールの分泌は抑えられ、代謝率が上がる。ぐっすり眠れないと、睡眠時間の後半にレム睡眠の量が減り、その結果、コルチゾールやインスリンの値が高くなる。そして食欲が刺激され、インスリン抵抗性が大きく高まることになる。平たく言うと、よく眠れなかった日のあなたは「一時的に糖尿病の予備軍になる」可能性があるのだ。複数の研究によると、たった一晩よく眠れなかっただけで、あるいはほんの一晩、レム睡眠が十分とれなかっただけで、次の日の午後や夕方までコルチゾールの値が高くなり、食欲をつかさどるホルモンやペプチドに変化が起き、結果的にひどい空腹感を引き起こすことになる【5】。

――良い記憶、悪い記憶、感情――

「われわれは記憶するために眠り、忘れるために眠る」とは、カリフォルニア大学バークレー校の睡眠の研究者、マット・ウォーカーの言葉だ。よく眠れているときは、学習や記憶の効率が上がる。疲れているときは、うまく何かに意識を集中させられないし、結果的に、新しい情報をなかなか取り入れられない。睡眠そのものにはまた、ニューロン間の新しいつながりをつくる働きもある。つまり、きちんと睡眠をとると、よく学べるだけでなく、学んだものを記憶として定着させることもできるのだ。

睡眠には感情の昂《たかぶ》りを和らげ、つらい記憶を癒やす力もある。ウォーカーの研究によれば、こうした作用はすべてレム睡眠のときに行われている。レム睡眠のあいだは、脳内の刺激性化学物質の働きが抑制され、記憶から感情を切り離すことができる。この作用によって時とともに人は、つらい記憶を思い出しても心身に強い動揺を覚えずにいられるようになる【6】。

もちろん、気持ちをリフレッシュさせるためにも睡眠は必要だ。睡眠不足のせいでイライラしていることをあなたがまだ自覚していないなら、家族や同僚にたずねてみるといい。きっとすぐに、そのとおりだと答えが返ってくるだろう。よく睡眠がとれていないとき、ストレスに対する反応は生理的にも感情的にも、はっきり数値にあらわれるほど大きくなる【7】。めまいに襲われたり、些細なことでクスクス笑ってしまうこともある【8】。睡眠不足はすべての感情を強烈にする。マリアの気分が異様なほど昂ったり過敏になったりしたのは、おそらくそのためだ。

テロメアにはどれくらいの睡眠時間が必要？

心や代謝や情緒における睡眠の重要性が明らかになるにつれ、科学者たちは睡眠の研究でも徐々にテロメアの計測を行うようになった。研究者が着目したのは、睡眠時間とテロメアとの関係が人口カテゴリー間で異なるか否かだ。そしてあらゆる調査から、人口カテゴリーのいかんを問わず、睡眠時間が長いとテロメアは長いという結果が出た。

七時間以上の睡眠をとることは、とりわけ高齢になったときには、テロメアの維持に関連してくる【9】（図19を参照）。また、イギリスの公務員を対象に行われた有名なホワイトホール研究によると、睡眠時間が通常五時間以下の高齢男性は、七時間以上眠る人に比べてテロメアが短かった【10】。この結果は、社会経済的な地位や肥満やうつ病など、ほかの要因を配慮したうえでの数字だ。テロメアの健康にとっての睡眠時間の限界値は、七時間ということのようだ。睡眠時間が七

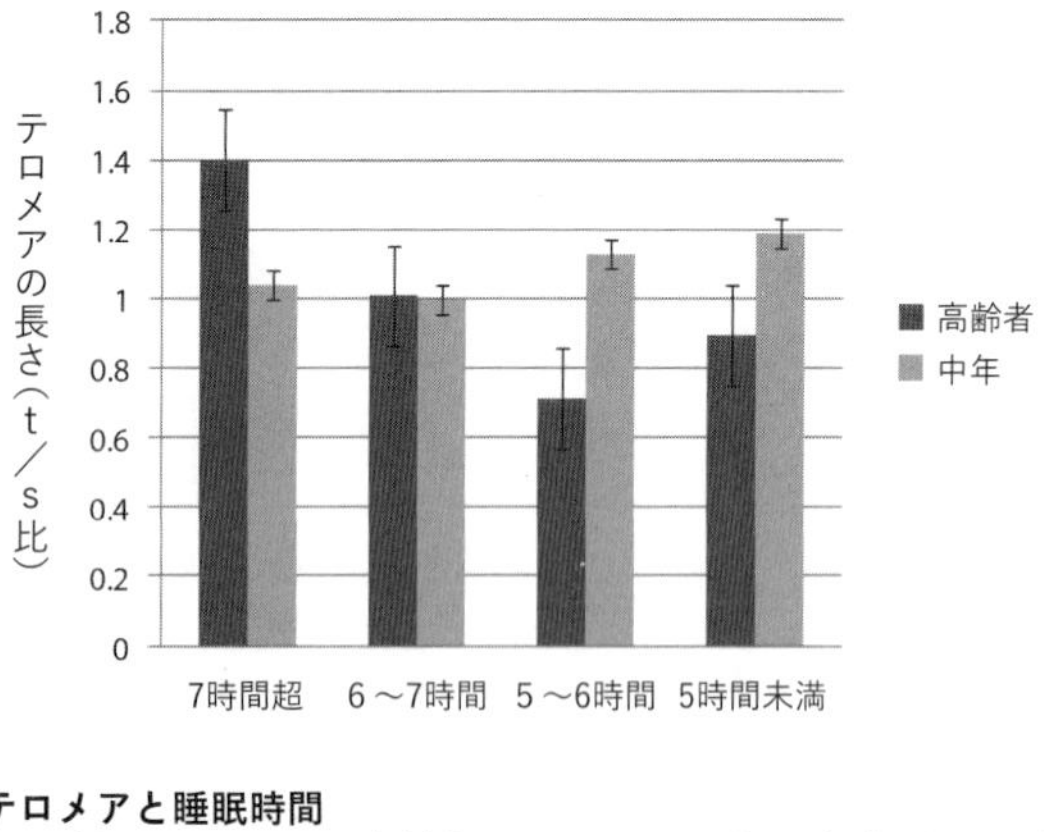

図19　テロメアと睡眠時間
毎日５～６時間しか眠らない高齢者は、テロメアが短い傾向があるが、７時間以上睡眠をとっている高齢者のテロメアは、中年とほぼ同じかそれ以上の長さだった【11】。

時間を下回ると、テロメアには損傷が出始める。世の中には、わずかの睡眠時間しか必要としない人がごくまれに存在するが（毎晩五〜六時間しか眠らなくても大丈夫な人は、全体の五パーセント程度存在する）、その少数に属するなら、七時間という限界値はあなたにあてはまらない。逆に、一日に八時間か九時間眠らなければ元気になれない人は、無理に睡眠時間を七時間にする必要はまったくない。限界値を気にせずゆっくり睡眠をとろう。そして、「昼間に眠いのなら、もっと夜に睡眠が必要だ」というおおまかだが、個々の状況をふまえたアドバイスを覚えておこう。

睡眠の質、規則性、リズム

七時間睡眠という目標を掲げても、あまりそれに執着しすぎないようにしよう。大切なのは時間だけではない。自分の先週を思い返して、夜どのくらい眠れていたかを考えてみよう。過去一週間の眠りの質を評価したら、「とても良かった」「まあまあ良かった」「あまり良くなかった」「とても悪かった」のどれになるだろうか？　この直球的な質問に対する回答は、科学的に見てテロメア長との相関性が認められる。「とても良かった」の中でも最高値にいる人ほど、テロメアの健康度は高い傾向にある。睡眠の質に関するいくつかの研究からは、自分の睡眠の質を高く評価した人ほど、テロメアは長いという結果が出ている。

良質な睡眠はテロメアを守る。その力が特に発揮されるのは、あなたが年老いたときのようだ。加齢とともに起きる自然なテロメアの短縮は、良い睡眠をとることで緩和される。ある研究によれば、質の良い睡眠がとれているかぎり、加齢とテロメア短縮に相関性は認められなかった【12】。睡眠の質がずっと良いままなら、テロメアは数十年にわたって良い状態を保てるのだ。

質の良い睡眠には、免疫を担うCD8細胞のテロメアを保護する作用もある。これらの細胞がまだ若いうちは、ウィルスや細菌や外界から入り込んだ他の異物を攻撃する役目を果たしてくれる。人間の体はこうした脅威と休みなく闘っているが、CD8細胞をはじめとする免疫細胞が強力な軍隊のように体を守っているかぎり、脅威の存在に私たちはほとんど気づかない。体内に入り込んだ異物はふつう、免疫細胞に取り囲まれ、破壊されてしまうからだ。つまりCD8免疫細胞は、きわめて効果的な防衛システムの一部をなしている。ただしそれも、テロメアが短縮して老化が始まるまでの話だ。テロメアが老化し始めたら、外界から血流に入り込んだ異物と効果的に闘うことはできなくなる。だから、CD8細胞のテロメアが短くなった人は、風邪のウィルスに簡単にやられてしまいがちだ。CD8細胞のテロメアが短くなると、それは徐々に、先に述べた全身性炎症へとつながっていく。カリフォルニア大学サンフランシスコ校で睡眠の研究をしているアリック・プラザー博士によれば、自分の睡眠の質を悪いと評価した女性は、CD8細胞のテロメアが短い傾向にあったという。昼間に異常な眠気を感じるのもテロメア短縮の一つの前兆だ。そして、質の悪い睡眠による悪影響をいちばん受けやすいのは、高いストレスに悩まされている女性たちだった【13】。

睡眠の長さと質は重要だ。もう一つ、そこに加えたいのが、睡眠のリズムだ。就寝と目覚めの時間を規則正しくし、良いリズムを保つことは、細胞がテロメラーゼを調節するうえで非常に重要だ。ある調査で研究者が、マウスから「時計遺伝子」を取り去った。正常なマウスは、朝はテロメラーゼの値が高く、夜には低くなるが、「時計遺伝子」を取り去ると、テロメラーゼの日々の変化にこうしたリズムはなくなり、テロメアは短くなった。同じ研究者は次にヒトに目を向け、勤務スタイル上、体内時計が大きく狂わされていそうな人々を被験者に選んだ。たとえば、救急医療室で夜のシフトを引き受けている医師らはやはり、テロメラーゼの自然な増減のリズムが失われていた【14】。この調査は小規模ではあるが、睡眠と覚醒の正しいリズムがテロメラーゼの活性を保つうえで重要であることを、そしてテロメアを補充し続けるためにも大切であることを示している。

睡眠障害への救いの手：「認知のゆがみ」を正す

睡眠が健康にとって大切だということを、言い聞かせなければいけない人々もいる。でも、マリアはそうではなかった。彼女はわらにも縋《すが》る思いで、睡眠障害に新しいアプローチを取り入れているクリニックの扉を叩いた。

不眠には、万国共通の特徴がいくつかある。目が異様に冴えて眠れなくなること。眠ろうと必死に努力すること。そしてもう一つ顕著なのは、過去の出来事をふたたび心に蘇らせたり、未来を思い悩んだりすることだ。眠りにつくためには、心も体も安らかにならなくてはいけない。だが、夜のあいだに小さな不安は巨大な脅威へと姿を変え、心の安らぎを奪い、眠りに落ちるのを妨げる。たいていこれらの脅威は、私（エリッサ）の父親がよく言っていたように「単なる夜のお化け」であって、日の光にさらされれば消えてしまう。それは正しい。日中ならば解決できるような心配事や問題は、夜間には大惨事《カタストロフィ》の連続へと変容してしまう。そしてそれは、ぼんやりした頭の中でうんざりするほど反芻されるのだ。

それだけでなく、さらに別の不安が浮かびあがってくる可能性がある。不眠とその作用に対する不安で、これは厄介な代物だ。たとえば、こんな不安だ。

■このまま眠れなかったら、明日の仕事に支障が出てしまう。
■自分も夫（妻）のように、もっとすんなり眠ることができればいいのに。
■眠れなかったら、明日はひどい顔だわ。
■これでは、神経がもたない。

こんなふうに考えていると、ほんの少し眠れずに寝返りを打っていただけのはずが、まったく眠れないという事態に発展してしまう。そして、翌日あなたが抱くネガティブな気持ちはさらに色濃くなるかもしれない。

この種の不安に効果的な方法の一つが、自分のこうした考えをあらためて見直してみることだ。夜の幽霊と同じで、睡眠についてのあなたの考えは、日の下で検証すればさして不吉でも劇的でもない。これは「認知のゆがみ」と呼ばれる。そして、ゆがんだ認知はだいたいが真実ではない。そうした考えに疑問を向ければ、きっと、もっと正確な表現が思い浮かんでくるはずだ。

■眠っていないから、完璧にはできないかもしれない。でもなんとか、仕事はこなせるはずだ。
■私と夫（妻）とでは、睡眠の必要時間がちがうのかもしれない。
■そんなにひどい顔じゃない／化粧で十分カバーできる。
■大丈夫、なんとかやっていけるよ。

マリアの参加した睡眠講座を主宰するのはジェイソン・オン博士だ。認知行動療法は現在のところ、不眠の治療としていちばんよく知られている。この療法によって人は、不眠に対する自分の考えに疑問をさしはさむことになる。だがオン博士は人々を指導するうち、あることに気づいた。睡眠療法士が患者の考えに疑問をさしはさむと、一部の患者は「こう考えるべきだ」と命じられたように感じ、医師から苛《いじ》められたような気持ちになってしまう。医師相手にディベートや議論のキャッチボールをしているように感じる人もいる。

これを受けて博士は、自身のワークショップを次のように組み立てた。患者が実践するのは、たいていの医師が「良い睡眠のための行動」としてアドバイスする内容と同じだ。眠れないときにはベッドから出る。朝は決まった時間に起きる。寝不足を昼寝などでむりに補おうとしない。ただ、オン博士のワークショップでは、患者に「考え方を変えろ」とは言わない。そのかわりに、距離を置いて自分の考えを見つめるように指導する。これは、一種のマインドフルネスの手法だ。博士のクリニックでは、マリアのような不眠症の患者はいくつかの瞑想の方法を学ぶ。一歩一歩に注意を集中しながらゆっくり歩く移動型の瞑想や、静かに座って呼吸に意識を集中する伝統的な瞑想などだ。それにより患者は、不眠に対する自身の考えを受け入れたうえで、それを解放するように促される。瞑想は本来、眠気を催させるための手法ではない。だが瞑想には、不眠を悪化させている考えを意識のもとに置き、それらを鎮める作用がある。

自身の思考とのつき合い方を変えるには時間が必要なこともある。マリアは瞑想のプログラムを六週間実践しても、ほとんど改善を感じなかった。ついに彼女はしびれを切らし、こう訴えた。「瞑想のあいだ、一生懸命に頭を空っぽにしようと努力し、ときどきはうまくいくこともありました。でもしばらくするとまた、心に考えが浮かんできてしまいます」

オン博士は、心を空にしようと力むのをやめてはどうかと提案した。そして、心に浮かぶ考えをそのまま放っておいたらどうなるか、考えてみるように言った。「何かの考えをコントロールしようとするのではなく、それらの考えをどこかに追いやろうとする努力を放棄してごらんなさい」

マリアは言われたことをよく考え、新しい、少し力を抜いたやり方で瞑想に再チャレンジした。一週間後、不安の度合いに減少が見られた。夜、就寝するとき、前のように心配で気持ちが昂らなかった。次のワークショップで瞑想をしたときは、はっきりわかるほどリラックスできた。「長いあいだ私はもっとよく眠ろうと、やっきになって頭を空っぽにしようとしてきました。でもおかしなことに、頭から考えをむりに追い払おうとしなくなったら、眠れるようになってきたの」とマリアは語る。数週間で彼女の平均睡眠時間は二倍近くに増えた。完全な治癒ではないが、大進歩だった。彼女がマインドフルネスをこのまま継続すればさらに改善が見られるだろうと、医師は予測している【15】。

オン博士はマインドフルネスにもとづいた不眠治療の八週間のプログラムを考案し、検証を行った。実験では、博士のマインドフルネス不眠療法（ＭＢＴＩ）を実践したグループと、ただ単に睡眠時間と覚醒の度合いを毎日記録するグループとで比較が行われた。不眠療法を受けたグループは不眠の度合いが大きく減少し、開始から六か月で被験者の八〇パーセントに睡眠の改善が見られた【16】。

よく眠るための戦略

慢性的不眠とは無縁の人も、ほんの少しのコツでもっとよく眠ることができる。いくつかの提案を次に紹介する。

眠りへの移行時間を確保する

人の心は車のエンジンとはちがう。心は、眠りに落ちる直前まで高スピードで走り続けることはできない。仕事や運動や家事や子どもの世話をしたあと即、スイッチを切って眠りに落ちるということはできない。人間はそういうふうにはつくられていない。生物学的にいえば、脳はむしろ飛行機に似ている。飛行機が可能なかぎりやさしく着陸をするように、眠りに落ちるときもゆっくりとした下降が必要なのだ。だから、仕事と眠りのあいだに移行の時間をつくり、就寝用のルーティンや儀式を行って、体のネジを緩められるようにしてあげよう。緩やかな下降をすれば、着陸のときに衝撃が少ないのと同じだ。

ほんの五分、移行の時間を設けるだけでおそらくちがいが生まれてくる。まずはプラグを抜くことから始めよう。携帯電話をオフにするか、機内《フライト》モードに切り替えよう。そして体を〝即反応モード〟から解除してあげよう。もし意志の力があれば、携帯電話を別の部屋に置いてくること。電話やそのほかのスクリーンを遠ざければ、ストレス要因を最小限に抑え、夜のあいだ心の巨大スクリーンに映し出される不安の種を減らすことができる。人間はみな自然の傾向として、夜に心配ごとを思い悩んだり思い返したりしやすい。だから、夜は誰でもすでに、取り組まなければならないストレスを十分抱えているのだ。液晶画面のスイッチを切ったら（次に述べるように、液晶が発する青色光《ブルーライト》には覚醒作用がある）、何か静かで心地良い活動を行う。眠くなるためではなく、眠りへの移行時間を落ち着いた快適なものにするのがその目的だ。読書でも編み物でもいいし、ストレスを鎮める効果のある大人のための塗り絵の本を開いてもいい（本章末のリニューアル・ラボの最後のページにも塗り絵がある）。瞑想の音楽や、あなたがリラックスできる音楽に耳を傾けてもいいだろう。

青色光はメラトニンの分泌を抑える

現在のように人々が〝液晶中毒〟になるより前から、すでに世界中で人々は睡眠負債を抱えていた。しかし現代社会には、睡眠を妨げるさらなる障害物が存在する。あなたはスマートフォンやタブレットやその他の液晶機器を寝室にもち込んでいないだろうか？　液晶画面から発する青色光には、「睡眠ホルモン」と呼ばれるメラトニンの分泌を抑える作用がある。睡眠の研究者であるチャールズ・チェイスラーと同僚はある実験で、就寝の直前に電子書籍を読んでいる人は、紙の書籍を読む人に比べてメラトニンの分泌が五〇パーセントも少ないことを発見した【17】。電子書籍を読む人々は、眠りに落ちるまでに長い時間がかかりがちで、入眠後もレム睡眠の時間が少なく、朝の寝覚めが良くなかった。

ためしに就寝前の一時間は、液晶をぜんぶ遠ざけてみよう。もしそれが不可能なら、できるだけ画面が小さなものを、できるだけ目から遠い場所に置いて、青色光にさらされる時間を極力減らすようにしよう。私（リズ）は「f.lux」というフリーソフトを利用している。これは液晶モニタから出る青色光の量を一日の時間の移り変わりとともに変化させるプログラムで、夜に近づくにつれて青の量が減り、黄色が増すよう調節されている。アップルコンピュータの最新のＯＳには最初からこのプログラムが搭載されている。

だが、すべての光はメラトニンを抑制する作用をもつため、寝る前はできるだけあたりを暗くすることだ。眠るとき、部屋を見回してみよう。どこから光が出ているかチェックし、窓やデジタル時計から漏れる光は最小限に抑える工夫をしよう。アイマスクをして、メラトニンの分泌を促そう。

騒音、心拍数、睡眠

睡眠のための設定は人それぞれ異なる。騒音が平気な人もいれば、そうでない人もいる。夜間の物音に対する敏感度は、脳の特定の活動パターンに関係しているようだ。脳波検査で脳波の波形が紡錘形を描く人は、夜間の物音に強いらしい【18】。そうでない人は、車のクラクションやサイレンの音が聞こえただけで心拍数が上がり、眠りのサイクルを妨げられてしまう【19】。もしあなたがまわりの物音に極度に繊細な性質《たち》なら、音への暴露を調節する必要がある。環境音をできるだけ消し去るか、音が聞こえても心を乱されないようにできれば、より深く眠れるようになる。手始めにおすすめなのは、耳栓をしてみることだ。

脳を体内時計にシンクロさせる

脳の中で時計の役目を果たしている視交叉上核は、概日《がいじつ》リズムを正しく刻む仕事をしている。その手助けをするには、規則正しい時間に食事をし、眠ることだ。この規則性によって脳は、いつメラトニンを分泌すべきかを知るようになる。そして細胞もまた、いつDNAの修復などの回復作業を行うべきかを知るようになる。定期的な食事と十分な睡眠にはまた、インスリン感受性を高め、脂肪の効率的な燃焼を助ける働きもある。

睡眠負債は誰のせい？

人が睡眠不足になる時期は、ある程度予測可能でもある。赤ん坊が生まれたときや、パートナーのいびきがひどくなったとき。うつやストレスに悩まされているとき。ホットフラッシュに襲われたり、加齢にともなう変化が睡眠の面であらわれ始めたりしたときだ。これらの出来事はたいていが一過性のもので、起きて、いつかは去っていく。だが、こんにち世界中に広まっている睡眠不足は、こうした出来事によって引き起こされているのではない。現代のおおかたの睡眠不足は「自主的な睡眠削減」が原因で起きている。またの名を「睡眠の先延ばし」、あるいは「まだ眠りたくない」症ともいえる。

あなたはおそらく、私（エリッサ）がこの言葉を初めて聞いたときと同じ反応をするだろう。「自主的な睡眠削減なんて、しているわけがない！　やらなければいけないことが多すぎるだけよ！」。だが、心の中で防戦の準備をするのはやめよう。睡眠不足は責任のなすり合いでは解決しない。赤ん坊が生まれたり介護者になったりという事情がないかぎり、睡眠にまつわるものの中で「就寝時間」は、自分でコントロール可能な数少ない事柄の一つなのだ。そのメリットを活かすためにも、できるだけ早くに床に就こう（ただし例外もある。重い不眠症や加齢にともなう睡眠の変化は、早く寝床に入るだけでは改善しない。早く就寝したことが災いして、一晩中ずっと質の良い睡眠がとりにくくなる人も少なくない）。

睡眠時無呼吸やいびきを治療する

眠っているあいだに何度も呼吸が停止してしまう深刻な睡眠時無呼吸は、患者が大人の場合、テロメアの短縮と相関性があることがわかってきている【20】。睡眠時無呼吸が細胞におよぼす作用は、もしかしたら母親から胎児に伝わっている可能性さえある。妊婦を対象にした調査で睡眠に関する質問をしたところ、被験者の約三〇パーセントの回答に、睡眠時無呼吸症にかかっている疑いがあった。そしてこれらの女性が出産をしたとき、胎児の臍帯血《さいたいけつ》のテロメアが短いことが確認された【21】。いびきのひどい女性にも、同様の傾向があった。いびきに悩む多くの人々にとっては残念なことに、いびきをかいた累積時間とテロメアの短縮には相関性がある。少なくとも、韓国で大人を対象に行われたある大規模な実験からは、そうした結果が出ている【22】。自分が睡眠時無呼吸かどうか確信のもてない人は、検査をし、効果の高い最新の治療を受けるべきだろう。昔、標準的な治療として行われていた呼吸補助装置（CPAP）は、装着したマスクから空気を送り込み、気圧をかけるというものだったが、最新の治療は段違いの快適さだ。

睡眠はグループ・プロジェクトである

いつも十分眠っているという人を、あなたは多分数人は知っているはずだ。そういう人はすぐにわかる。瞳や肌は輝いていて、自分がどんなに疲れているか四六時中愚痴をこぼしたりしない。スターバックスのグランデを手にしていることはあまりなく、不自然な時間におなかが空くと不平を言ったりもしない。この種の人々がもっていて、残りの人々がもっていないものは、何なのだろう？　たとえば、彼らにはパートナーがいて、良い睡眠をとるのを助けてくれたり、携帯電話の夜間の充電はキッチンでするように提案してくれたりするかもしれない。彼らの同僚は、夜の一〇時に急ぎのメールをよこしたりしないのかもしれない。彼らの子どもは寝床に入ったら、そのままおとなしく寝ていてくれるのかもしれない。

ここで言いたいのは、睡眠とはある意味、グループ・プロジェクトであるということだ。「睡眠の先延ばし」を減らすには、人々がたがいに協力して早く就寝するようにしたり、夜遅くに仕事をしないように心がけなくてはいけない。ことわざにもあるように、世界に変化を起こしたければまず自分がそれをすることだ。パートナーに向かって、これからは毎晩何分か、ストレスに満ちた状態から心を落ち着かせる時間をもつと宣言しよう。そして同僚にも、深夜のメールは遠慮してほしいと宣言しよう（もしも夜にメールを書かなければならなくても、送るのは次の朝にしよう）。夜中の二時に親を起こしにくるような悪夢を見るなと子どもに命令はできないが、大人の良い睡眠習慣の手本を見せてあげることはできるはずだ。

テロメアの心得

- 十分に睡眠をとれば、食欲も抑えられ、心も安定する。そしてテロメアの塩基対が失われる度合いは少なくなる。
- テロメアは少なくとも七時間の睡眠を好むらしい。睡眠の質を向上させるにはさまざまな方策が考えられるが、その一つが、寝室に液晶機器を置かないというシンプルな（しかし難しい）方法だ。
- 睡眠時無呼吸やいびきや不眠の作用を最小限にするように心がけよう。高齢になると特にこれらの症状は多くなる。不眠に襲われたときには、穏やかな思考で不安を和らげるようにつとめよう。重度の不眠には、認知行動療法が役に立つ。

リニューアル・ラボ

五つの入眠儀式

寝室空間に落ち着きがもたらされると、よりよく眠れるようになる。まずは明日の「やることリスト」をつくるところから始めよう。リストをベッドサイドに置けば、より穏やかな気持ちになることができる。そして、あれこれ先のことを心配したりという精神的な努力をやめることができる。それがすんだら、眠りに就く儀式の準備をしよう。次の五つの儀式は、あなたに心の落ち着きとリラックス感をもたらしてくれる。

1 **五分間の移行時間をもとう**。呼吸法、瞑想、読書などを行う。入眠の儀式として何世紀も前から行われてきた読書は、心を過剰な活動状態から集中した状態に移行するのに役立つ。注意の向かう先を自分自身から本の中身に移すことは、心を鎮めるうえでも有効だ。もちろんそのためには、本の内容があまりにエキサイティングなものではいけない。

2 **心和む音楽に耳を傾ける**。穏やかな音楽は神経と心を落ち着かせ、これから休息状態に入るというサインを送ってくれる。もしスポティファイのアプリがあれば、入眠に適した音楽をいくつかリストアップしてくれる。クラシック音楽の愛好者には「ベッドタイム・バッハ」、ニューエイジが好きな人には「リラックスのためのスパ・ミュージック・ベスト」などがある。ほかにも、自然の音が好きな人には「眠り：海の中へ」など、「睡眠」というテーマでたくさんの楽曲が用意されている。

3

リラクゼーションの雰囲気をつくる。エッセンシャル・オイルを使ったり、キャンドルの灯りをともしたり照明を弱くするなどして落ち着いた環境をつくると、心も自然に落ち着いてくる。ラベンダーや杉や白檀《びゃくだん》などの香りには、体全体のシステムや脳を落ち着かせる作用がある。人工の灯りを弱めたり、照明を完全に切ったりすることは、入眠前に十分に心を安らがせるうえで欠かせない。

4

（就寝の一時間以上前に）温かいハーブ茶を淹れる。温かいハーブ茶にはリラクゼーションの効果がある。カモミールやローズペタル（バラの花びら）や生のレモンや生姜のスライスを自分でブレンドして、オリジナルのハーブ茶をつくってもいい。ただし、就寝の直前に飲むのは禁物（夜、トイレに行きたくならないように）。

5

就寝前のストレッチをする／あるいは穏やかなヨガをする。単に頭と首をまわすだけでも、一日の緊張と疲労をとる効果がある。就寝前のヨガを毎日ルーティンとしてきちんと行いたい人は、次のプログラムを試してみてほしい。ヨガマットの上でもベッドの上でもいい。

■ **ゆっくり頭と首をまわす。**時計回りにゆっくりやさしく頭と首をまわしながら、深い呼吸を心がける。吐く息に特に意識を集中すると、たまったストレスを軽くする効果がある。時計回りに一分間頭をまわしたら、ゆっくり方向を変え、ふたたび一分間、頭をまわす。

■**前屈**。ヨガマットかベッドの上に背筋をまっすぐにして座り、足を前に投げ出す。足はマットやベッドと並行にする。そのままの姿勢で長く深く息を吸う。息を吐くと同時に腰から前に体を傾け、両手をつま先のほうに伸ばす。手はすねの上に置いても、両足の横のマットやベッドの上に置いても、つま先の上に置いてもかまわない。この変形前屈姿勢のまま、深い呼吸を三回以上する。次に、体の中心に意識を集中しながらゆっくり背中を丸め、床に対して垂直な状態に戻していく。最初と同じ、背中をまっすぐ伸ばした状態まで戻す。

■**子どものポーズ**。入眠への総仕上げに最適なのが、ベッドの上で「子どものポーズ（図20を参照）」をとって呼吸をすることだ。子どものポーズは、ヨガの伝統的な休息の姿勢で、体とそのシステム全体をリラックスさせる効果がある。まず、正座をする。長く息を吸って吐き出しながら、徐々に前屈し、頭をマットもしくはベッドにつける。これが「子どものポーズ」で、そのまま数分間脱力し、呼吸に意識を集中する。その後、徐々に最初のポーズに戻る。これで、良い睡眠への準備は万全だ。

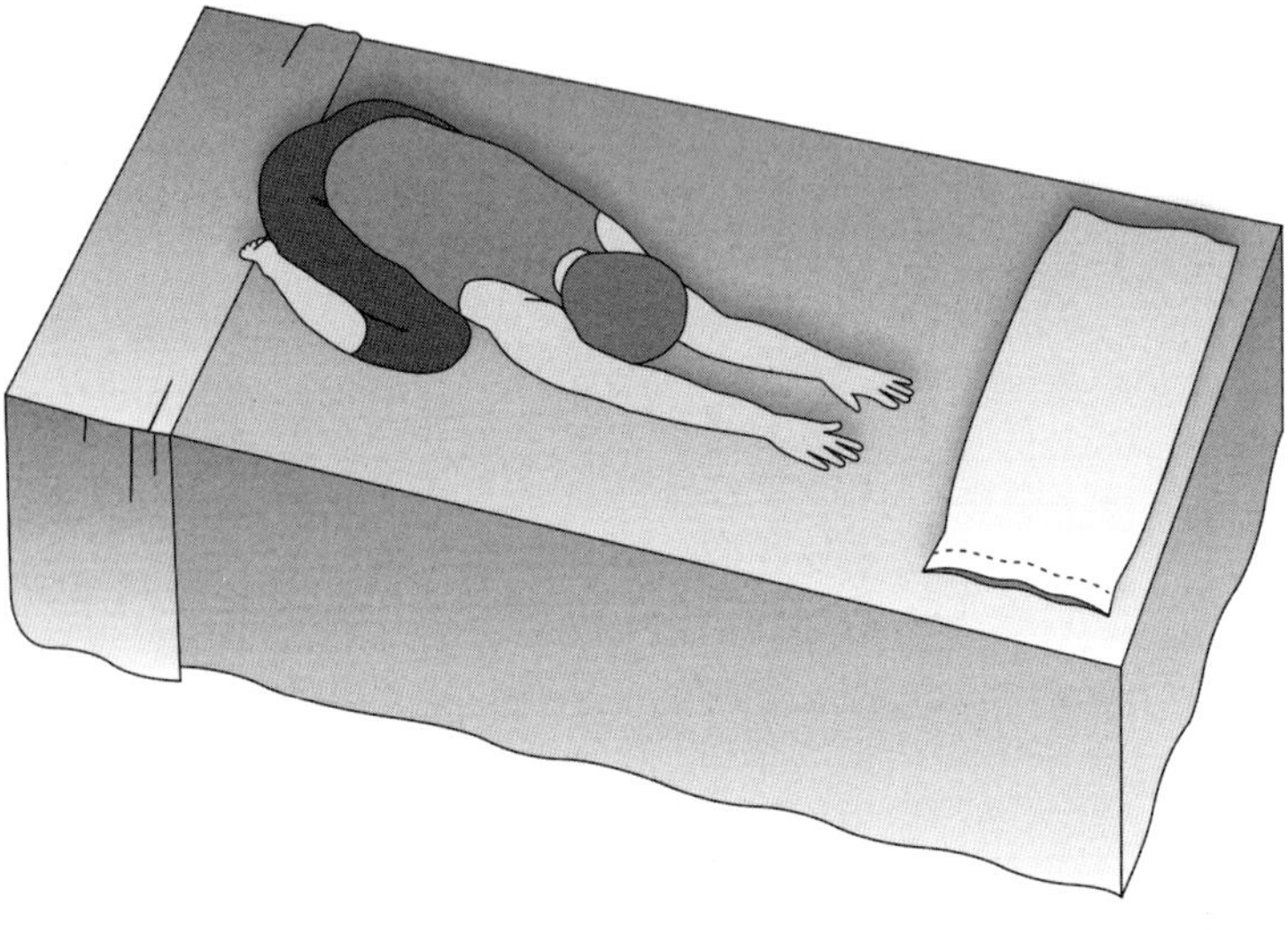

図20　子どものポーズ

◀図21　大人のための塗り絵

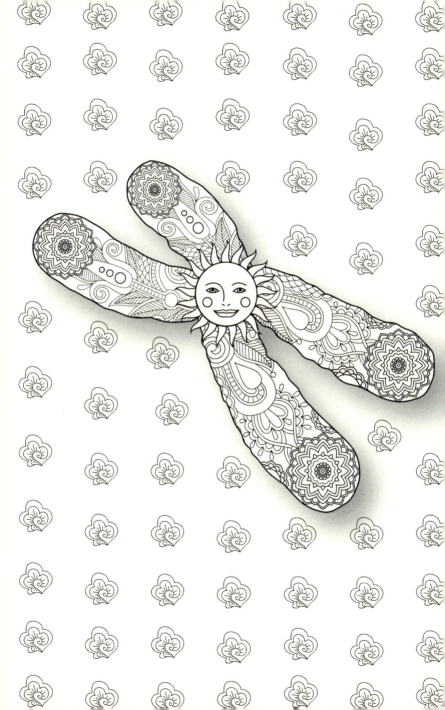

テロメアは体重も気にするらしいが、あなたが想像しているほどではないようだ。テロメアにとって本当に重要なのは、体重そのものよりも代謝上の健康だ。あなたの真の敵は体重計の目盛りではなく、インスリンへの抵抗性やおなかの脂肪のほうだ。ダイエットはテロメアに、良いほうにも悪いほうにも影響する。

私（エリッサ）の友人のピーターは遺伝子の研究者で、オリンピックと同距離のトライアスロンに出場するアスリートだ。日々の鍛錬のおかげで体は筋肉質でたくましく、顔だちも輝くようなハンサムだ。でも、生来食いしん坊のピーターは、食べすぎを防ぐために涙ぐましい努力をしている。食にまつわる心理の研究に長い時間を費やしてきた私は、彼にこうたずねてみた。「食べないこと」ばかり考えているのってどんな感じなの、と。

ピーターはこう話した。

「昔なら、僕はとびきり有能な狩猟採集民になっていたと思う。ほんの一瞬で食べ物を、ことに甘いものを嗅ぎつける能力があるからね。職場では『食べ物のあるところピーターの姿あり』っていうジョークまである。誰かが食べ物を取り出す場所を、僕はぜんぶ頭に入れている。定期的にキャンディ・ボックスを補充している女性もいるし、机のそばのカウンターにいつも食べ物の入った皿を載せている人もいる。そしてたくさんの人がキッチンのテーブルの上にスナックや、買い置きの残りや、子どものハロウィンバッグに残っていた菓子を置いたりしている。

食べ物をできるだけ目にしない努力もしているよ。キャンディボウルを机に置いている女性と話をするときは、できるだけそっちに目をやらないようにする（彼女は僕の上司なので、話に耳を傾けなければいけない。でも気がつくと、〝キャンディを見るな！〟と考えていたりする）。席を立ってトイレに行くときは、キッチンのそばを通らない経路をわざわざ選ぶ。でも、トイレの中でも食べ物のことを考えている始末だ。『キッチンが気になるから、席に戻るときはキッチンを通る道を選ぼうか？　それとも心を強くもって、ちがうルートをとるべきだろうか？』。席を立つたびごとにこの自問を繰り返さなければならない。ぜったい食べ物に遭遇しないルートを選ぶのは至難の業なんだ。

体に良い食べ物をとろうという計画も、なかなかうまくいかない。たとえば、僕はよく健康的なサラダを職場にもっていくけれど、食べるとはかぎらない。サラダをもっていったら、キッチンにしまわなくてはならない。そしていざサラダを食べようとキッチンに行くと、テーブルに、誰かが差し入れたパウンドケーキが置かれている——。結局、しなびかけたサラダをよそに、パウンドケーキを一パウンド（約四五〇グラム）もたいらげてしまうわけだ」

ピーターが気づいているように、食べ物について四六時中考えているのは、なかなかきついことだ。そして、減量をするのはさらにもっとたいへんだ。だが、ピーターやほかのすべての、体重や減量やストレスに悩む人々に朗報がある。食べ物やカロリー摂取について過剰に頭を悩ますのは、必要でもなければ健康的でもないかもしれない。その理由の一つは、あなたの想像しているほどテロメアが体重そのものには頓着しないからだ。

問題はBMIではなく、おなかの脂肪

過食はテロメアを短くするのだろうか？　手短に答えるなら、答えは「イエス」だ。過食がテロメアに影響を与えるのは事実だ。だが、両者の相関性は、たとえばうつ病とテロメアの相関性ほど衝撃的ではない（テロメアとうつ病の相関性は、過食との相関性の三倍近くにもなる）【1】。体重がテロメアに与える影響は小さく、そしておそらく、直接的なものではない。この発見は、すさまじい精神力を駆使して食べすぎを防いでいるピーターのような人にとっては驚きかもしれない。いや、「公衆衛生におけるもっとも切迫した課題は減量だ」と耳にしたことのあるすべての人にとって、これはなかなか衝撃的なニュースだろう。だが、病的なものを除く肥満は、驚いたことにテロメア短縮と強いつながりはない（病的でない肥満は、死亡率とも強いつながりはない）。その理由はこうだ。いちばん重要なのは代謝上の健康であって、体重はそれを二次的に示す荒っぽい指標にすぎない【2】。肥満に関するおおかたの研究は、体重を身長の二乗で割ったボディマスインデックス（ＢＭＩ）をもとにして行われるが、この指標はじつは、本当に大切な部分についてあまり多くを語ってはくれない。本当に大切なのは、筋肉と体脂肪の割合と、体脂肪が蓄えられている場所だ。四肢につく脂肪（そして、筋肉ではなく皮下に蓄えられる脂肪）にはむしろ保護的な役割すらあるが、本当の根本的な脅威は体のもっと奥深くの、腹や肝臓や筋肉の中に蓄えられる脂肪だ。代謝上の不健康が何を引き起こすか、そしてなぜダイエットがかならずしも健康にはつながらないのかをこれから説明しよう。

サラは子どものころから旺盛な食欲で友人や家族を驚かせてきた。「帰宅後のおやつにはいつも、イタリア風のサブマリン・サンドをグラス二杯の甘いアイスティーでおなかに流し込んでいたけれ

ど、それでもちっとも太らなかった」と彼女は物憂げに思い出す。高校時代も大学時代もサラは同じように食べた。大人になりたての魅力にあふれた時期も、体はほっそりしたままだった。ところが、突然、事態は変わった。今までと同じように食べ、今までと同じように運動している（正しくは、今までと同じようにほとんど運動していない）にもかかわらず、そして手や上半身はすらりとしたままなのに、ズボンがきつくなった。おなかがぽっこり出てきた。「まるでミートボールの真ん中にスパゲッティを通したような」体型だった。サラは不安になった。両親はそろって悪玉コレステロールの値が高く、投薬治療を受けていたからだ。三〇年間、何の努力もせずに健康体を保ってきたサラは、自分も両親と同じように薬局に始終並ぶことになるのだろうかと心配した。

　サラの不安は正しい。だが、じつは問題なのはコレステロールの値だけではない。おなかにだけ厚く脂肪がつくという太り方が、代謝上の不健康と密に結びついているのが問題なのだ（図22を参照）。体重が何キ

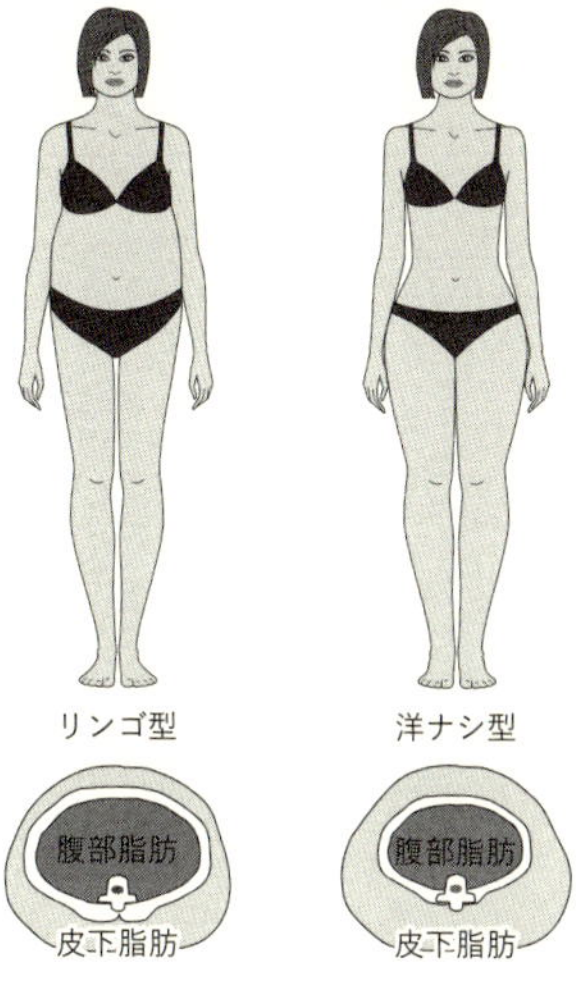

図22　テロメアと腹部の脂肪
図は、おなかまわりに脂肪がついているリンゴ型（腹腔［ふくくう］内脂肪の多さを反映している。ウェストをヒップで割った肥満度指数「ＷＨＲ」の値が高い）の腹部と、おなかよりもお尻や太腿に脂肪がついている洋ナシ型（ＷＨＲの値は低い）の腹部の断面を比較したものだ。皮下脂肪や四肢についた脂肪は、健康上それほど大きなリスクにはならない。腹腔内脂肪の多さは代謝に問題があるしるしで、グルコース（ブドウ糖）の制御の不調やインスリン抵抗性の高さなど、体にいくつかの問題があることを示唆している。ＷＨＲの値が高いと、以後５年間でテロメアが短縮する危険性は40パーセントも増加する【3】。

い、でも、これは等しくあてはまる。巨大なビール腹を抱えた人も、サラのようにBMIそのものは正常なのにお尻よりおなかのほうが立派な人も、代謝上の不健康という点では同じなのだ。

「代謝《メタボリック》上の不健康」という言葉は一般的に、腹部の肥満、コレステロール値の異常、高血圧、インスリン抵抗性などの一連のリスク因子をもっている人をさして使われる。これらのリスク因子が三つ以上あてはまったら、「メタボリック・シンドローム」のラベルを貼られる。そして、心臓病やがんや糖尿病の予備軍の仲間入りだ。糖尿病は、二一世紀の人々の健康を脅かす最大の敵の一つだ。

腹部の脂肪、インスリン抵抗性、糖尿病

糖尿病は、世界中の人々の健康を脅かし始めている。その長期的な作用を書き出したリストは、長く恐ろしい内容だ。心臓病、心臓発作、失明、血管系の問題と、場合によってはそれにともなう患部の切断などだ。糖尿病を患う人の数は世界全体で、三億八七〇〇万人以上になる。これは地球の成人人口の九パーセント近くに該当する。ドイツでは七三〇万人、イギリスでは二四〇万人、メキシコでは九〇〇万人、そしてアメリカには二五八〇万人もの膨大な数の糖尿病患者がいるのだ【4】。

糖尿病には二つのタイプがあり、それぞれがどのように発症するかをここで説明しよう。健康な人の場合、摂取された食べ物は消化器官の働きでグルコースに変化する。膵臓のβ細胞が分泌したホルモンの一種であるインスリンが血流に放たれると、グルコースは細胞に入り、燃料として使用可能になる。そこにはこんな見事なしくみがある。まずインスリンが特定の細胞のインスリン受容体に結びつく。それはちょうど鍵と鍵穴のような関係で、鍵があくと扉が開き、グルコースは細胞の中に入ることができる。だが、腹部や肝臓に過剰な脂肪がついていると、体はインスリンへの抵抗性を高め、

細胞はインスリンに対して正しい反応をしなくなる。インスリン受容体を鍵穴にたとえるなら、それが錆びついたり、固まってしまったりするのだ。そして鍵（インスリン）が来ても扉が開かなくなり、グルコースが細胞の中にうまく入れなくなってくる。細胞の扉を通り抜けられなかったグルコースは、血流の中にとどまり続ける。グルコースが血中に蓄積するいっぽうで、膵臓ではせっせとインスリンがつくられ続ける。そうなったら、メタボリック・シンドロームの危険はすぐそこだ。そして、血中グルコース値（血糖値）を正常範囲にとどめられなくなったら、行く末には糖尿病が待っている。

このようにインスリン抵抗性によりインスリンの機能が発揮されず、グルコースの血中濃度が下がらないのが二型糖尿病だ。その多くは食生活や運動不足などの生活習慣に由来する。いっぽう一型糖尿病は生活習慣とは関係がなく、発症メカニズムはまったく異なる。一型糖尿病の原因は、自己免疫疾患などでβ細胞が破壊され、インスリンがまったく分泌されなくなったり、極端に分泌が減少したりすることだ。

テロメアの短縮と炎症は、どのように糖尿病に影響するのか

おなかに脂肪のついている人はなぜ、インスリン抵抗性が高く、糖尿病になりやすいのだろうか？貧弱な食生活、運動不足、ストレスはみな、腹部の脂肪や血糖値の高さに関連している。だが、腹部が肥満している人のテロメアは長年にわたって短縮する【5】。それがインスリン抵抗性を悪化させている可能性はおおいにある。デンマークで三三八組の双子を対象に行われた研究によると、テロメア短縮は一二年後のインスリン抵抗性の増加と相関性があった。テロメアが短い双子の一人はもう一人に比べて、インスリン抵抗性が概して高くなっていた【6】。

テロメア短縮と糖尿病にはたしかに強い相関性がある。先天性のテロメア短縮シンドロームの患者はふつうの人々に比べて、糖尿病を非常に発症しやすい。彼らには若いときから、重度の糖尿病の症状があらわれる。ネイティブ・アメリカンを対象にした次のような調査研究もある。被験者に選ばれたのは、さまざまな理由で糖尿病の発症リスクが高い人々だったが、その中でもテロメアが短い人々は、テロメアが長い対照群に比べて五年後の糖尿病発症率が二倍になることがわかった【7】。七〇〇人近い人々を対象にしたメタ分析でも、血液細胞のテロメアと将来における糖尿病の発症に相関性が示された【8】。

次の実験からは、糖尿病が起きるメカニズムと、膵臓の中で起きている出来事をうかがい知ることができる。マリー・アーマニオスとその同僚がマウスで行った実験によれば、(遺伝的変異によって)体中のテロメアが短くなると、マウスの膵臓のβ細胞はインスリンを分泌できなくなる【9】。すると膵臓の幹細胞も消耗する。テロメアが短くなり、ダメージを受けたβ細胞を再生できなくなるのだ。一型糖尿病の一部は、インスリンの分泌と調節を行うはずのβ細胞がこうして死ぬことで発症する可能性がある。もっと一般的な二型糖尿病の場合も、β細胞の一部が機能不全になっているケースがあり、それには膵臓のテロメアの短縮が何らかの関与をしている可能性がある。

ほかの面では健康な人も、腹部に脂肪がついていると別の経路で糖尿病を発症することがある。その場合、糖尿病への誘導役を果たすのは、これまで何度も述べてきた慢性的炎症だ。腹部の脂肪は、たとえば太腿の脂肪に比べて炎症を起こしやすい。脂肪細胞は炎症誘発物質を分泌し、それが免疫細胞にダメージを与え、免疫細胞を老化させ、テロメアを短くするのだ(老化細胞の特徴の一つは、自分が発した炎症誘発のサインを止められなくなることだ)。

もしあなたの腹まわりにたっぷり脂肪がついているなら（アメリカの成人の半数以上はこの範疇に入る）、炎症やテロメア短縮やメタボリック・シンドロームからいかに身を守るかを考えたほうがいい。ただ、腹の脂肪を落とそうとダイエットを始める前に、この章の続きを読んでほしい。読み進むうち読者はもしかしたら、ダイエットが事態をかえって悪化させるように思うかもしれない。でも、大丈夫。代謝の健康を向上させるための方策を、これからいくつか紹介しよう。

ダイエットは逆効果だ

ダイエットとテロメア、そして代謝上の健康にはつながりがある。だが、体重に関連するすべてのものごとと同じように、それらの関係は複雑だ。次に挙げるのは、体重減少とテロメアに関する複数の調査の結果だ。

- 体重の減少は、テロメアの通常の消耗度を遅らせる。
- 体重の減少は、テロメアに何の変化もおよぼさない。
- 体重の減少は、テロメアの伸長を促す。
- 体重の減少は、テロメアの短縮につながる。

奇妙な結果だ（四つ目の研究では、減量のために外科手術を受けた人々のテロメアが術後一年で短くなっていることがわかった。ただしこの作用は、手術による肉体的なストレスからもたらされた可能性もある）【10】。

この混乱した結果が物語っているのはおそらく、またしても、真に重要なのは体重そのものではないという事実だ。体重の減少は、根底にある代謝の健康が前向きに変化したことを、形を変えておおまかにあらわしているだけだ。そうした「前向きな変化」の一つが腹部の脂肪の減少だ。全体的な体重が減れば、おなかの「リンゴ」も一齧り分くらいは減っている。そしてこの作用は、ただ食事を減らすだけでなく運動の量を増やせば、より確実になる。もう一つの「前向きな変化」は、インスリン抵抗性の改善だ。被験者を一〇～一二年間追跡したある調査によれば、被験者の体重はその期間で(世のつねとして)増加し、テロメアは短くなっていた。研究者はそこから、体重増加と、しばしばそれに付随して起きるインスリン抵抗性の増加はどちらがテロメアの短縮にとって重要なのかを検証した。結果的に「重い」役目を果たしているのは、インスリン抵抗性のほうだった【11】。

体重を減らすよりも代謝の健康を向上させるほうが重要だという考えは、とても大切だ。代謝の健康が重要だからこそ、度重なるダイエットはあなたの体にダメージを与える。私たちの体には「プッシュ・バック(押し戻す)」メカニズムが備わっており、それが減量の継続を困難にしている。体は一種の設定値をもち、それを防衛している。体重を減らすと、体はそれを取り戻そうとして代謝を減らす(これを〝代謝適応〟という)。この現象は有名だが、それがどれほど激しいものかは知られていなかった。リアルTVショー「ザ・ビゲスト・ルーザー(最大の減量者)」の勇敢な出場者らは、この悲しい教えを体現している。この番組は、重度の肥満者が運動と食事療法で減量を試み、七か月半後に誰がいちばん体重を減らしたかを競うものだ。米国国立衛生研究所のケヴィン・ホール博士と同僚は、この短期集中型の減量が代謝機能にどう影響するかを検証した。ショーの終了直後、出場者の体重はもとの四〇パーセントほど(五八キロ前後)減少していた。そしてホール博士らは、番組出場者の体重と代謝を六年後にふたたび計測した。ほとんどの人は体重のリバウンドを経験していたが、それでも平均でもとの体重の一二パーセント減を維持していた。ところが、代謝については困った事態が起きていた。ショーの開始から終了にかけて出場者の代謝率は徐々に低下し、最終的には一日の基礎代謝が約六一〇キロカロリーも減少していた。それから六年後、体重はリバウンドしていたのに、代謝適応はさらに度合いを増し、一日の代謝量はなんと、本来より七〇〇キロカロリー近くも減っていたのだ【12】。これは極端な減量をした場合の話だが、代謝率の低下自体はこれほど過激ではないにせよ、ダイエットをすれば誰の身にも起こりうる。そしてどうやら体重がリバウンドしたあとも、代謝率は回復しないらしいのだ。

ウェイト・サイクリング（もしくは「リバウンド」）として知られる現象は、いったん減らした体重がまた増えるという繰り返しがいつまでも続くことだ。減量に取り組んでいる人のうち、ダイエットを最後までやりとおし、スリムになった体重を以後五年間保つことができる人は全体の五パーセントにも満たない。残りの九五パーセントの人々は途中で挫折するか、リバウンドするかのどちらかだ。リバウンドは私たち、ことに女性の多くにとって、もはや人生の現実の一部だ。私たちはそれについて語り合い、自虐的な冗談を言う（たとえば、「私の中にはやせっぽちの女がいて、外に出たいといつもうるさいの。でも、口にクッキーを押し込めば、黙っていてくれる」というように）。だが、リバウンドはテロメアを短くする危険性がある【13】。

リバウンドは健康に悪いのに、あまりにも一般的な現象だ。だからこそ私たちは、その危険性をすべての人が理解すべきだと強く感じている。リバウンドを繰り返す人はダイエットに挑戦するたび、しばらくは自制をつらぬくが、いったんそこから脱落するや、ごちそうや不健康な食べ物を山のように食べてしまう。この、節制と過食を何度も繰り返すことが、真の問題なのだ。動物にジャンクフードを一日中与えたら何が起こるかというと、もちろん彼らは過食し、肥満する。だが、大半の時間はジャンクフードを断ち、数日に一度だけ与えるようにすると、ある意味もっと気がかりな事態が起きてしまう。ラットの脳に化学的な変化が生じ、脳の報酬系がドラッグの中毒患者のような様相を呈してくるのだ。甘いチョコレート風味のラット用ジャンクフードを断たれると、ラットには禁断症状があらわれ、脳からストレス性の化学物質である副腎皮質刺激ホルモン放出ホルモン（CRH）が分泌された。CRHが分泌されるとラットの気分は悪化し、彼らは必死にジャンクフードを探し求め、禁断症状のストレスから何とか解放されようとした。そしてついに甘いジャンクフードにありつくと、これが最後のチャンスとばかりにそれを貪り食い、過食した【14】。

どこかで聞いたことがあるような話ではないだろうか？　ピーターがお昼に健康的なサラダを食べにいく途中で、パウンドケーキを爆食してしまったのも同じことではないだろうか？　肥満患者を対象にした複数の調査によると、過食には先ほどのケースと似た衝動強迫の一面があり、脳の報酬系に不調をもたらすのだという。

こうした中毒のような症状が実証されているのに加え、ダイエットは単純に、きわめてストレスが多い。食べ物のカロリーを四六時中チェックすることは認知の負荷となり、脳のかぎりある注意力を使い果たしてしまう。その結果、より多くのストレスを感じるようになる【15】。

何年ものあいだ、甘い菓子やカロリーを極力食べないように努力してきたピーターのことを思い出してみよう。肥満の研究者たちは、彼のような長期的ダイエッターのメンタリティを「認知的摂食抑制」と名づけている。こうした人々は多大な時間を、「食べたいけれど、食べないようにすること」

に捧げているわりに、実際のカロリー摂取量は、食事制限をしていない人とさほど変わらなかったりする。私たちは一群の女性たちにこんな質問をしてみた。「食事のとき、本当に食べたい量よりも少なく食べるように心がけていますか？」「ダイエットのために、食事と食事のあいだは何も食べないようにすることはどのくらい頻繁にありますか？」。これらの質問への回答で強度の認知的摂食抑制と判断された女性は、何も制限をしていない女性に比べて、実際の体重の値にかかわらずテロメアが短かった【16】。人生を「食べすぎないように」とばかり考えて過ごすのは、健康的でないだけにとどまらない。それは、あなたの注意《アテンション》という貴重な資源のむだづかいでもあるし、ストレスの面でも、そして細胞の老化の面でも何もいいことはない。

摂食抑制でダイエットをするよりも、体を積極的に動かしたり健康的な食べ物をとったりすることに注意を向けてみよう。次の章では、どんな食べ物がテロメアと体の健康全般にとって最適かを解説する。

砂糖の甘くない話

代謝性疾患の犯人を特定するとき、まっさきに指をさされるのは、高度に加工された、砂糖入りの食べ物や飲み物だ【17】（市販のパック入りケーキやキャンディやクッキーやジュースのみなさん、あなたがたのことですよ！）。これらは過食性障害と非常にかかわりの深い食品だ【18】。これらの食べ物をとると、脳内の報酬系は活性化する。摂取された食べ物はほぼ瞬時に血中に吸収され、「まだ飢えがおさまらない。もっと食べ物が必要だ」と脳をあざむく。

カロリーはカロリーであり、すべての栄養素は体重や代謝に同様の効果をもたらすと人々は考えがちだが、じつはこれは誤りだ。同じだけのカロリーのものを食べても、砂糖の割合を減らせば、代謝の改善が可能になる【19】。単純糖質は他の食品群に比べて、代謝機能により大きなダメージを与え、食欲のコントロールを失わせる。

極端なカロリー制限はテロメアに良い？

あなたはとあるカフェテリアで、トレイを手にして列に並んでいる。列の前のほうに来たとき、まわりの人々がみな、少量の食べ物をトングでつまみ、はかりに載せて注意深く目方を計量していることに気づく。選んだ食べ物の重さに納得すると、人々はテーブルに向かう。トレイの上には、あなたがふつうに選ぶよりもはるかに少ない量の食事が載っている。食事の輪に加わったあなたは、人々がその乏しい食事をどのように食べるかを観察する。皿が空っぽになると、彼らは「まだ少しおなかが空いているけれど」と言って、にっこり笑う。

なぜ彼らは、わざわざ計量してまで食事を減らそうとするのだろう？　なぜまだ空腹なのにほほえみを浮かべるのだろう？　現実の世界にはそんなカフェテリアは存在しないが、思考の実験として考えてみよう。この架空の状況には、「ふつうに食べるより二五〜三〇パーセント、カロリー摂取を減らしたほうが長生きできる」と信じる人々の食習慣が反映されている。カロリー制限を実践している人は、空腹に対してふつうの人とちがう反応をするように自分で自分を律しがちだ。そういう人は空腹感に襲われたとき、ストレスを感じたり不機嫌になったりしない。かわりに「よし！　目標に近づいているぞ」と、自分につぶやく。こうした人々は将来のことを、きわめて周到に計画したり考えたりしている。たとえば、私たちの調査に参加した食事制限者の一人は、当時まだ六〇歳代だったが、一三〇歳の誕生日のことを熱心に計画していた【20】。

彼らが虫だったら、それでいい。あるいはマウスであっても。さまざまな下等種においては、厳しいカロリー摂取制限が寿命を延ばすのはほぼ疑いない。マウスも少なくともいくつかの種において、食事制限でテロメアが長くなるらしいことがわかっている。肝臓の細胞も老化が抑制される。肝臓は体の中で、細胞の老化がいちばん先に進みやすい臓器の一つだ【21】。カロリー制限は、インスリンに対する感受性を高める作用もあり、酸化ストレスも和らげてくれる。だが、カロリー制限によるこの効果がもっと大型の動物にどのくらい通じるのか、見きわめるのは容易ではない。ある調査では、ふつうよりもカロリーの摂取を三〇パーセント減らしたサルが、より健康で長生きをすることができた。しかしそれは、砂糖や脂肪を多食する対照群と比較した場合のみだった。別の実験では、同様にカロリー制限をしたサルと、健康的な食事をふつうの量与えられたサルの比較が行われた。前者は後者に比べて健康寿命が若干長かったものの、寿命そのものにはほとんど差がなかった。さらにもう一つ言えば、先の二つの実験ではサルはみな、一匹ずつ食事をした。サルは高度に社会的な動物であり、野生の環境では、集団で食事をする。通常とちがう環境での食事を強制されたことがストレスになった可能性は大いにあるが、それが結果に影響したかは、まだ十分に解明されていない。

現在わかっているかぎり、ヒトに関しては、カロリー制限はテロメアにポジティブな影響を何ももたらさないようだ。カリフォルニア大学ロサンゼルス校の心理学教授ジャネット・トミヤマは、同大学のサンフランシスコ校でポスドクをしているとき、ある実験を行った。彼女は全米から、カロリー摂取制限を長期にわたって継続している人々を苦労して探し出し（ご想像のとおり、そういう人々はきわめて少ない）、彼らを被験者にして集中的な研究を行ったのだ。その一環として、さまざまな種類の血液細胞のテロメアが計測された。驚いたことに、被験者のテロメアはふつうの人々に比べても、そして過食気味の人々に比べてさえも、けっして長くはなかった。それどころかT細胞を含む免疫細胞の一種である末梢血単核細胞（ＰＢＭＣ）においては、テロメアがむしろ短い傾向が認められた。別の実験からは、通常の食事をするアカゲザルと摂取カロリーを三〇パーセント減らしたアカゲザルとの比較が行われた。テロメアの計測のさい一般的に用いられるのは血液に含まれる細胞のテロメアだが、この実験ではそれだけでなく、脂肪や筋肉などさまざまな組織のテロメア長が検証された。結果はまたしても、カロリー制限をしてもしなくてもテロメアの長さに変化はないというものだった。どんな種類の細胞にも、同じことが言えた。

ありがたいことだ。極端なカロリー制限を継続するのはおおかたの人にはむりだし、好きこのんで行う人はほぼ皆無のはずだから。私の友人の一人が言っていた。「飢え死にしそうな食事をして一〇〇歳まで生きるより、おいしいご飯を食べて八〇歳まで生きられればそのほうがいい」。良い点をついている。テロメアにとって、そして健康寿命にとって良い食べ方をしていれば、苦しい思いなどする必要はないはずだ。これについては、次の章でより詳しく述べよう。

テロメアの心得

■ テロメアのためには、体重ばかりを意識する必要はない。そのかわり、おなかの出っ張り具合やインスリン感受性を健康の指標として用いよう（インスリン感受性は、空腹時のインスリン値やグルコース値を医師に検査してもらえばすぐにわかる）。

■ カロリーばかり気にしすぎるのはストレスのもとになるし、テロメアに悪影響をおよぼす可能性もある。

■ 糖分やグリセミック指数（血糖値指数。摂食後の血糖値上昇度を示す）の低い食べ物や飲み物は、体の代謝上の健康を高めてくれる。体重そのものよりも重要なのはこちらのほうだ。

リニューアル・ラボ

砂糖渇望症との上手なつき合い方

砂糖の量をカットすることは、食生活におよぼせる変化の中でも、唯一にして最大の利益をもたらす可能性がある。米国心臓協会のすすめによれば、男性は砂糖の摂取量を一日にティースプーン九杯まで、女性はティースプーン六杯までに控えるべきだという。だが、平均的なアメリカ人は一日におよそ二〇杯の砂糖を摂取している。砂糖の多い食生活は腹部の脂肪やインスリン抵抗性と強いつながりがある。三つの研究から、テロメアの短縮と砂糖入り飲料の摂取との相関性が確認されている（砂糖入りの飲料については、次の章で詳細に語る）。

砂糖（あるいは体に良くないその他の食べ物）に対する渇望感に襲われたとき、対抗するには方策が必要だ。そうした渇望感は強烈である。脳の報酬系で起きているドーパミンの活動がそれを支えているからだ。幸い、この渇望感は一過性で、永遠に続くわけではない。心理学者のアラン・マーラットは「衝動のサーフィン」というアイディアを、中毒患者の治療に応用した。「衝動のサーフィン」とは衝動の波をうまく乗りこなして、自然にそれが消えるのを待つことだ。マインドフル・イーティングの研究をしているアンドレア・リーバーシュタインも、「衝動のサーフィン」をしたあと心を集中させることで、食べ物への衝動をいっそう効果的に抑制できることを発見した。思いやりとやさしさを心に抱くことで、激しい渇望感が和らげられるのだ。

衝動のサーフィンのやり方はこうだ。

ゆったり座って目を閉じる。自分が食べたいと思っているスナックやごちそうを心に思い描く。その感触や色や香りをリアルに思い浮かべる。イメージが鮮明になったら、今度は、食べたいという欲望を十分に感じる。注意を体中にゆきわたらせて、自分の渇望感の性質を観察する。

次に渇望感を、自分に向かって描写しよう。それはどんな感覚で、どんな質感だろう？　どんな形と感覚をしていて、どんな感情や考えと一緒に浮かんでくるだろう？　それは体のどこから生まれてくるのだろう？　その存在に気づくと何かが変わるだろうか？　息を吐き出すとき、何か変化が生じるだろうか？　何か不快感があったら、それもすべて感じとろう。でもこれは、引っかかずにいられない痒みのようなものではないことを、自分で自分に言い聞かせよう。渇望感は変化する感覚であり、いつかは消えていく。自分の渇望感を、岸に寄せる波のようなものだとイメージしてみよう。波は徐々に盛り上がり、いちばん高くなったら、また海のほうへ消えていく。感情の高まりと合わせて呼吸をし、波がゆっくり引いていくのをイメージしながら、高まった気持ちを解放しよう。
自分の心臓に注意を集め、手を胸に置き、温かくやさしい何かが流れてくる感じをイメージしよう。温かい感覚を体のすみずみまでゆきわたらせ、渇望感をやさしさで包み込もう。一休みして呼吸をしながら、自分を思いやろう。そしてもう一度、食べ物のイメージを心に浮かべよう。何か変化はあっただろうか? 何かに気づいただろうか? きっとあなたは渇望を感じても、行動を起こさずにいられるはずだ。必要なのは渇望に気づくこと。そして呼吸をしながら、愛と思いやりの感覚でそれを包み込むことだ。

この手順を自分で読み上げて録音しておけば(アイフォーンの「ボイスメモ」アプリなどを使ってもいい)、必要なときにいつでも聞くことができる。私たちのウェブサイトから、この手順のオーディオ・バージョンをダウンロードしてもいい。

体の空腹と満腹のサインに波長を合わせる

マインドフルな状態になり、体の空腹と満腹のサインに波長を合わせられれば、おそらく過食を減らすことができる。肉体的な空腹の度合いに意識を合わせられれば、それを心理的な飢餓と混同することはなくなるはずだ。ストレス、倦怠、そして感情は(たとえハッピーなものでも)、実際には空腹ではないのに、あたかも空腹であるような感覚を抱かせる作用がある。カリフォルニア大学サンフランシスコ校の心理学者、ジェニファー・ダウベンマイアーの行った小規模な予備実験によると、食事の前にかならずマインドフルネスを実践した女性は、血中のグルコース値やコルチゾール値が低下していた。被験者が肥満患者である場合は、特に効果が顕著だった。そして、精神面や代謝上の健康が向上するに従い、テロメラーゼが増加した【22】。研究者アシュリー・メーソンが行ったもっと大規模な実験では、男女の被験者がマインドフル・イーティング（ゆっくり時間をかけて食事を味わうこと）を実践し、甘いものの摂取を控えられるようになると、一年後に血糖値が下がることが確認された【23】。マインドフル・イーティングは体重自体にはそれほど影響をおよぼさないが、甘いものへの渇望と血糖値をつなぐ輪を断ち切るうえで、重要な役目を果たせる可能性がある。

次に紹介するのは私（エリッサ）と同僚が、ある体重管理の研究で用いたマインドフル・イーティングの手順だ。インディアナ大学の心理学者、ジーン・クリステラーによって開発された「マインドフルネス食事認識トレーニング」というプログラムを土台にしている【24】。

1 呼吸をし、意識を体全体にゆきわたらせよう。そして自問しよう。私の体は今どのくらい空腹を感じている？　空腹感をデータや感覚で説明してみよう。

2 肉体的な空腹度を表28の尺度の上で示そう。過食を避けるために、空腹レベルが8に達する前に食事をするようにしよう。くれぐれも、レベル10になってから食事をしないこと。飢餓《きが》状態のときは、早食いと食べすぎの危険が高まる。

3 食べているときは、その味を十分に味わい、食べるという経験を楽しむこと。

4 物理的な満腹感や胃の膨満感に注意を払う（私たちはこれを「胃の伸び具合に耳を傾ける」と呼んでいる）。食べ始めて数分したら、「物理的にどのくらいおなかがいっぱいになった？」と自分に問いかけ、表29の尺度の上で示そう。満腹レベルが7か8になったところで、いいかえれば腹八分目になった時点で、食べるのをやめよう。血糖値の上昇や満腹ホルモン値の上昇など、生物学的な満腹のサインはゆっくりと始まるため、二〇分ほどしないとその作用を十分に感じとれない。サインがあらわれる前に、そして食べすぎてしまう前に箸を置くことは、だいたいにおいて非常に難しいが、注意を払えば徐々に楽にできるようになる。

表28

まったく空腹でない				ほどほどに空腹					非常に空腹
1	2	3	4	5	6	7	8	9	10

表29

まだぜんぜん満腹でない				ほどほどに満腹					非常に満腹
1	2	3	4	5	6	7	8	9	10

第10章 食べ物とテロメア：細胞の健康のためには何を食べるべきか

食べ物やサプリメントの中には、テロメアに良いものもあれば良くないものもある。ありがたいことに、健康のために炭水化物や乳製品をあきらめる必要はない。新鮮な野菜や果物、全粒穀物、ナッツ類、豆類、オメガ3脂肪酸などで構成されるいわゆるホールフードの食事は、テロメアにとって良いだけでなく、酸化ストレスや炎症を減らしたり、インスリン抵抗性を弱めたりする働きもある。酸化ストレス、炎症、インスリン抵抗性はどれも、健康寿命を縮める要因だ。この章ではそれらについて説明していく。

それは、毎朝の出来事だ。朝に弱い私（リズ）はベッドから這い出し、よろよろとキッチンまで歩きながらゆっくり目を覚ます。朝に強い夫のジョンは、親切にも、私のためにコーヒーを一杯淹れておいてくれる。

「ミルクは？」とジョンが言う。

まだ日ののぼりきっていない時間には、なかなか難しい質問だ。栄養学的なアドバイスを受けたあとでは、答えはもっと難しくなる。栄養学のアドバイスは往々にして人を混乱させる。私は、コーヒーにミルクを入れるのが好きだけれど、実際、そうすべきなのだろうか？　牛乳は健康的な食品だ。

これはまちがいないはず。なんといっても、カルシウムにタンパク質に、ビタミンDまで含まれているのだから。でも、無調整乳と脱脂乳はどちらがいいのだろう？　それとも、何も入れないほうがいいのだろうか？

牛乳だけでなく、朝食につきもののその他の食品にも、それぞれ栄養上のジレンマがある。たとえば、「トースト」。全粒粉のパンだとしても、炭水化物が多すぎるかもしれないし、グルテン過敏症の心配もある。

それから、「バター」。ほんの少しの油脂は満腹感につながるけれど、それが動脈にへばりついたら困ったことになるのではないだろうか？

「果物」。いっそのことトーストを食べるのはやめて、果物のスムージーをつくったらどうだろうか？　でも、果物にも糖分はたっぷり入っている？

寝ぼけまなこで、しかもコーヒーがまだ眠気を払ってくれない状態で、これだけたくさんの疑問に答えなければならない。私たちは二人とも科学者なので、入り組んだエビデンスを取捨選択するのには慣れている。だがときには私たちも、何がいちばん健康に良いかをなかなか解明できないことがある。

そんな朝にはテロメアが、「どんな食べ物が最適か」を決める指針になってくれる。私たちはテロメアのエビデンスを信用している。なぜなら、体がミクロのレベルで食べ物にどう反応するかを示してくれるからだ。栄養科学についての最新の知見とも合致しているため、信頼が置ける。そこからわかるのは、ダイエットが体に良くはないこと、そしてテロメアにとってベストなのは加工食品ではなくできるだけ未加工の、新鮮な食べ物だということだ。テロメアの健康に良いのは制限食ではなく、楽しくて満足のいく食事なのだ。

細胞の三つの敵

炎症、インスリン抵抗性、そして酸化ストレスの危険性については、これまでにさんざん述べた。これらはテロメアや細胞にとって有害な環境をつくりあげる。これらを、体内にひそむ三つの敵と名づけよう。あなたが口にする食べ物の中には、こうした悪漢に餌をやってしまうものがある。いっぽうで、悪漢と闘い、細胞の環境をテロメアの保持にいちばん適した状態にしてくれる食べ物も存在する。

─── 一番目の敵：炎症 ───

炎症とテロメアの短縮には、片方がもう片方を悪くするという破壊的な相互関係が存在する。これまで説明してきたように、細胞が老化してテロメアが短くなったり損傷したりすると（それに加えて、DNAの中に修復不可能なほかの損傷が起きたりすると）、そこからは炎症性のサインが発せられる。その結果、免疫系が自分自身に対して攻撃を加え、体中の組織がダメージを受けることになる。炎症はまた免疫細胞を分裂・増殖させる働きもあり、それによりテロメアの短縮はさらに進んでしまう。こうして悪循環がつくられる。

炎症を起こしたマウスがどうなるか、見てみよう。研究者は一群のマウスで次のような実験を行った。遺伝子の中で、炎症からの保護にかかわる部分を破壊《ノックアウト》し、遺伝子暗号のほかの部分は傷つけずにそのまま残す。処置をするとほどなくマウスは慢性炎症を起こした。体の組織の中には、短くなったテロメアと老化した細胞が蓄積していった。老化した細胞が肝臓や腸に蓄積すると、マウスは短命になった【1】。

炎症から身を守るための最善の方法の一つが、敵に餌をやるのをやめることだ。フライドポテトや精製された食品（白いパンや白米、パスタなど）やキャンディやソーダやジュースや大半の焼き菓子から吸収されたグルコースは、血液に急激に流入する。血糖値が上昇し、その結果、炎症を伝達するサイトカインが増加する。

アルコールもまた、炭水化物と同様の作用をする。アルコールの過剰摂取はC反応性タンパク（CRP）を増やす働きもあるらしい。C反応性タンパクとは肝臓でつくられる物質で、体内で炎症が多発したときに増加する【2】。アルコールはまた、DNAを損なう可能性のある化学物質（発がん性アセトアルデヒド）にも変質し、大量に摂取すればテロメアがダメージを受ける危険も生じる。少なくともラボで実験した細胞については、そうした結果が出ている。ヒトの場合は、そこまでの大量摂取が可能なのかどうかはわからない。これまでにわかっているのは、慢性的な大量の飲酒がテロメアの短縮や、免疫老化のほかのサインと関連しているらしいということだ。だが、少量の飲酒とテロメアとのあいだには、一貫した関係は認められていない【3】。たまにお酒を楽しむくらいなら何も問題はない。

ほかにも良い知らせがある。先ほどの、遺伝子操作によって慢性炎症を起こしたマウスを心配していた読者はどうぞ安心してほしい。抗炎症剤や抗酸化剤を与えることで、マウスのテロメアは機能を回復したのだ。テロメアはもとに戻り、老化した細胞の蓄積は止まった。おかげで細胞は分裂と再生を継続できるようになった。これが示唆しているのは、私たちがみな、自分のテロメアを炎症から守れる可能性があるということだ。もちろん薬を使わずにそれができれば、いちばん安全だし、いちばんスマートでもある。手始めに行うべきなのは、炎症反応をできるだけ防いでくれる食べ物を選んで摂取することだ。大丈夫、甘みと香りのある植物性の食品は、選ぶのに困るほどたくさんある。赤や紫や青のベリー類、赤や紫のブドウ、リンゴ、ケール（ちりめんキャベツ）、ブロッコリ、黄タマネギ、瑞々しいトマト、グリーン・オニオン。どれもフラボノイドやカロテノイド、そして植物の色素のもとになっている多様な種類の化学物質を豊富に含んでいる。特に豊富なのはアントシアニンと、フラボノイドの一種であるフラボノールだ。これらは炎症や酸化ストレスを低く抑えることに関連している【4】。

その他の抗炎症性食品はたとえば、脂肪の多い魚やナッツ、亜麻の種子（亜麻仁）や亜麻仁油、そして葉物の野菜などだ。これらの食品に共通するのは、オメガ3脂肪酸を豊富に含んでいることだ。炎症を抑え、テロメアの健康を保つために、体はオメガ3脂肪酸を必要としている。オメガ3にはまた、全身の細胞膜の形成を助け、細胞の構造を柔軟にし、安定させる働きがある。さらに、細胞はオメガ3脂肪酸を、炎症や血栓を調節するホルモンに変容させることもできる。動脈壁が硬くなるか・柔らかくなるかにもオメガ3が関与している。

血中のオメガ3の濃度が高いと心血管系の病気のリスクが低くなることは、以前から知られていた。さらに新しい研究からは、それに付随する興味深い可能性が示されている。オメガ3はテロメアの急速な短縮を防ぐことで、心血管系の疾病リスクを減らしているらしい。テロメアは加齢とともに短くなることを思い出してほしい。テロメア短縮というプロセスにおいて私たちがめざすべきは、この現象の進行をできるかぎり遅らせることだ。ある調査で、六〇八人の血液細胞の観察が行われた（図23

を参照）。被験者はみな中年で、安定型心疾患を患っているが、血液中のオメガ3含有率が高かった人々は、以後五年間のテロメアの減少の度合いが小さかった【5】。そして、当初から完全な健康体ではない彼らが次の四年間を生き延びる確率は、テロメアが減少していない人ほど高かった【6】。五年のうちにテロメアが短くなっていた被験者は以後四年間で三九パーセントが死亡したが、テロメアが長くなっていた被験者は以後四年間で一二パーセントが死亡しただけだった。テロメアが短縮しないほど、疾患期間に突入したり早く死亡したりする可能性は減るということだ。

　というわけで、脂肪の多い新鮮な魚（寿司も含む）やサケやマグロ、

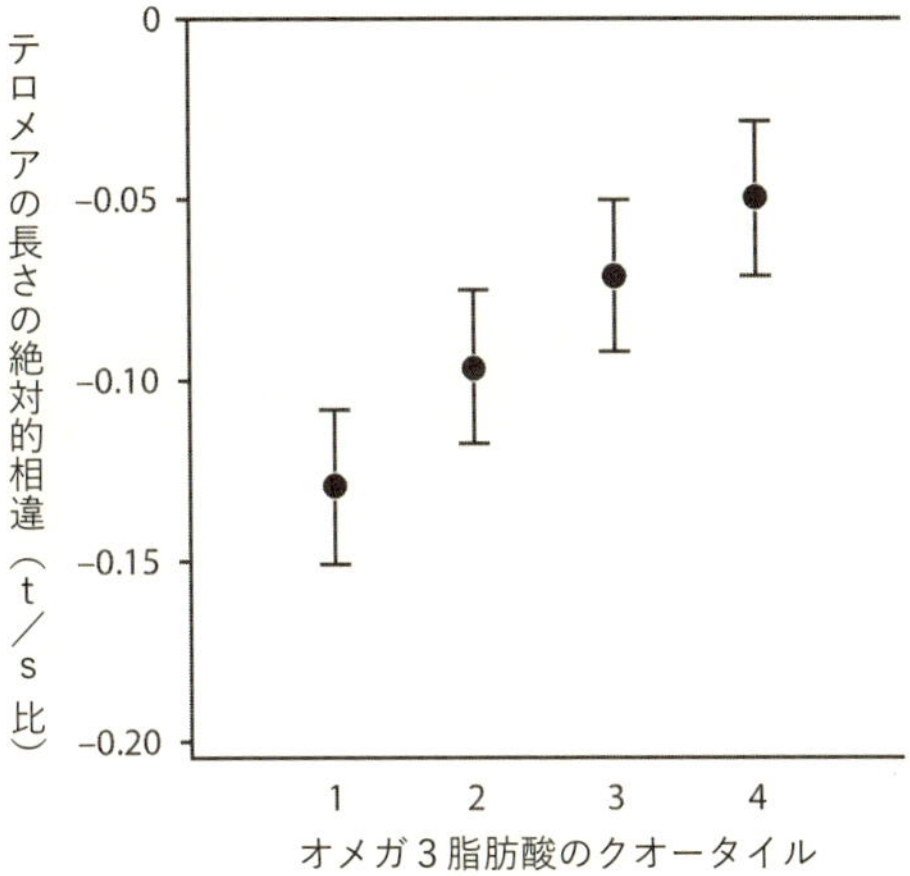

図23　オメガ3脂肪酸とテロメアの長さの経年変化
血中にオメガ3脂肪酸（ＥＰＡとＤＨＡ）が多く含まれるほど、以後5年間のテロメア短縮の度合いは少なかった（オメガ3脂肪酸のレベルが平均から標準偏差一つ分上にいくごとに、テロメアが短縮する可能性は32パーセントずつ減少すると予測される）。この効果は、計測開始時のテロメアが長かった人のほうが、より顕著にあらわれた（テロメアは長いほど、短縮のスピードが速い）【7】。

〔クオータイル：被験者を成績（この場合は血中のオメガ3脂肪酸量）順に並べ、下位4分の1のグループが1クオータイル、次の4分の1が2クオータイル。縦軸は各グループのテロメア長の平均値を示す〕

葉物野菜や亜麻仁や亜麻仁油をどうぞご堪能あれ。では、フィッシュオイル・カプセルとして知られるオメガ3脂肪酸のサプリメントに効果はあるのだろうか。オメガ3脂肪酸のサプリメントとテロメアについてのランダム化試験は現在のところ、たった一つしか行われていない。オハイオ州の心理学者、ジャニス・キーコルト゠グレーザーが行ったその実験からは、示唆的な結果が出ている。それによれば、フィッシュオイルのサプリメントを四か月間摂取した人は、プラシーボ（偽薬）を与えられていた人々に比べて、テロメアは特に長くなってはいなかったのだ。しかしグループを問わず、血中のオメガ3脂肪酸がオメガ6脂肪酸に比べて大きく増加した人には、テロメアの伸長が認められた【8】。また、オメガ3のサプリメントには炎症を減らす作用があるため、炎症の大幅な減少とテロメア伸長には相関性が確認された。さらに注目すべきなのは、サプリメントを摂取した人々に、酸化ストレスや炎症の軽減という、テロメアにとってきわめて好都合な変化が生じていたことだ。どの程度変化が起きるかは、サプリメントに含まれるオメガ3多価不飽和脂肪酸をそれぞれの被験者がどれだけ吸収できたかに左右されたようだ。

オメガ3脂肪酸にかぎらず、栄養素が血中にどれだけ含まれるかは、食事から摂取したか、もしくはサプリメントから摂取したかどうかにかならずしも直接的には関係しない。その数値には、あらゆる種類の複雑な、おおかたは不可知の要因が影響をおよぼしている。たとえば、それぞれの人がどれだけ栄養を吸収できるのか、吸収した栄養を細胞がどれだけ活用できるのか、どれだけ速くそれらを代謝し、失うか、などの要因だ（ダイエット食やサプリメントの宣伝文を読むときには、ぜひこうした情報を頭に入れておいてほしい）。一般的には、栄養は食べ物からとることを私たちはどんな人にも推奨しているが、どうしてもそれが難しいときは、サプリメントでもそこそこ代替にはなる。だが、まずはかかりつけの医師に相談してみよう。いちばん当たり障りがなさそうに見えるサプリメントでさえ何かの副作用があったり、あなたがすでに使っている薬と飲みあわせが悪かったりする可能性はある。特定の健康状態にある人の場合、サプリメントの種類によっては服用できない場合もある。ただ、EPAとDHAの混合サプリメントについては、一日に少なくとも一〇〇〇ミリグラム摂取するとよいというのが一般的なコンセンサスだ。この分量は、先のオハイオ大学での研究で検証された最低用量に近い。また、〝自然へのやさしさ〟を考えるなら、藻類を原料につくられた植物性のサプリメントを強くおすすめしたい。魚にオメガ3が多く含まれるのは、藻類を食べるからだ。私たち人間も藻類を食べることができる。持続可能な手法で養殖された藻類を食べれば、そこに含まれるDHAを摂取できる。世界中の人々がテロメアのためにフィッシュオイルを摂取したら、海洋環境を維持できない。今のところ、藻類からとれるDHAは心血管系の健康において、魚のDHAとほぼ同じ効果をもつらしいことがわかっている。

テロメアの研究からは、オメガ3の摂取がきわめて重要だと示されているが、オメガ3とオメガ6のバランスにも目を配らなくてはならない。なぜなら、典型的な西洋型の食事にはオメガ3よりもオメガ6のほうが多く含まれる傾向があるからだ。両者のバランスをとるためには、ナッツや種子類など加工度の低い食品を食べるいっぽうで、揚げ物やパッケージされたクラッカー、クッキー、チップス、スナックなどの摂取を大きく減らすことが肝要だ。これらの食べ物には往々にしてオメガ6脂肪酸が大量に含まれるうえ、心血管系疾患のリスク要因である飽和脂肪も含まれているからだ。

私たちの体の中にはほかにももう一つ、知っておいたほうがいい化学物質がある。それは、ホモシステインという物質だ（化学的には、タンパク質の構成要素であるアミノ酸の一種「システイン」と近い関係にある）。ホモシステインの量は加齢とともに増加する。炎症とも相関性があり、心血管系の内膜に大きな打撃を与える。そして、心臓病の遠因となる。多くの研究から、ホモシステイン値の高さとテロメアの短さとのあいだに相関性が確認されている。とはいえ、テロメアにはさまざまな要因が作用していることがうかがわれる。ある研究において、テロメアと死亡率との関連が、炎症の度合いとホモシステイン値の両方に起因するように見えるのは不思議なことではない。どちらが先に来るのかは、今のところわかっていない【9】。ただ、ありがたいことに、たとえあなたのホモシステイン値が「ハイパー（超）」といわれるほど高かったとしても、その症状はビタミン剤によって改善が可能だ。ビタミンB（葉酸塩もしくはビタミンB12）には、ホモシステイン値を下げる効果があるらしい【10】（服用が必要かどうかは、医師に相談すること）。

――二番目の敵：酸化ストレス――

ヒトのテロメアは、TTAGGGというDNAの塩基配列の反復からできており、染色体の両端にこの配列が、通常は一〇〇〇回以上繰り返されている。この貴重な連続体にダメージを与えるのが酸化ストレスだ。酸化ストレスは、細胞の中に大量のフリーラジカルがあるのに、抗酸化物質が足りないときに起こる危険な状況だ。フリーラジカルは、テロメアの塩基配列の中でも特に傷つきやすい「GGG」の部分を標的にする。GGGという列がフリーラジカルに壊されると、DNA鎖は切れ、テロメアの急速な短縮が始まる【11】。そのようすはまるで、細胞の仇敵である酸化ストレスが「GGG」というごちそうを貪っているかのようだ。ラボでの細胞実験だと、酸化ストレスはテロメアに損傷を与えるだけでなく、テロメラーゼの活性をも減退させ、短くなったテロメアをテロメラーゼは復元できなくなってしまう。これは二重の打撃だ【12】。

だが、細胞をとりまく培地（ラボのフラスコの中で、細胞の生活を支えているリキッド・スープのようなもの）にビタミンCを加えると、テロメアはフリーラジカルから守られる【13】。ビタミンCやその他の抗酸化物質（ビタミンEなど）は清掃動物のようにフリーラジカルを食べてくれるため、テロメアや細胞に害がおよばなくなるのだ。血中にビタミンCやビタミンEを多く含む人はテロメアが長い傾向があるが、それは、酸化ストレスの指標として知られるF2イソプロスタンの分子が少ない場合だけだ。酸化ストレスマーカーであるF2イソプロスタンに対する血中の抗酸化物質の割合が大きいほど、体の中で酸化ストレスは起こりにくくなる。果物や野菜を毎日食べるべきだというたくさんの理由の一つはそれだ。果物や野菜には、酸化を阻止する効果の高い物質がいくつも含まれている。食生活を通して抗酸化物質を十分摂取するためには、農産物をたくさん食べること。特に、柑橘類、ベリー類、リンゴ、プラム、ニンジン、緑の葉物野菜、トマト、そしてそれよりは少ないがイモ類（赤でも白でも可。皮つきがベター）も摂取することだ。その他の植物で抗酸化作用の高いものには、豆類、ナッツ類、種子類、全粒穀物、そして緑茶などがある。

テロメアの健康が目標であるなら、抗酸化作用をもつサプリメントを利用することは、現時点では推奨しない。その理由は、そうしたサプリメントとテロメアの健康の関連について、決定的な証拠がまだ存在しないからだ。ある種のビタミンが血中に多く含まれるほど、テロメアが長くなる傾向があることは複数の研究から示唆されており、それらのビタミンの種類は後出の表30にまとめてある。だが、テロメア伸長とマルチビタミン摂取との関連を示唆する研究結果が複数存在するいっぽうで【14】、少なくとも一つの実験からは、マルチビタミンがテロメアの短縮に関連するという報告が上がっている【15】。さらに、ラボでのヒトの細胞の培養実験についていえば、抗酸化レベルがあまりに高くなると、ある種のがん性の特質が出現することも確認されている。この発見は、「過ぎたるはおよばざるがごとし」と私たちに警告しているのかもしれない。一般的にはサプリメントよりも食物由来の抗酸化物質のほうが体への吸収がよく、効果も高い。

最初の栄養

赤ん坊のテロメアに栄養をあげることはできるのだろうか？　生後数週間、母乳だけをあげていればおそらく大丈夫だ。カリフォルニア大学サンフランシスコ校の健康問題研究者、ジャネット・ウォイチツキーが妊婦を対象に行ったコホート研究によれば、生後六週間、離乳食や固形の食べ物を口にせず母乳だけで育てられた赤ん坊は、長いテロメアをもっていたという。胃腸が十分育たないうちに固形の食物を与えられると、炎症や酸化ストレスが起きる可能性がある【16】。生後六週以前に固形食を食べ始めた赤ん坊のテロメアが短かったのは、おそらくそのためだろう。

三番目の敵：インスリン抵抗性

ニッキは地元の病院の経営者でもあり、医師でもある。彼女には小さな悪癖がある。甘い炭酸飲料「マウンテンデュー」を大量に飲むことだ。この習慣が始まったのは研修医時代だ。若いドクターは、マウンテンデューに含まれる砂糖とカフェインを頼りに眠気を払うことを学ぶのだ〔マウンテンデューのカフェイン含有量は多いと言われる〕。ニッキは、この習慣を今もやめられない。毎朝早く、ガレージに置かれた自分専用の小さな冷蔵庫からマウンテンデューの一リットルボトルを取り出し、ボトルを車の助手席に置いて仕事に向かう。信号で車が停まるたび、ボトルの口をひねって一口飲む。病院に着いたらボトルを冷蔵庫にしまい、回診のあとに一口。ミーティングのあとに一口。書類の仕事を片づけたあとに一口。長い、しんどい一日が終わるころ、ボトルは空っぽになっている。「あれがなかったら、とてもやっていけない」。ニッキはどうしようもないというように、肩をすくめてみせる。

医者であるニッキは、毎日一リットルもマウンテンデューを飲むのが健康に良くないことはわかっている。だが、アメリカ人のおよそ半数と同じように、ニッキは何かしらソーダ類を飲んでしまう。これらの人々は、インスリン抵抗性という第三の敵にストローを差し出しながら、こう言っているも同然だ。「これをお飲みよ。そうすれば、望みどおりの巨大で恐ろしいやつになれるよ」

甘いソーダを、あるいは「液状のキャンディ」を飲み干したときに、体の中で何が起こるかを順に説明しよう。まず、ソーダを飲むとほぼ瞬時に、膵臓が多量のインスリンを分泌し、グルコース（砂糖の分解産物）が細胞に入り込むのに手を貸す。二〇分もすると血流の中にグルコースが蓄積し、高血糖の状態になる。今度は肝臓が、砂糖を脂肪に変える仕事を始め、およそ六〇分後、血糖値は下がる。するとあなたは「落ちた」気持ちをもう一度上げるため、さらに砂糖を口にしようと考え始める。これがあまりに頻繁に起こると、最後はインスリン抵抗性が強くなってしまう。

ソーダは、新手のタバコのようなものなのだろうか？　そう言っていいかもしれない。カリフォルニア大学サンフランシスコ校の栄養疫学者で私たちの共同研究者の一人でもあるシンディ・ルーンは、毎日二〇オンス（六〇〇CC弱）の甘いジュースを飲む人は、テロメアの長さで換算すると四・六年分も生物学的には老化が進んでいることを発見した【17】。これは驚いたことに、テロメアに対してタバコがおよぼすのとほぼ同規模の害だ。一日に八オンス（約二四〇CC）のジュースを飲んだ場合には、テロメアは二年間分、生物学的に老化していた。ジュースをよく飲む人は、そのほかに不健康な生活をしていて、それが結果に影響しているのではないかと、あなたはいぶかるかもしれない。そしてそれはたしかに大きな問題だ。この研究にはおよそ五〇〇〇人の被験者が参加したが、私たちは交絡因子〔調査対象とは別の要素〕に対処するために最善を尽くした。食生活、喫煙習慣、BMI、腹囲（おなかの脂肪を計測するため）、収入、年齢など、テロメアと甘味飲料の相関性を打ち消す可能性のある材料を考えつくかぎり考慮した。それでも、両者の相関性は消えなかった。ジュース類とテロメアとの関係は、小さな子どもにも存在する。ジャネット・ウォイチツキーによれば、一週間に四本以上のジュースを飲んでいる三歳児には、テロメアの大幅な減少が認められたという【18】。

スポーツ飲料も砂糖入りのコーヒーも、やはり液状のキャンディのようなもので、典型的なソーダと同じだけの砂糖を含んでいる（スターバックスの三五〇CCのペパーミント・モカには四二グラムの砂糖が含まれている）。だからできるだけ口にしないか、ほんの時折、ごちそうとして飲むだけにとどめることだ【19】。ソーダや甘い飲み物は、砂糖がテロメアに与える害を顕著にあらわしている。問題はその、「伝達プロセス」にある。繊維を含んでいないため、糖分はスピードを落とさず急速に体にまわってしまう。クッキーやキャンディやケーキやアイスクリームなど、デザートやおやつと考えられているものはほぼすべて、大量の砂糖を含んでいる。さらに、白いパンや白米やパスタなどの精製食品やフライドポテトは単純かつ迅速に吸収される炭水化物を多く含み、血糖値を大きく乱す危険性があるのだ。

インスリンの急増は究極的にはインスリン抵抗性をもたらす危険がある。それを避けるためには、繊維を豊富に含む食品に注目することだ(図24を参照)。全粒粉製のパンやパスタ、玄米、大麦、種子、野菜、果物などはみな、繊維をたくさん含んでいる(果物には単純糖質が含まれているが、繊維が含まれているのと、全体的な栄養上の価値ゆえ、健康的な食品といえる。繊維の部分を除いてしまった果物のジュースは、一般的に健康的な食品とはいえない)。これらの食品には食べごたえがあり、カロリーのとりすぎを防ぐ働きもある。おなかの脂肪を減らすのにも役に立つ。おなかの脂肪は、インスリン抵抗性や代謝異常にも密に結びついている。

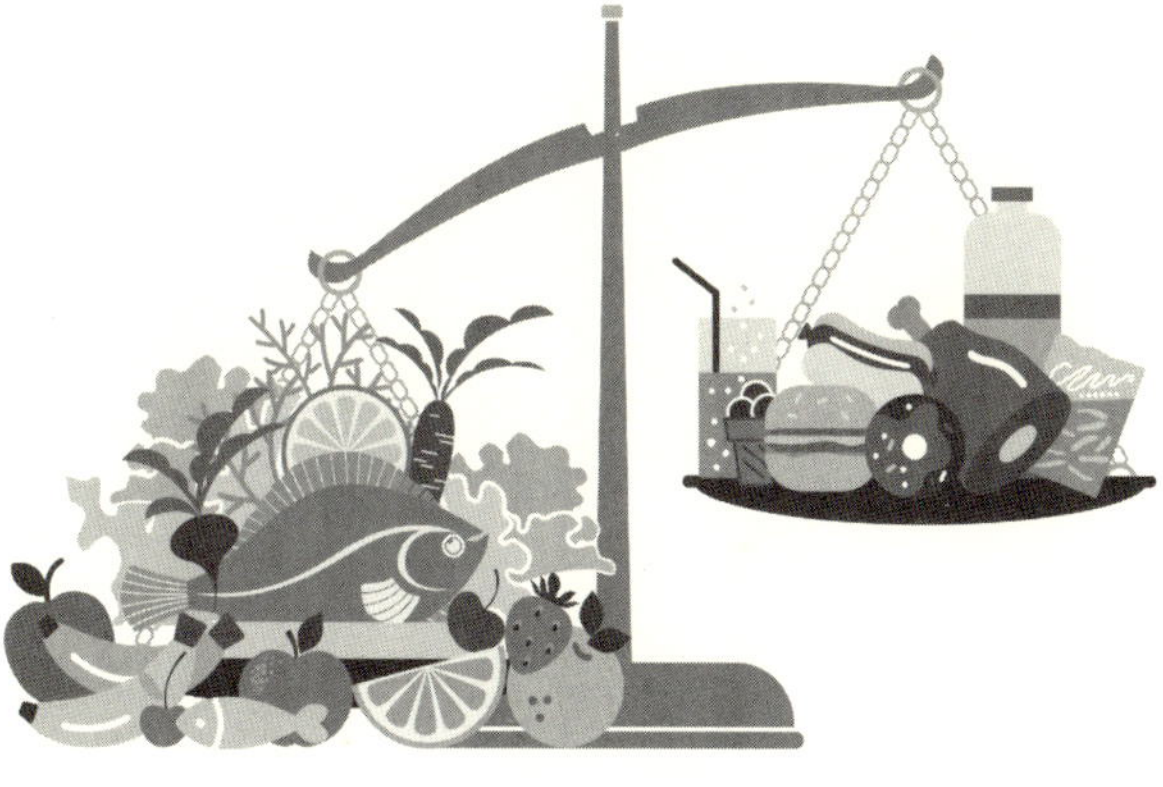

図24　テロメアを指針にしたちょうど良いバランスとは
テロメアの健康のためには、繊維や抗酸化物質やフラボノイドを豊富に含む果物や野菜などの食品をもっとたくさんとることだ。オメガ3脂肪酸を含む海藻や魚を多く食べ、精製された砂糖やレッドミート(牛肉や豚肉)はできるだけ減らすこと。上の図に描いたような健康的なバランスで食事をとっていれば、血液の中で健康的な変化が起きる。血液が高栄養になるいっぽう、酸化ストレス、炎症、インスリン抵抗性などの問題は減少する。

ビタミンDとテロメア

血中にビタミンDが多く含まれるほど、死亡率は全般的に低下する【20】。いくつかの研究から、ビタミンDとテロメア長に相関性があるという結果が出ており、特にこの傾向は男性よりも女性に強い。だが、相関性を確認できなかった実験もいくつかある。サプリメントについては、これまでのところ、ある実験でビタミンDの効果が検証されている。その小規模な調査によれば、ビタミンDを（ビタミンD_3の形で）一日に二〇〇〇IU（〇・〇五ミリグラム）摂取するのを四か月間継続したところ、対照群のプラシーボ・グループと比較してテロメラーゼが約二〇パーセント増加していた【21】。テロメアとの関連については明確な結論が出ていないが、注目すべきは、住む地域や日光を浴びる量によって、体内のビタミンD値が変化しがちだという事実だ。ビタミンDを食品から摂取するには、サケ、マグロ、カレイ、ヒラメなどの魚、栄養強化牛乳、シリアル、卵などが最適だ。地域によっては、食物と日光だけで十分なビタミンDをつくるのが難しい場合もあるので、そのときはサプリメントの使用も考えていいかもしれない。まずは医師に相談を。

健康的な食のパターン

いくつもの大皿に盛られた新鮮な魚。ボウルに山盛りにされた色鮮やかな果物や野菜。たくさんの豆、全粒穀物、ナッツ、そして種子類。パーティー用の食事だが、これは同時に、細胞にとっての健康的環境を整えるレシピでもある。これらの食品には、炎症や酸化ストレスやインスリン抵抗性などを弱める働きがある。テロメアや健康全般にとってプラスになる健康的な食生活のためには、これらの食品が欠かせない。

ヨーロッパからアジア、そしてアメリカまで世界各地の食習慣は、二つのカテゴリーに大別される。一つは、精製された炭水化物や甘いジュースや、加工された肉やレッドミートをたくさん摂取するグループ。もう一つは野菜や果物や全粒穀物、豆類、魚をはじめとする低脂肪で高品質なタンパク質を多く摂取するグループだ。後者の健康的な食習慣は「地中海式」と呼ばれることがあるが、世界中のおおかたの地域には、「地中海式」の変形版といえる食習慣がある。細部はいろいろ異なっている。乳製品を比較的多くとる文化もあれば、海藻を多く食べる文化もある。だが全般に共通しているのは、新鮮で健康的なホールフードを多岐にわたって摂取すること、そしてそれらの食品のおおかたが食物連鎖のピラミッドの下のほうに由来することだ。一部の研究者はこれらを「賢明な食のあり方」と呼ぶ。たしかにそのとおりではあるのだが、その呼び方では、これらの食品がいかに美味かつ健康的であるかがわからないかもしれない。

この「賢明な食のあり方」に従う人は、住む地域にかかわらず、概してテロメアが長い。たとえばイタリア南部の調査では、地中海式の食生活をずっと続けている人は年をとってもテロメアが長かった。そして、この食習慣をしっかり守ってきた人ほど、全身の健康状態がよく、日常生活のさまざまな活動に十分に参加できていた【22】。韓国で行われた、中高年を対象にした集団研究によれば、地元に伝わる「賢明な食のあり方」を守って海藻や魚をたくさん食べている人は、一〇年後、レッドミートや精製食品や加工食品を多食してきた人に比べて、テロメアが長かった【23】。

ここまでは食生活のパターンについて話をしてきたが、テロメアの健康に特に有益な食べ物はあるのだろうか？　答えのカギは、先の韓国の研究にある。被験者の中で豆類やナッツ、海藻、果物、乳製品などを多く食べ、レッドミートや加工肉や砂糖入りのジュースをあまり摂取しなかった人々は、白血球のテロメアが長かったのだ【24】。

健康的で加工度の低い食品を食べ、レッドミートや加工された肉は極力食べないようにすることで利益が得られるのは、世界のどこの地域でも同じだ。そしてこれは、大人になってからも、ずっと年をとるまであてはまる。二〇一五年、ＷＨＯはレッドミートを「がんの要因である可能性がある」とし、加工された肉については「がんの要因である」と述べた【25】。肉のタイプ別にテロメアとの関係を検証したところ、加工肉はテロメアにとって、加工されていないレッドミートよりもさらに悪影響があることがわかった【26】。加工肉とは、燻製や塩漬けなどの保存処理をした肉をさす。具体的には、ソーセージやハム、コーンビーフなどだ。

もちろん、人生を通してずっと良い食生活を送ることができれば、それに越したことはない。でも、思い立ったが吉日だ。表30を指針にして、食生活を組み立て直そう。一般的に言って、何か特定の食品を不安がるよりも、新鮮で健康的な食べ物をあれこれとるようにつとめればそれでいい（そうすれば毎朝、リズのようにいたずらに頭を悩ませずにすむ）。前もって周到に計画を立てなくても、食事を楽しみ、かつ、炎症や酸化ストレスやインスリン抵抗性を改善できるようになるはずだ。そして、テロメアの健康に良い食生活を、自然に送れるようになってくる。さらには、「何を食べればよいのだろう？」という選択に毎日頭を悩ませて、そのストレスでテロメアを短くしてしまう心配もなくなる。

コーヒーと健康

コーヒーが健康におよぼす作用は、数百もの研究で検証されてきた。朝の一杯をこよなく愛する人々は、どうぞ安心してほしい。結果はほぼ一貫して、「シロ」だ。いくつかのメタ分析からは、認知力低下や肝臓病やメラノーマ（黒色細胞腫）などの発病リスクがコーヒーで減るという結果も出ている。コーヒーとテロメア長の関連を調べた実験は今のところ一つしかないが、現在までの情報はおおむね前向きだ。実験では、慢性的な肝臓病患者四〇人を対象に、コーヒーが健康を改善するかどうかを検証した。被験者は、一日にカップ四杯のコーヒーを飲むグループと、飲まないグループ（対照群）とにランダムに分けられた。コーヒーを飲むグループの人々は一か月後、対照群と比べてテロメアが著しく長くなり、血中の酸化ストレスは低下していた【27】。そのうえ、四〇〇〇人以上の女性を対象にした調査によれば、カフェイン入りのコーヒーを飲んでいる女性にはテロメアの伸長が多く認められた（カフェイン抜きのコーヒーを飲んでいる女性には、そうした現象は認められなかった）【28】。朝、薫り高いコーヒーを飲む理由がこれでまた一つ増えた。

表30　栄養とテロメアの長さ*

食べ物や飲み物

短いテロメアに相関性あり	長いテロメアに相関性あり
レッドミート（牛肉、豚肉）、加工肉【29】	繊維質（全粒穀物）【36】
精白パン【30】	野菜【37】
甘い飲み物【31】	ナッツ、マメ科植物【38】
甘いソーダ【32】	海藻【39】
飽和脂肪酸【33】	果物【40】
オメガ6多価不飽和脂肪酸（リノール酸）【34】	オメガ3脂肪酸を含む魚（サケ、イワナ、サバ、マグロ、イワシ等）【41】
アルコールの多飲（1日に4杯以上）【35】	食物性の抗酸化物質（果物、野菜、豆、ナッツ、種子類、全粒穀物、緑茶など）【42】
	コーヒー【43】

ビタミン等

短いテロメアに相関性あり	長いテロメアに相関性あり
鉄分のみのサプリメント【44】（おそらく過剰摂取の危険が高いため）	ビタミンD【45】（要検証）
	ビタミンB（葉酸塩）、ビタミンC、ビタミンE
	マルチビタミン・サプリメント【46】【47】（要検証）

＊科学的な文献はつねに増加し、変化していく。いちばん新しい情報は私たちのウェブサイトでチェックすること

体内で不足しがちなビタミンDとオメガ3脂肪酸のサプリメントについてはすでに述べたが、その他のサプリメントは私たちは特に推奨しない。人により、どんな栄養素が必要かは異なるし、サプリメントについての栄養学的な研究結果は、新しい調査によって大きく変わっている。何かのサプリメントを大量に摂取するのが本当に有効かつ安全なのかは、断言しがたい。

テロメアの心得

- 炎症、インスリン抵抗性、酸化ストレスはあなたの敵だ。敵と闘うためには、前述の「賢明な食のあり方」を導入し、野菜や果物、全粒穀物、豆類、マメ科植物、ナッツ類、種子類のほか、低脂肪で質の高いタンパク質を積極的に摂取すること。これは、別名「地中海式」の食生活とも呼ばれる。
- オメガ3脂肪酸を含むサケやマグロなどの魚、葉物野菜、亜麻仁や亜麻仁油を摂取すること。サプリメントで摂取するなら、藻類をベースにしたものを選ぼう。
- レッドミート（特に加工したもの）は極力控える。週に数日はベジタリアンの食生活を試みてもいい。あなたの細胞にも環境にも、きっとプラスになる。
- 砂糖の入っている食べ物や飲み物、精製食品などは避ける。

テロメアにやさしいスナック

ヘルシーなスナックを用意しておくことは重要だ。一般的なスナックはたいていが健康に悪い。それらは往々にして加工されており、体に良くない油脂や砂糖や塩を含んでいるからだ。おすすめできるのは、タンパク質が多く、砂糖の少ないホールフードのスナックだ。抗酸化物質やオメガ3多価不飽和脂肪酸を多く含むスナックのアイディアをいくつか紹介しよう。

ホームメイド・トレイル・ミックス

自家製のトレイル・ミックス（ナッツやドライフルーツなどを混ぜたもの）は手軽につくれる。ポイントは糖分を控えること（市販のトレイル・ミックスには、ドライフルーツに砂糖が加えられていることがよくある）。次のレシピにはオメガ3脂肪酸や抗酸化物質が豊富に含まれている。エネルギーも高いので、食べるときには少量もしくはほどほどの量にとどめること。

（材料）

- クルミ　一カップ（米国の一カップは二四〇cc）
- カカオニブ（もしくはダークチョコレートチップ）　二分の一カップ
- ゴジベリー（もしくはほかのドライフルーツ）　二分の一カップ

（オプションで加えるもの）

■甘みを加えていないドライ・ココナッツ・フレーク　二分の一カップ

■生もしくは塩を加えていないヒマワリの種　二分の一カップ

■生のアーモンド　一カップ

・・・ホームメイド・チアシード・プディング・・・

チアシードには、抗酸化物質やカルシウムや繊維が豊富に含まれている。この南アメリカ産の、小さくて一見なんということもない種子には、一オンス（約二八グラム）につき五グラムものオメガ3が含まれている。チアシードのプディングは間食にも朝食にもおすすめだ。

（材料）

■チアシード　四分の一カップ

■甘みを加えていないアーモンドミルク（もしくはココナッツミルク）　一カップ

■シナモン　ティースプーン八分の一〔米国のティースプーン一杯は約五cc〕

■バニラエッセンス　少々

すべての材料を混ぜ合わせ、そのまま五分ほど置く。もう一度全体をかきまわし、冷蔵庫で二〇分冷やす。とろみがつくまで、あるいは一晩冷蔵庫で冷やしてもいい。

（トッピングのアイディア）

■ ドライ・ココナッツ・フレーク
■ ゴジベリー
■ カカオニブ
■ リンゴのスライス
■ ハチミツ

海藻

海藻は手軽で、しかもテロメアにやさしい食品だ。海藻を使った「シースナック」などの食品は、海苔に薄くオリーブ油を塗ってローストし、海塩を少しふりかけたもので、健康食品の店で手に入る。さまざまなフレーバーがあり（私たちが特に気に入っているのは、ワサビ味とオニオン味だ）、塩味や香りのある食べ物を好む人にはぜひおすすめだ。海藻には、微量栄養素も豊富に含まれている。塩分の制限をしている人は、無塩のものを選ぶこと。

悪い食習慣を撲滅：モチベーションを見つける

健康的な食べ物を積極的に食生活に取り入れるのはすばらしいことだが、もしかしたらそれ以上に重要なのは、加工食品や砂糖の入った食品、そしてジャンクフードなど、細胞の敵に餌をやるような食習慣をやめることだ。健康に悪い食習慣を断つのは、言うのは簡単だが、実行するのは難しい。研究によれば、なぜ食習慣を変えるかという個人的なモチベーションをはっきりもっている人ほど、変革に成功する可能性は高い。次に挙げるのは、食習慣を変えたいと思っている人々に対して、私たちが提示する質問だ。なぜそれを目ざすかのいちばんの動機を明確にするためのものだ。

■「あなたの食事は、あなたにどんな影響を与えていますか？　これまでに誰かから何かを食べるのを控えるように忠告されたことはありますか？　それはなぜですか？　あなたは何をいちばん変えたいと思いますか？」

■「なぜ、ファストフード（あるいはジャンクフードや砂糖や、その他の健康に悪い食品）を自分がどれだけ食べているか気にしているのですか？　糖尿病や心臓病を患っている人は身内にいますか？　減量したいと考えていますか？　自分のテロメアのことを心配していますか？」

■「変化を望んでいるのは、あなたの中のどの部分ですか？　望んでいないのはどの部分ですか？　あなたがいちばん大切に思っているものは何ですか？　食生活を変えることは、あなたとあなたの愛する人々にどんな影響をもたらしますか？」

自分にとって最大のモチベーションを認識できたら、今度はそれを視覚化しよう。あなたのモチベーションが「健康な人生を長く送ること」ならば、自分が九〇歳になっても元気で活動的な日々を送っているところや、孫の卒業を祝っているところを脳裏に思い浮かべてみよう。子どもが大きくなっていくとき、ずっとそばにいてあげたいと願っている人は、子どもの結婚式のパーティーで自分がダンスをしているところを頭に思い描こう。小さなテロメアが体の無数の細胞の中で、染色体の未来を守ろうと奮闘しているさまを想像すれば、おそらく勇気づけられるはずだ。誘惑に出会ったときは、こうしたイメージを心に呼び戻そう。ニューヨーク州立大学バッファロー校のレン・エプスタインによれば、未来を鮮明に思い描くことによって、人は過食やその他の衝動的な行動を我慢できるようになる【48】。

リニューアルのための情報2：

科学が教える！ 変化を持続させるコツ

行動を変えるのは簡単なようでいて、難しい。人によっては、テロメアについて学ぶことが強力なモチベーションになる。そうした人々は、テロメアが蝕まれていくさまを想像しただけで、もっと運動をしなくてはと駆り立てられたり、ストレスに対する反応のしかたをポジティブなものに変えようと思い立ったりする。

だが、モチベーションだけでは足りないことは往々にしてある。

行動変容の科学は、こう教えている。自分の何かを変化させるには、なぜその変化が必要かを知る必要がある。だが、その変化を本当に持続させるには、知識だけでは不十分だ。何かを変えようとするとき、私たちの心はなかなか合理的に働かない。私たちの行動のおおかたは、自動的な反応パターンや衝動に従って起きているからだ。だから、野菜のオムレツのかわりについドーナツを食べてしまったり、運動や瞑想をする予定の時間になっても固い決意がつい揺らいでしまったりするのだ。私たちが思っているよりも、人間という種は自制心をもち合わせていないらしい。しかし幸運にも、どうすれば変化を持続させられるかのコツは、行動科学によって提示されている。

まず、どんな変化を起こしたいかを明確にすることだ。第7章の前にある**自己評価テスト3を**

行えば、あなたのテロメアがどんな変化をいちばん必要としているかがわかる。一つの分野（たとえば運動など）を選び、さらに、どんな変化を起こしたいか（ウォーキングを習慣づける、など）を決める。決める前に、自分に向かって次の三つの質問をしよう。

1 自分の何かを変える準備はどのくらいできているか？

一〇段階評価で考えてみよう。「一」と答えた人は、準備がまったくできていない。「一〇」と答えた人は、非常によく準備ができている。もし自己評価が六以下だったら、次の質問に進んで、自分を本当に駆り立ててくれる動機を探そう。そのあとでもう一度、変化への準備度を一〇段階で評価し直そう。点数が変わらなかったら、目標を変えることをおすすめする。

自分の行っている多くの行動を私たちはできれば変えたいと考えつつ、でも心を決めかねたり、とてもむりだと感じていたりする。まずは今、集中して取り組むことのできる小さな行動を見つけよう。一つの変化は次の変化へとつながっていく。だから、とりあえず小さな変化から努力を始めるのは、正しい出発点だ。過度の喫煙や飲酒、そして過食などの強い衝動的な行動については、専門家のところで「モチベーショナル・インタビュー（動機についての面談）」を受けることをすすめる。それによって目標が明確になり、達成の助けになるはずだ【1】。

2 この変化は、自分にとってどんな意味をもつのか？

自分にとっていちばん大切なものは何か、考えてみよう。そして、あなたの目標と、人生でいちばん大切にしているものとを結びつけてみよう。たとえば、「この先できるだけ長く、健康で自立した生活を自分の家で送りたいから、ウォーキングを習慣化しよう」「子どもや孫の人生に積極的にかかわりたい」などだ。あなたの掲げる目標と、あなたにとって価値あるものや重要度の高いものとの結びつきが密であるほど、変化を持続させられる可能性は高い。外的な目標（富や名声や、他人にどう見られるかにかかわる目標）ではなく、人間関係や喜びや人生の意義にかかわる本質的な目標を選ぶほうが、うまくいく可能性は高い。そうした目標のほうが行動変容のためのパワーを持続させやすいうえ、より多くの幸福感をもたらしてくれるからだ【2】。

自分にとってのモチベーションを模索すれば、答えについてのイメージを心に思い描くことができる。あなたにとってのモチベーションは、そこに象徴されているはずだ。この視覚的なイメージは、あなたの一部が行動の変容に従おうとしなかったとき、強力な武器として使うことができる。

3 変化できる自信は、一〇段階評価でどのくらいか？

もしあなたのスコアが「六」以下なら、目標をもっと小さくて手の届きやすいものに変更すること。自己評価の数字を下げている障害物を明確にし、それらを克服するための現実的な計画を立てよう。障害物について「チャレンジ型の」心持ちで考えよう。変容をめざすことでもたらされるストレスは、前向きなストレスだ。達成と成功のためのもう一つのコツは、過去に何かの障害を乗り越えたときの誇りに満ちた瞬間を思い出すことだ【3】。

このように自己効力感〔自分が必要な行動をうまく遂行できるという感覚〕を評価することは、占い師の水晶玉のようなものだ。これは、あなたの将来の行動をもっとも正確に占う指標の一つなのだ。特定の課題をやりとおす自信をどれだけもてるかにより、新しい行動に挑戦しようとするか、障害があっても挫折せずにやり抜くことができるかといった、その後の一連の出来事は左右される【4】。目標の一部分を達成することで自信を養えば、それを足掛かりに次のステップへと踏み出せる。そうするうちに、自信はさらに高まっていく。このように、自己効力感に前向きな循環をつくることが大切だ。

次は、自分が新しい習慣をつくろうとする場合と、古い習慣を断とうとする場合とを考えよう。どちらにするかによって、どんな方策をとるべきかが変わってくる。

新しい習慣の形成に役立つこと

私たちの脳には、最小の努力で何かを行おうとする自動性が備わっている。この性質を敵にまわすのではなく、味方につけることが肝要だ。たとえばこんなふうにする。

■ **小さな変化**：新しい習慣にすんなりとなじむためには、小さな変化から始めることだ。たとえば睡眠時間を増やしたいなら、毎晩、いつもより一時間も早くベッドに入ろうなどとしなくてもいい。ハードルの上げすぎは禁物だ。毎晩、いつもより一五分早く就寝するように心がける。それも難しいようなら、さらにハードルを低くしていく。一〇分でも五分でもいい。自分にとってたやすいと感じられるレベル、そして脅威とは感じられないレベルまで目標を下げ、そこからゆっくりと目標に向かうことだ。

■ **安定させる**：小さな変化を、すでに習慣になっている日常生活の一部に組み込もう【5】。そうすれば、一日のどのタイミングで行動修正をすべきか頭を悩ませる必要が少なくなる。そして徐々に、行動修正自体が習慣になっていくはずだ。たとえば、私（リズ）はパソコンが新しいメールをすべて取り込むまでの時間をかならずミニ瞑想にあてるようにしている。昼休みが来たら散歩に行くと決めている人もいるだろう。何か新しい行動を生活に取り入れるときは、すでに固定化した行動とセットにすることが、長続きのコツだ。

■**午前中は青信号ゾーン**：行動変容を一日のどこかに組むなら、午前中がおすすめだ。一日の中で早い時間ほど、その他の差し迫った用事のせいで新しい行動計画ができなくなる危険は少ない。だから、午前中なら変化への強い意志を保ちやすくなる。青信号が「今だ！」と輝いている図をイメージしてもいい。

■**決断するな。ただ実行せよ**：ジムに行くべき（あるいは何かの行動変容をすべき）時間が来たら、「そうすべきだろうか？」と自分に問いかけてはならない。決断には、エネルギーがいる。そして、心が弱くなっているとき、私たちはつい「明日でいい」と思ってしまう。余計なことは考えずに、とりあえずジムに行くこと。何も考えずゾンビのようにジムで足を動かしてくることだ。それが自分に必要なのだから。

■**お祝いをしよう**：新しい習慣を実行するたび、小さなお祝いをしよう。心の中で自分に向かって「よくやった！」「えらいぞ！」などとねぎらいの言葉をかけてあげよう。そして自分に誇りをもとう。あるいは一回実行するごとに一ドル貯金をして、一〇回分たまったら何か自分で自分にご褒美をあげてもいい。

古い習慣を断ち切るコツ

古い、望ましくない習慣と決別するには意志の力がいる。だが、悲しいことに、意志の力にはかぎりがある。しかも、不健康な習慣の大多数は私たちを、少なくともほんの一瞬は、良い気持ちにさせる。たとえば甘い食べ物や飲み物は、脳の報酬系を活性化させる働きをもつ。私たちはシュガー・ラッシュ（糖分による興奮）に神経生物学的に依存しかねない。習慣を断ち切るためには、忍耐と粘り強さが必要だ。

■**計画を実現できるように脳の力を高める**：人間が自分自身をいちばんうまくコントロールできるのは、分析的な考えを促す脳内回路が活性化しているときだ。脳の前頭葉が活性化していると、扁桃体の中にある感情をつかさどる領域の活動をうまく抑制できる。運動やリラクゼーション、瞑想、そして質の良いタンパク質を多く含む食品をとることでも、この最適な心の状態を高めることができる（ストレスがあるとうまくいかない）。

■**体が消耗していると感じたときは、むりに変化を試みない**：きちんと眠れていないときや低血糖のとき、あるいは厳しい精神的ストレスを受けているときは、意志の力が枯渇しがちだ。良好なコンディションが整うまで待とう【6】。

■**誘惑を受ける回数を減らせるように、環境を整えよう**：甘い食べ物や飲み物など、望ましくない習慣を思い出させるものは極力家に置かない。とりわけ、自分の視界には入らないようにすること。クッキーやチップスが予期せず家に来てしまったら、目の届きにくい、戸棚の高いところにしまうこと。ボウルに入れてキッチンカウンターに置いたりするのは禁物。一度くらいは誘惑を退けられても、一日に何度も「ノー」と言い続けるのは心を疲弊させる。そしてかぎりある意志の力はいつか底をつく。これは「刺激制御」と呼ばれる方法で、誘惑のもとになる「刺激」に囲まれることがないように環境をコントロールするものだ。

■**自然の覚醒リズムに従う**：意志の力をかき立てるには、たくさんのエネルギーがいる。もしあなたが夜型の人間なら、夕方のほうが誘惑に打ち勝つのは楽で、朝早くにはむしろ誘惑に負けてしまいやすいかもしれない。自分の体のリズムに合わせてプランをつくろう。疲れを感じる「谷」の時間帯に小休止をして、ヘルシーなスナックを食べてもいい。そして、意志の力が必要なときのためにエネルギーを蓄えておこう。

最後にもう一つだけ、ほぼどんな人にも、どんなケースにも効く方策を紹介しよう。これから社会的なサポートを利用しようと考えている人にも、やめようと考えている人にも、どちらにも役に立つ情報だ。それは、あなたの家族や友人に、新しい目標に向かう手助けをしてくれないかと頼むことだ。どのように助けてほしいのかを、彼らに話そう。そのいっぽう、あなたの「共犯者」（あなたが本当はやりたくないことをするようにそそのかす人々）を頼もしい支援者に変えるか、それができなければ、避けることだ。同じ目標をもち、ともに歩んでくれる同志を見つけよう。もし、信頼できるランニング・パートナーがいなかったら、あなたがランニングに出かける頻度はもっと少なくなるはずだ。

あなたが一日を通してどんな小さな変化を起こせるかについてヒントを提供するため、「あなたの一日を改造しよう」という表（三一六〜七ページの表31）をつくった。一日のタイムテーブルに合わせて、自分のどんな習慣がテロメアを危険にさらしているかを説明し、かわりにどんな行動がテロメアを健康にするかも紹介した。

あなたの一日を改造しよう

あなたの毎日の中には、細胞の老化に歯止めをかけたり、維持したり、老化を加速させたりする機会がひそんでいる。やり方次第で現状を維持することもできるし、生物学的老化のいたずらな加速に歯止めをかけることも可能になる。そのためには、良い食べ物をとり、良い睡眠で体を回復させ、体をよく動かして体力を維持したり増強したりし、意義深い仕事をしたり他者を助けたり、社会的つながりによって自分を支えたりすることだ。

まったく逆のシナリオも考えられる。ジャンクフードや甘いものを多食し、睡眠を十分とらず、座ってばかりの生活によって今の健康を減退させるか否かは、あなた次第だ。あちこち傷つきやすくなった体でストレスだらけの日々を送っていたら、細胞にしわ寄せがくる。テロメアの塩基対をいくつか失っている可能性もないとはいえない。テロメアが日ごとにどのくらい反応しているかは、私たちにもはっきりとはわからない。だが、慢性的な行動が時間をかけてテロメアに重大な影響を与えることは確かだ。テロメアをすり減らす日々よりも若返らせる日々を増やすように努力することは、誰にでもできるはずだ。まずは、小さな変化を試みることから始めよう。この本では、テロメアの健康のための行動改革案をあちこちで紹介してきたが、一日の生活の中にそれらをどう取り入れるかの例を表31で紹介する。自分ができそうなものに丸をつけて、ぜひ実行に移してほしい。

読者がそれぞれ自分に合わせられるように、ワークシートを空欄にしたものも掲載した（三一八ページの表32）。テロメアの健康のためにどんな行動改革をしたいか空欄に書き込もう。ワークシートをコピーしたり、私たちのウェブサイトからプリントアウトしたりして、冷蔵庫や鏡に貼りつけ、いつでも思い出せるようにしよう。新しい行動を思いついたら、欄にどんどん書き加えよう。あなたは朝、目覚めたとき、自分自身にどんな言葉をかけてあげたいだろうか？　朝のスケジュールにほんの数分間、体と心をリフレッシュするための活動を入れるつもりはあるだろうか？　一日の時間の流れを考えながら、どの時間帯にもっとたくさん運動を行えるか、ストレスへの耐性を養うために心を集中しやすいのはどの時間帯か、人々とつながるのに良い時間帯はいつか、テロメアに役立つ食品を一日の食事に組み込むのはいつがいいかなどを考えてみよう。

変化を持続させるための道は、小さな一歩の積み上げから成ることをどうぞ忘れずに。

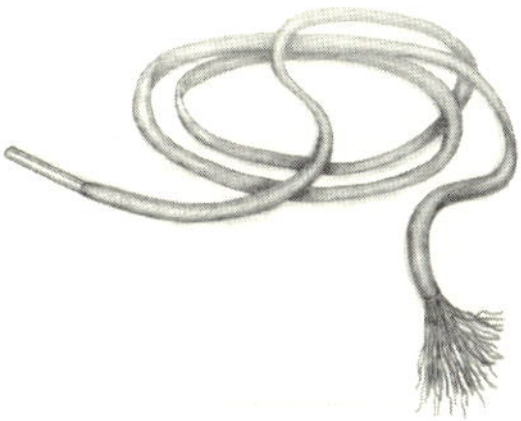

表31

あなたの一日を改造しよう

時間帯	テロメアが短くなる行動パターン	テロメアが長くなる行動パターン
起床	何かを予想してストレスや不安を感じる その日のやることリストを心の中に思い描く 携帯電話をすぐにチェック	**自分のストレス反応を見直す。**喜びとともに目覚め、「生きてる！」と実感する（155ページ参照） 意欲的に一日に向かう。ものごとのポジティブな面を楽しみにする
早朝	運動の時間がないことを悔やむ	**有酸素系もしくはインターバル系の運動**をする（237ページ参照） **気功**でエネルギーを高める（201ページ参照）
朝食	ソーセージとベーグル	オートミールと果物。ヨーグルトやナッツバター入りのフルーツ・スムージー。野菜のオムレツ
朝の通勤	ラッシュ、敵対的な考え、ときに運転中に激怒	**3分間の呼吸休憩**を実践する（191ページ参照）
職場に到着	オフィスに着いたらすぐにキャッチアップ・ミーティング 仕事を始める前からあれこれ予想して、不安に駆られる	10分間、空白の時間をつくるよう習慣づけ、仕事の前に心を落ち着かせる 事態には、起きてから対処
勤務	頭の中で自分を批判 過剰な労働をこなすためマルチタスクに	自分の考えに注意を向ける。「**セルフ・コンパッション・ブレイク**」をとる(157ページ参照)。「**自分の中のおせっかいな助手**」を制御する（159ページ参照） 一度に一つの仕事に集中する（あなたは、携帯電話やそれに類するもののスイッチを1時間切っていられるだろうか？）

時間帯	テロメアが短くなる行動パターン	テロメアが長くなる行動パターン
昼食	ファストフードや加工食品 早食い	新鮮で精製度の低い材料でつくられた食事をとる **マインドフル・イーティング**を実践する（280ページ参照） 誰かとつながり合う。パートナーと一緒に食事や散歩をしたりする。支え合う関係にある人に電話をしたりメールを送ったりする
午後	甘い飲み物や焼き菓子やキャンディの誘惑にすぐ負ける	**衝動を受け流す**（278ページ参照） **テロメアにやさしいスナック**を食べる（302ページ参照） **ストレッチ**をする
夕方の通勤	同じことを何度も考えてしまう ネガティブな思考に陥る	**精神的に自分と距離を置く**（125ページ参照） **3分間の呼吸休憩を行う**（191ページ参照）
夕食	加工された食品を食べる テレビを見る	加工度の低いホールフードの食事をする（レシピのアイディアは私たちのウェブサイトを参照） 他者に意識をきちんと向ける
晩	晩の活動や雑事を休みなく続ける 休む暇もない忙しい一日を送ったせいか、頭がずきずきする	**運動**をする。もしくは**ストレス緩和テクニック**を実践する（196ページ参照） 「今日は意欲的に過ごせたか？」と自問する 一日を振り返り、**チャレンジの再評価**を行う（113ページ参照）。あなたを幸せにしてくれた出来事に感謝する **入眠儀式**で心身をリラックスさせる（257ページ参照）

表32

私の一日を改造しよう

時間帯	
起床	
早朝	
朝食	
朝の通勤	
職場に到着	
勤務	
昼食	
午後	
夕方の通勤	
夕食	
晩	

第Ⅳ部

社会的環境は、あなたのテロメアを変える

第11章 テロメアを支える環境と人々

私たちが頭の中で考える事柄や口にする食べ物と同様に、体の外の要素、つまり、人間関係や暮らしている地域もまた、テロメアに影響をおよぼす。人々が信頼し合っていなかったり、身の危険を感じたりする地域社会は、テロメアの健康にとって有害だ。木々が茂り、緑豊かな公園もある美しい地域に安心して暮らす人々は、住民の所得や教育の水準にかかわらず、テロメアが長い傾向にある。

イェール大学の大学院生だった私（エリッサ）は、毎晩遅くまで大学で研究をしていた。心理学棟から歩いて帰るころは、もう真っ暗になっていた。帰宅するには数年前に殺人事件があった教会の前を通らなければならない。通りかかる一一時ごろはいつもあたりは静かだったが、心臓がどきどきしたものだ。それから、私が住んでいる通りへと曲がる。その近辺の家賃は、学生が奨学金で十分まかなえる金額だった。通りは長く、ときどき強盗が出ることで知られていた。私は歩きながら、背後で足音がしないかと耳を澄ませ、心臓の鼓動がさらに激しくなるのを感じた。まちがいなく血圧は上がっていたし、肝臓に貯蔵されていたグルコースは放出され、いざとなれば私に走るエネルギーを供給してくれたはずだ。こうして夜ごと、私は心身ともに危険に備えて身構えていた。でもその緊張は、毎晩わずか一〇分間で終わった。もっとずっと危険が大きくて、もっと長時間の緊張が続いて、しかも、引っ越すだけの経済的ゆとりがなかったら、どれほど大きなストレスがあったことだろうか？

住む場所は、人間の健康を左右する。住む地域によって安心感や警戒感が生まれ、それが生理的ストレスの程度や心の状態、そして、テロメアの長さに影響をおよぼす。暴力行為や治安の悪さのほかにも、地域には、私たちの健康を大きく左右するもう一つの重大な側面がある。それは「社会的結束」の度合い、つまり、同じ地域の住民同士の結束や絆の強さだ。あなたの住んでいる地域では、近隣住民同士、助け合っているだろうか？　信頼し合っているだろうか？　関係が良好で、価値観を共有しているだろうか？　困ったときに、あなたは近所の人に頼れるだろうか？

社会的結束はかならずしも、ある所得階層や社会階層だけに生まれるものではない。私たちの友人の幾人かは、地域全体がゲートで囲まれて警備員のいる美しい住宅地区に住んでいる。緩やかに起伏する丘陵にあるその住宅街は、独立記念日に人々がピクニックをしたり休日にダンスパーティーが開かれたりと、社会的結束が固そうに見える。しかし、そこにも不信感や内輪もめはあるし、犯罪がないわけではない。医者や弁護士が多く住む地域ではあるが、いざ住んでみれば、ゲートを跳び越えて侵入した強盗犯を捜査する警察ヘリの音で、朝、目が覚めるかもしれない。自宅を改築しようとすると、改築を快く思わない人がごみ出しのときに近寄ってきて、何か言ってくるかもしれない。メールをチェックすると、巡回警備員を雇うかどうか、その経費を誰が支払うかについて、住民たちの議論が過熱していたりもする。隣にどんな人が住んでいるのか知らないことさえありうる。いっぽうで、貧しくはあっても、住民同士がたがいをよく知り、連帯感や信頼感が強い地域もある。地域の健全度は、所得に無関係ではないが、所得だけにかかわらないもっと幅広い問題なのだ。

社会的結束の弱い地域で犯罪におびえて暮らす人々は、信頼感も安全度も非常に高い地域の住民に比べて、細胞の老化が著しく進んでいる【1】。ミシガン州デトロイトでの研究によれば、住んでいる地域を出るに出られないという感覚、つまり、引っ越そうにもお金や機会がない状態も、テロメアの短縮につながりがある【2】。オランダのNESDA（オランダうつ病・不安研究）の調査では、サンプル集団の九三パーセントが、自分の住んでいる地域は概して良好あるいは優良だと評価した。だが、隣人や環境が総じて良好でも、破壊的行為の程度や安心感の度合いなど具体的な点の評価には、テロメアの長さとの相関性が認められた（図25を参照）。

「質の低い地域に住んでいる人は、うつ状態になりやすい」。もしかしてあなたにも、心あたりはないだろうか？　社会的結束の弱い地域の住民が心理的に不調になるのはもっともだ。そして、うつ状態の人々のテロメアが短いことは知られている。先のNESDAがこの仮説の検証を行ったところ、危険な地域で暮らす精神的ストレスは、住民のうつ状態や不安の程度以外にも影響を与えていた【4】。

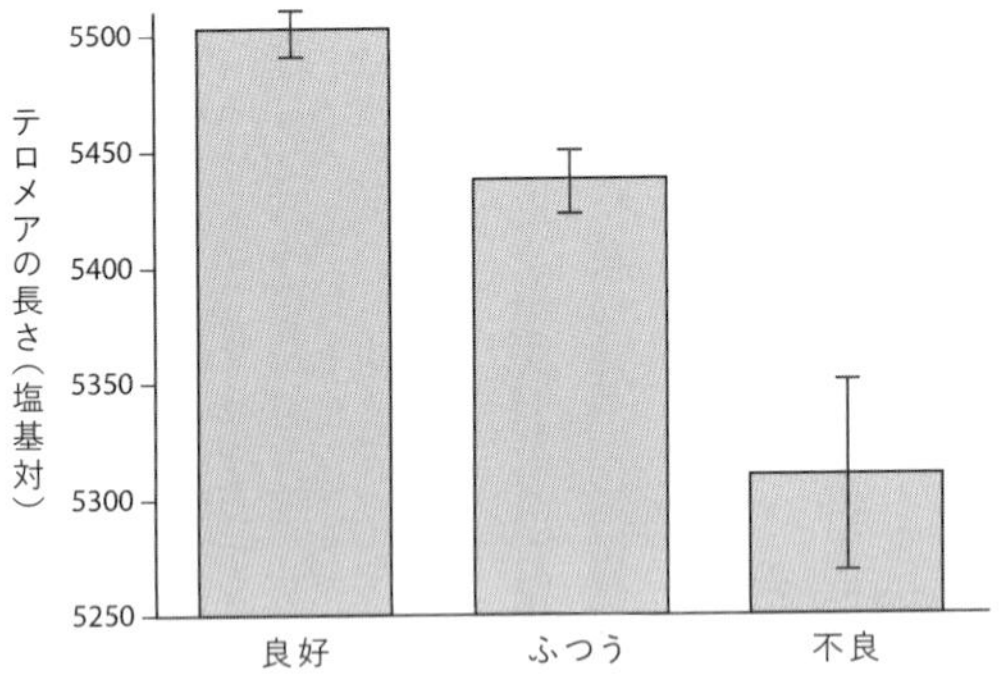

図25　テロメアと居住地域の質
このNESDAの研究では、自分の住む地域の質を良好と評価した人は、ふつうか不良と評価した人よりも、テロメアがかなり長かった【3】。この結果は、年齢や性別、人口動態、地域社会の特徴、臨床的特徴やライフスタイルについて調整を行ったあとでも変わらなかった。

社会的結束の弱さは、どのようにして細胞やテロメアに入り込むのだろう？　その答えの一つは、警戒心、すなわち、身の安全を守るためにつねに警戒しなければならないという気持ちにかかわりがある。ドイツの科学者グループが、田舎と都会の住民を対象に、警戒心に関する非常に興味深い研究を行った。双方の住民たちは、いらいらするような算数のテストを受けさせられた。テストはストレス反応を引き起こすように考案されたもので、被験者が複雑な暗算を行い、研究者が即座にフィードバックをする。この実験では脳の活動を観察するために被験者に機能ＭＲＩに入ってもらい、研究者はヘッドホン越しに、「もっと速くできますか？」「まちがっています！　はじめからやり直してください」などのフィードバックを行った。都会の住民がテストを受けたときは、恐怖反応の中枢である小さな脳組織、扁桃体において、田舎の住民よりも強い脅威反応が見られた【5】。二つのグループのあいだに、なぜちがいが生じるのだろうか？　どちらかと言えば、都会暮らしは不安定で危険が多い。都会人のほうが用心深くはなる。体も脳も、強く激しいストレス反応が起きることにつねに備えている。こうした備えは、あればたしかに順応性は高くなるが、過度になると健康に悪影響をおよぼす。脅威を感じる社会環境に身を置く人たちのテロメアが短いのは、ここに原因があるのかもしれない（興味深いことに、都会暮らしにつきものの騒音や人混みはテロメアの短さと相関性が認められていない。私のような都会暮らしの人間にはありがたい話だ）【6】。

居住地域によっては、健康習慣の維持が難しいためにテロメアが短くなる場合もある。たとえば、治安が悪く社会的結束も弱い地域の住民は、睡眠時間が少なくなりがちだ【7】。睡眠不足はテロメアに悪影響をおよぼす。

私（リズ）は、しばらくコネチカット州のニューヘイブンに住んでいたことがあるが、地域によっては健康習慣を実践できないことを、身をもって経験した。ニューヘイブンに移る前は、イギリスのケンブリッジで学んでいた。土地が平坦なケンブリッジは自転車に乗るには都合が良く、私はどこへ行くにも自転車で出かけた。ポスドクの研究をイェール大学で始めるためにニューヘイブンに移った当初、そこもサイクリングにはうってつけの土地だと思った。「自転車で通いたいのだけれど、自転車店はどこにあるかしら?」。これが、新しい研究仲間に最初にたずねたことの一つだった。

一瞬、沈黙が流れたあとで、一人が言った。「夜、自転車で帰るのは、あまりおすすめしないな。自転車はよく盗まれるから」

私は、ケンブリッジで盗まれたときは安い中古の自転車を買い直したと、呑気に答えた。また沈黙が流れた。そして、別の一人が親切にも説明をしてくれた。「盗まれる」というのは「自転車を漕いでいるさなかに襲われる」という意味だと。そういうわけで、私はニューヘイブンでは自転車に乗らなかった。

信頼感が希薄で犯罪率の高い地域の住民はみな、私と同様の結論に達するだろう。多くの人にとって、運動をスケジュールに組み込むのはなかなか難しく、運動をさぼりたい気持ちに打ち勝つのも容易ではない。そのうえ、治安の悪い地域の住民にとっては、ある種の運動は危険すぎて、議論の余地すらない場合もある。妨げになるのは治安ばかりではない。公園など運動のできる場所の少なさも理由の一つだ。社会環境および「つくられた環境(構築環境)」が貧しいことは、運動をする妨げになる。そして運動不足は、テロメアの短縮につながる。

ごみが多いか、緑が多いか?

サンフランシスコは世界有数の大都市だ。美術館もレストランも劇場も市民が歩いていける範囲にあり、足を延ばせば、丘陵地帯やサンフランシスコ湾のすばらしい眺めも楽しめる。しかし、多くの都市と同様に、サンフランシスコにも非常に汚れている場所がある。ごみのポイ捨てが問題だ。ごみの散乱は住民にとって良いわけはなく、特に子どもたちには悪影響がある。空きビルがいくつもあったり道路がごみだらけだったりする物理的に無秩序な地域の子どもは、テロメアが短い。家のすぐ外にごみや割れたガラスが散らかっていたら、住民のテロメアに問題があることが強く予測される【8】。

あなたは香港に行ったことがあるだろうか? 人口が密集する九龍市街の雑踏やまばゆいネオンサイン、その混沌とした状態と、そのすぐ外側に広がる新界地区の青々とした丘陵地帯は、まったく対照的だ。新界の住民は、木々や公園や川に恵まれている。二〇〇九年の研究では、九龍市街区と緑豊かな新界に住む、計九〇〇人の高齢男性の調査が行われた。どちらに住む男性のほうがテロメアが短かったかといえば、九龍市街区の男性たちだった(研究では、社会階層と保健行動に関して調整が行われた)。関連要因はほかにも考えられるものの、緑地がテロメアの健康に役立つ可能性を、この研究は示唆している【9】。

森の木々のあいだで澄んだ清々しい空気を吸い込むと、「自然に触れればテロメアに良い影響があるにちがいない」と思えてくる。これは、とても興味深い可能性だ。なぜならその裏付けとして、「心理的回復」と呼ばれる現象や、自然に関してすでにわかっている事柄があるからだ。自然の中に身を置くと、人間にはめざましい変化が起きる。自然の美しさと静けさに、私たちは、まず元気づけられる。些細な問題にくよくよすることからも解放される。脳の覚醒系をつねに活性化させる都会のめまぐるしさやまばゆさ、けたたましさや振動などの騒々しい刺激を忘れることができる。そして脳は、危険につながりかねない山のような刺激を記録する作業を一休みできる。緑地で過ごすことによってストレスは減少し、日々のコルチゾールの分泌は健康的に調節される【10】。イギリスでは、経済的に恵まれない人々の早期死亡率は富裕層のほぼ二倍（九三パーセント増）という報告がある。ただし、緑が多い地域の住民にかぎれば、貧困層の相対的な早期死亡率はぐんと低下し、全死因を総合した比較で早期死亡率は富裕層の四三パーセント増にとどまった【11】。自然は貧困層の相対的危険度を半減させている。それでもなお、この統計値は貧困に関する悲しむべき数値ではあるが、緑地とテロメアの関連が探究に値することはさらに確実になった。

お金で長いテロメアを買えるか？

長いテロメアをもつのに裕福である必要はないが、最小限必要なものをまかなえるだけの財力は、まちがいなく助けになる。ルイジアナ州ニューオーリンズのアフリカ系アメリカ人の子ども約二〇〇人を対象にしたある研究で、貧困とテロメアの短縮につながりがある可能性が示された【12】。だが、最小限必要なものがまかなえれば、それ以上の財力がさらなる助けになることはないらしく、収入とテロメアの長さの双方の変化に一貫した関係は認められない。しかし、教育に関しては、その水準が上がるほどテロメアが長いという傾向が存在するようだ【13】。教育水準は疾患の早期発生を予測するもっとも一貫した因子の一つであるゆえ、これらはさほど驚く結果ではない【14】。

イギリスでの研究によると、いちばん重大な関連があったのは職業で、事務職の人たちは（肉体労働の人たちに比べて）テロメアが長かった。これは、一緒に育てられた双子が成人して異なる職種に就いた場合にもあてはまった【15】。

テロメアにとって有害な化学物質

一酸化炭素は、無色で無味無臭だ。地下深くの炭坑では気づかないうちに一酸化炭素が増加することがあり、特に爆発や火災が起きたときは一酸化炭素が大量発生する。高濃度に達すると、坑夫は窒息してしまう。そこで、一九〇〇年代初期に、坑夫たちはカナリアを籠に入れて炭坑に連れていくようになった。坑夫らはカナリアを友とし、さえずりに合わせて歌いながら作業した。一酸化炭素の量が増えると、カナリアには、体がふらついたり、足がよろめいたり、止まり木から落ちたりの不調があらわれる。坑夫はそれを見て坑道が汚染されていると知り、坑道から退去したり、呼吸装置を使用したりした【16】。

テロメアは私たちの細胞の中のカナリアだ。カナリアのような籠の鳥と同様、テロメアは私たちの体内に閉じ込められている。そのために化学的環境には無防備で、テロメアの長さは私たちの一生の有害物質暴露を示す指標になる。化学物質は地域に散乱するごみと同じく、物理的環境の一部であり、中には、気づかないうちに私たちの身体を蝕む物質もある。

農薬から見てみよう。今までのところ七種の農薬が、農業労働者のテロメアの著しい短縮に関連があるとされている。その七種とは、除草剤のアラクロール、メトラクロール、トリフルラリンおよび2、4-ジクロロフェノキシ酢酸（2、4-Dとして知られる）、殺虫剤のペルメトリン、トキサフェンおよびDDTだ【17】。ある研究によれば、これらの農薬への累積暴露量が多いほど、テロメアは短くなる。しかし、どの農薬が特に、テロメアに悪い影響を与えるのかは判定できなかった。研究では、七種の農薬をまとめて一つとして調査したからだ。農薬は酸化ストレスを引き起こす。そして、酸化ストレスは蓄積すると、テロメアを短縮させる。この研究は別の発見からも裏付けられている。タバコ畑での作業中にこれらの農薬にさらされる農業労働者にテロメアの短縮が認められたのだ【18】。

幸いにも、これらの化学物質のいくつかは世界各地で禁止されるようになった。たとえば、DDTを農業に用いることは世界的に禁じられている（インドでは今も使われている）。ただし、一度散布されると、これらの化学物質は消え去ることがない。食物連鎖の中で延々と存在し続けるために（これを「生物蓄積」と呼ぶ）、化学物質から完全に解放されて暮らしたいという私たちの願いはかなわない。私たちの細胞の一つ一つには、おそらく多くの有害な化学物質が微量ながら存在しているだろう。それらは最終的には母乳にも含まれてしまう。それでも、母乳育児の利点は、乳児の化学物質暴露を補って余りあると考えられてはいるが——。残念ながら、有害とされている化学化合物の中には、今でも農業や園芸に使用され、大量に生産され続けているものが多い（アラクロール、メトラクロール、2、4-D、ペルメトリン）。

次にカドミウムという化学物質だが、これは、私たちの健康に重大な影響をもたらす重金属である。カドミウムは主にタバコの煙に含まれているが、私たちはみな、ハウスダストや泥、石炭や石油などの化石燃料の燃焼、都市ごみの焼却といった環境要因との接触の結果、潜在的に有毒なカドミウムを微量ながら体内にもち歩いている。今では喫煙はテロメアの短縮に関係があるとされているが、喫煙がおよぼすほかの危険な影響を思えば、これは驚くにはあたらない【19】。喫煙とテロメアの関連の一因は、カドミウムにもある【20】。喫煙者の血液中のカドミウム濃度は、非喫煙者の二倍にのぼるのだ【21】。国や産業によっては、工場の作業員が仕事のあいだずっとカドミウムにさらされている。高濃度のカドミウム汚染で知られる中国の電子ごみリサイクル施設では、血液中のカドミウム濃度が高い作業員は胎盤のテロメアが短かった【22】。アメリカの成人を対象とした大規模な研究によれば、もっともひどいカドミウム暴露を受けた人々は、細胞の老化が最高で一一年分進んでいた【23】。

鉛もまた警戒の必要な重金属で、テロメア短縮の原因物質である可能性がある。鉛は工場で使用されるほか、昔建てられた住宅に使われている場合もある。発展途上国では含鉛塗料が未規制だったり、加鉛ガソリンが今も使われ続けていたりしており、それがテロメア短縮を引き起こしている可能性もある。電子ごみリサイクル施設を調査した結果では、鉛濃度とテロメアの長さに関連は見出せなかったが、中国の電池工場の作業の一部で鉛暴露を受ける従業員を調査した結果、際立った相関性が認められた【24】。一四四人の従業員を調べた結果、六〇パーセント近い従業員は鉛濃度が慢性鉛中毒と診断されうるレベルであり、鉛濃度が通常か低めの従業員よりも免疫細胞のテロメアが著しく短かったのだ。双方の従業員の唯一のちがいは、中毒を起こしている従業員は勤務年数が長かったという点だった。幸運にも、彼らは鉛中毒が発見された時点で、入院治療（キレート療法と呼ばれるもの）を施してもらえた。治療中は、尿検査で鉛の排泄量を調べ、鉛の「全身負荷量」を計算した。全身負荷量は、長年にわたる鉛暴露をあらわす指標だ。そして鉛の全身負荷量が多いほど、テロメアは短かった。両者の相関係数〔相関性を示す係数〕は〇・七〇という、高い数値だった（相関性は最大で一）。両者の相関性があまりに強かったために、テロメアの長さと年齢や性別、喫煙、肥満とのあいだに通常見られる相関性は、鉛暴露を受けた人たちでは検知できなかった。鉛の全身負荷量との相関性が、他を圧倒したのだ【25】。

職場の重大な危険要素はきわめて強い影響力をおよぼすが、心配なのは、家庭にもまた危険な遺伝毒性物質が存在することだ。古い家屋では含鉛塗料が使用されたままかもしれず、含鉛塗料がはがれかけていると危険な場合がある。鉛管もまだ多くの都市で使用され、鉛が家庭にまで入り込み、飲み水に入る可能性がある。ミシガン州フリント市での不面目かつ惨憺たる事態を例にとろう。フリント市では水道管の腐食が著しく進行し、鉛が水道管から水に溶け出していた。水道水は高度に汚染され、その結果、住民の血液も高度に汚染された。市民を不安に陥れたこの恐ろしい事態はテレビで公表されたが、鉛管を使い続けている多くのほかの都市でも、同じ問題がひそかに進行している。中でも困るのは、子どもが大人よりも鉛の影響を受けやすい点だ。鉛暴露を受けた八歳児らのテロメアがそうでない子どもに比べて短かったという別の研究結果もある【26】。

多環芳香族炭化水素（以下ＰＡＨ）としてくくられる化学物質は、空気で運ばれるために、避けることが特に難しい。ＰＡＨは主として燃焼の副生成物で、タバコの煙、石炭の燃焼やコールタール、ガスストーブ、山火事、有害廃棄物、アスファルト、交通公害などで発生する有害ガスに含まれ、呼吸によって体に取り込まれる。そのほかにも、ＰＡＨに汚染された土壌で栽培された食物や、グリルで焼いた食物を食べると、ＰＡＨ暴露を受ける場合があるので、注意が必要だ。いくつかの研究で、高レベルなＰＡＨ暴露はテロメアの短縮に関連することが明らかになっている【27】。ＰＡＨの研究では、妊娠女性に対する警告が発せられた。妊娠女性は、住まいが幹線道路の近くであるほど、そして、住んでいる地域に草木が少ないほど（草木は大気汚染レベルを低下させる）、平均的に胎盤のテロメアが短かったのだ【28】。

化学物質、がん、長すぎるテロメア

化学物質の中には、テロメアを長くする物質もある。聞こえは良いが、あまりに長いテロメアは、無制御な細胞増殖、いいかえれば、がんと関連がある場合もあることを忘れてはいけない。遺伝毒性をもつ化学物質が体内に入り込むと遺伝子変異が起こりやすくなり、がん細胞が生じやすくなる。そして、がん細胞は、テロメアが長ければ次々と分裂増殖を繰り返し、がん性腫瘍になりやすい。テロメアを長くするというサプリメントなどの製品が広く出回り、売買されていることが心配なのは、そのためだ。

心配なのは、化学物質への暴露やテロメラーゼを活性化するサプリメントが細胞を損傷したり、体が経験したことのないほど激しく(あるいは不適切に)テロメラーゼを増加させたりテロメアを変化させたりする可能性だ。サプリメント等に頼らずとも、ストレス管理や運動、十分な栄養摂取や快眠などの健康的な習慣を実践すれば、テロメラーゼの働きはゆっくりと着実に、経年的に高まる。こうした自然なプロセスで、テロメアは守られ、維持される。場合によっては、ライフスタイルの変革によってテロメアがいくらか長くなることもある。そうしたやり方によるテロメアの伸長は、無制御な細胞増殖を引き起こさないはずだ。テロメアの伸長と相関性のある健康的な生活習慣が、がんのリスクを高めるという研究結果は一例もない。ライフスタイルを変えることは、化学物質暴露やサプリメント摂取とはちがう安全な作用によってテロメアに影響をおよぼすのだ。

どんな化学物質が、テロメアの過度の伸長という不自然な作用を起こすのだろうか? **ダイオキシンやフラン**(さまざまな産業プロセスで放出される有害な副生成物で、動物性製品によく見られる)、**ヒ素**(飲料水やある種の食品に含まれる)、**粒子状物質**(PM)、**ベンゼン**(ガソリンなどの石油製品のみならず、タバコの煙を介しても暴露する)、**ポリ塩化ビフェニル類**(PCB。禁止化合物だが、今でも高脂肪の動物性製品に含まれている場合がある)への暴露はすべて、テロメアの長さと相関性がある【29】。注目すべきは、これらの化学物質のいくつかが、がんのリスクにも関連があるとされてきたことだ。動物のがん発症率増加に関連する物質もあれば、細胞に大量注入すると発がんを促進する分子変化が起きた物質もある。これらの化学物質は、遺伝子変異やがん細胞が育つ絶好の下地をつくることもできるうえ、テロメラーゼを活性化したりテロメアを伸長したりもでき、がん細胞の増殖を促す危険が高い。テロメアはこのように人工的化学物質とがんをつなぐリンクなのではないかと推測される。以上、テロメアに有害な作用をする物質については表33を参照してほしい。

広い視野をとってみよう。米国がん学会（AACR）の二〇一四年版がん中間報告によれば、がん発症の全リスクに対する相対的寄与率は喫煙のみで三三パーセントが占められ、職業上および環境上の汚染物質暴露による寄与は約一〇パーセントにとどまっている【30】。しかし、一〇パーセントという低い寄与率は米国の場合の数字であり、環境汚染や職場での暴露に対する規制がはるかに未熟な国や地域でどれほどの率にのぼるかは知られていない。しかも、リスクの一〇パーセント増加はたいした増加ではないように思えるかもしれないが、米国だけでも毎年一六〇万を超える人ががんを発症しているため、一〇パーセントの増加は一年でがん患者が一六万人増えることを意味する。考えてみてほしい。毎年あらたに一六万人の人々とその家族の暮らしが、がんと診断されることで決定的に変わってしまうのだ。しかも、これは米国だけの話であり、WHOは、全世界で毎年約一四二〇万人ががんを発症すると推定している。つまり、毎年一四〇万人もの人々が環境汚染のせいで、がんを発症することになるのだ【31】。

自衛する

あなたにできることは何か？　これらの化学物質と細胞の損傷との関連を完全に理解するにはまだまだ研究が必要だが、そのあいだにも、できるかぎりの予防策を講じることが賢明だ。私はいつもただ手軽だというだけで深く考えずに自然素材の品を好んできたが、家で使う洗剤や化粧品の多くに遺伝毒性の化学物質やテロメアに損傷を与える化学物質が含まれると知ってからは、積極的に自然素材の品を探し求めている。

飲食の方法も変えたほうがよいだろう。ヒ素は井戸や地下水にふつうに存在するため、水質検査をしてもらうか、ろ過装置を使うとよい。プラスチック製の飲料用ボトルや調理器具は使わない。ＢＰＡ（ビスフェノールＡ）が含まれていないプラスチックボトルであっても、ほかの有害な化学物質が含まれているかもしれない。ＢＰＡの代用品も安全ではない可能性がある。まだＢＰＡと同程度まで詳

表33

テロメアに有害な物質

テロメアの短縮に関連する化学物質	**テロメアの伸長に関連する化学物質**（こうした化学物質暴露に関連するテロメアの伸長は、無制御な細胞分裂と何らかのがん発症のリスクを示唆している）
カドミウムや鉛などの重金属	ダイオキシンやフラン、ヒ素、粒子状物質（ＰＭ）、ベンゼン、PCB
農薬および芝用薬剤： アラクロール、メトラクロール、トリフルラリン、２、４－ジクロロフェノキシ酢酸（２、４－Ｄ）、ペルメトリン 現在はほとんど製造されていないが、まだ環境には存在しているもの： トキサフェン、ＤＤＴ	
多環芳香族炭化水素（PAH）	

しく調査されていないのだ（それに、このままプラスチックボトルに頼り続けていたら、海はそのうちに、魚よりもプラスチックのほうが多くなってしまうだろう）。プラスチック製品は、電子レンジ使用可と謳われていても、電子レンジでは使わないようにする。使用可のものは、電子レンジで加熱してもたしかにゆがまないだろうが、食べ物にプラスチックがまったく溶け出さない保証はない。

どのようにしたら、タバコの煙や大気汚染への暴露を軽減できるだろうか？　可能ならば、幹線道路の近くに住むのは避ける。タバコは吸わず（禁煙すべき理由がまた一つ増えた）、受動喫煙も避ける。緑は、木々や緑地や室内の観葉植物でさえも、家の中や都市における揮発性有機化合物などの大気汚染濃度を下げるのに役立つ。緑に囲まれて暮らすほどテロメアが長くなるという直接的な証拠はないものの、緑に触れる機会が増えれば健康の維持に役立つことを示唆する相関関係は存在する。公園を散歩したり、木々を植えたり、都市林を支援したりしよう。

そのほかの自衛手段については、本章末のリニューアル・ラボを参照してほしい。

友人とパートナー

遠い昔、人類の大半が部族集団ごとに暮らしていたころ、集団はそれぞれ、メンバーの数人を夜の見張りに立てていた。見張り番は夜を徹して火事や敵や捕食動物の警戒にあたり、ほかのみんなは、守られている安心感から、ぐっすり眠ることができた。昔のような危険に満ちた時代では、集団に属することが安全を確保する手段だった。夜の見張り番を信用できなければ、必要不可欠な睡眠がとれないことになる。それこそ、社会関係資本が乏しく信頼感が欠如した地域社会のご先祖版である。

一足飛びに現代の暮らしまで進もう。夜ベッドに横になったとき、上からヒョウが襲いかかってくるとか敵方の戦士がカーテンの陰に隠れているとかの心配は、あまりしないだろう。それでも、人間の脳は部族時代以来、さほど変わってはいない。今でも私たちは、生まれつき、そばで「守ってくれる」誰かが必要だ。他者とつながっているという感覚は、人間のもっとも基本的な要求の一つだ。社会的なつながりをもつことは、現代でも、危険信号を弱めるもっとも効果的な方法の一つで、つながりがなければ危険信号は増幅するだろう。だからこそ、結束力の強い集団に属すると、とても心地良いわけだ。他者とつながってアドバイスをし合ったり、ものの貸し借りをしたり、一緒に作業したり、ともに涙を流したり、理解されていると感じたりするのは、いいものだ。こうして支え合える人間関係をもつ人々は概して健康状態が良いが、いっぽうで、社会的に孤立している人々はストレスに敏感で、うつっぽく、短命な傾向にある【32】。

動物実験では、ラットでさえ、ケージに一匹だけで飼われていると具合が悪くなる。社会性動物であるラットにとって孤独がどれほどストレスの多いものかは、ほとんど知られていなかった。しかし今では、単独でケージに入れられたラットは、近しい仲間のすぐそばにいるという安全信号が受けられず、ストレスでまいってしまうことが知られている。乳腺腫瘍になる確率は、集団で暮らすラットの三倍になる【33】。ラットの実験ではテロメアの長さは測定されなかったが、同様の実験で、単独のケージで飼われているオウムはつがいの場合よりもテロメアが速く短くなることがわかった【34】。

さて、イェール大学のポスドク時代の私（リズ）は、自転車に乗れずにがっかりしたことはさておき、たいていは楽しく日々を過ごしていた。しかし、就職を考える時期になると、不安になり始めた。心配なあまり夜中に冷たい汗をかいて目覚め、いったいどうすれば雇ってもらえるのだろうかと考えた。越えねばならないハードルの一つはジョブ・セミナー、つまり、大学教員職の採用面接で行う研究発表の準備だった。私は不安な思いから、ついやりすぎてしまった。懐疑的な人々に自分の科学的結論の妥当性を納得させようと必死になるあまり、データを一つ残らず発表資料に盛り込んだのだ。同僚の前で発表の練習をしたときのみんなの反応は……冷ややかだった。データを詰め込みすぎたために、わかりづらくなっていたのだ。共用の研究室に戻ると、絶望の涙がどっとあふれた。そこへ研究室長のジョー・ゴール教授が来て、励ましの言葉をかけてくれたことで救われた。ダイアン・ジュリセク(現姓、ラヴェット)も立ち寄ってくれた。ダイアンは隣の研究室の客員准教授で、グループ会議やランチの席で一緒になったことがあった。彼女は、データ説明の多すぎる部分を省いて、全体としてもっと統一のとれた発表に整理するのを、進んで手助けしてくれた。そして、研究棟の近くの古風な大きいホールで、発表の予行練習にもつき合ってくれた。ダイアンは私をあまりよく知っていなかったにもかかわらず、年下で経験の浅い同僚に並々ならぬ親切を示してくれた。私は深い感銘を受け、科学という学問の共同体がいかなるものかを、垣間見た思いがした。

その時点では、私はダイアンの助力にただ感謝しただけだった。私の細胞が彼女の助力におそらく反応していたことを、当時の私は知らなかった。良き友人は信頼できる夜の見張り番のようなもので、近くにいてくれると、あなたのテロメアが守られる【35】。炎症誘発性シグナルであるC反応性タンパク(CRP)を、細胞が少ししか放出しないからだ。高濃度のCRPは、心疾患の危険因子と考えられている【36】。

親しい間柄なのに、ときどきイライラする相手はいないだろうか? さまざまな人間関係のほぼ半分は、有益な面とあまり助けにならない面とが混在しており、研究者のバート・ウチノはこれを「両面的人間関係」と呼んでいる。残念ながら、そうした人間関係を多く抱える人ほど、テロメアは短い【37】

（多くの友人とのあいだに両面的関係がある場合、テロメア短縮は女性に認められ、親とのあいだにそうした関係がある場合は男女双方に認められた）。それは当然かもしれない。両面的な人間関係においては、相手は手を差し伸べる方法をつねに心得ているわけではないからだ。友人があなたの悩みを誤解したり、あなたの求めている助力をしてくれなかったりすると（たとえば、あなたは本当は慰めを求めているのに、励ましの言葉がほしいのだろうと友人が決めてかかるなど）、ストレスは大きくなる。

一口に結婚と言っても状況は千差万別で、結婚がうまくいっているほど、統計的にはわずかな程度だが健康にも良い影響が見られる【38】。結婚に満足している人は困難な状況に陥っても、ストレスからの立ち直りがおそらく早い【39】。幸せな結婚生活を送っている人々は、早期死亡リスクも低い。結婚の質とテロメアの長さの関係が調査されたことはないが、既婚者あるいはパートナーと同居している人々のテロメアが長いことはすでにわかっている【40】（これは二万人を対象にした遺伝子研究での驚くべき発見で、相関性は年長のカップルに強く見られた【41】）。

性的な親密さも、テロメアにとって重要だ。私たちは最近の研究で、被験者のカップルに、前の週に性交渉があったかどうかをたずねた。「あった」と答えた人たちのテロメアは長い傾向にあった。男女ともに、その傾向は見られた。この研究結果は、人間関係の質や、健康に関連するほかの要素による説明で片付けることはできなかった。人々が思っているほど、年配の夫婦における性行為は減少していない。研究結果では、三〇代～四〇代の既婚者の約半数、および六〇代～七〇代の既婚者の三五パーセントは、週に一度あるいは月に数回程度性行為をしており、八〇代まで性的に衰えないカップルも少なくない【42】。

そのいっぽうで、幸せな関係にないカップルは、困ったことに「相互浸透性」のレベルが高い。つまり、たがいに相手のストレスや悲観的な気分を感じとってしまう。夫婦喧嘩のさなかにどちらかのコルチゾール値が上昇すると、相手のコルチゾール値も上昇する【43】。どちらかが朝、大きなストレスを抱えて目を覚ますと、相手もそうなりやすい【44】。双方が大きな悩みを抱えながら暮らし、緊張に歯止めをかけられる人間がいなくなる。「ちょっと待って。頭に血が上っているようだから、一息ついて話し合いましょう。事態が手に負えなくなる前に」と言える人間がいなくなってしまう。このような夫婦関係はさぞ疲労も消耗も激しいだろうと容易に想像できる。その時々の私たちの生理的反応は、私たちが思っているよりも相手の生理的反応とシンクロしている。たとえば、ラボでカップルに建設的な議論とストレスの多い議論をしてもらう調査では、片方の心拍変動を、もう片方はわずかに遅れて追いかけることが確認された【45】。人間関係に関する次世代研究では、私たちが近しい人たちとどのように生理的につながっているかが、さらに解明されることだろう。

人種差別とテロメア

ある日曜の朝、一三歳のリチャードは、住んでいる中西部の都市から数マイル離れた街を訪れた。そして、その街に住む友人と一緒に教会の礼拝に行った。黒人のリチャードは、のちにこう話した。「第一に、その教会には黒人があまりいなかったんだと思う。あと、僕たち二人の着ているものが、きっとみんなと違っていたんだ」。礼拝が始まるのを待ちながら、リチャードは受付で友だちと黙って座っていた。牧師の息子としてリチャードは各地の教会で暮らしてきたため、教会は自分を歓迎し受け入れてくれる安心できる場所だと、ずっと思い込んでいた。二人が待っていると、教会の催しの運営係の女性が歩み寄ってきた。

「あなたたち、ここで何をしているの?」。女性がとげとげしい口調でたずねた。二人は日曜礼拝に出席するために待っているのだと説明した。

「あなたたちの来るところではないのだけれど」。女性はそう言って、二人に帰るように言った。

「とってもいやな気分だった」。リチャードは、そのときのことをこう振り返る。「住む世界がちがうんだってことを、思い知らされた気がした。結局、僕たちは教会を出て、礼拝には行かなかった。現実とは思えないような気持ちだった。でも、父さんがその教会の牧師さんにメールを送って、全部僕の話のとおりだったことを確かめてくれた。女の人の言ったことも全部そのとおりだった。あんなふうにまでして、僕を教会から追い出すなんて、ひどすぎると思う」

差別は社会的ストレスの深刻な一形態だ。性的指向や性差、民族性、人種、年齢など標的がなんであれ、差別行為はすべて有害だ。ここでは人種的差別に照準を合わせて話をしよう。テロメアの研究は、ずっと人種に重点を置いてきたからだ。アメリカでは、黒人であること、特に黒人男性であることは、リチャードと同じような出来事に遭遇しやすいことを意味する。リチャードはこう話す。「人種差別と言うと極端な差別のように思われるけれど、小さなことにも言えるんだ。たとえば、黒人のティーンエイジャーが通りかかると、白人のお母さんがあわてて子どもの手をつかむとか。それって、傷つくよ」

残念ながら、極端な人種差別もよくある。黒人男性は、罪人として警官に襲われる目に遭いがちだ。ダッシュボードカメラやアイフォーンがある昨今、そういう痛ましい場面がしばしばテレビに映し出される。警官もほかの人間たちと同じだ。見るからに異なる社会集団の人々に対して、反射的に判断を下してしまう。初めての人に出会うと、脳は瞬時に、相手は「自分と同じかちがうか」を判断する。外見は同じか？　どことなく親しみがもてるか？　答えが「イエス」ならば、私たちは直感的に、相手は心が温かく友好的で信頼できると判断する。相手が自分とはちがって見える場合、私たちの脳は、相手を敵意のある危険人物の恐れがあると判断する【46】。

前述のようにこれは、瞬時に起こる無意識の反応だ。肌の色が反射的な判断を引き起こすせいで、こうした反応が起きる。だからといって、その判断にもとづいて行動していいわけではない。誰もが意識的に、心の中の偏見に逆らう努力をしなければならない。ティム・パリッシュは一九六〇年代から七〇年代のルイジアナの、結束力は強いが人種差別的なコミュニティで育った白人だ。今は五〇代になっているティムは、差別主義的な偏見がときどき何かの拍子に頭をよぎると認めている。偏見は思い浮かべたくもないし、偏見が事実だとはもう思ってもいないのに、そうなのだと言う。しかし、『ニューヨーク・デイリー・ニューズ』紙に寄せた意見記事でパリッシュが説明したように、「私たちの中に信念として吹き込まれるものは、自分で完全に選んだものではない。今、私たちが自ら選択すべきは、油断を怠らず、自分たちのつくり上げた思い込みを壊し、自分のもっているかもしれない衝動と闘うことだ。その衝動は、〝自分たちはともかく被害を受けている側であり、より良識のある人種なのだ〟という思考に私たちを導いてしまいかねない【47】」。偏見と闘うこうした心的作業は、相対的にストレスの少ない状況では達成しやすくても、緊張をはらんだ慌ただしい状況においてはそうはいかない。「黒人による運転」というだけで車を停めさせられる頻度が高くなるのは、そのためだ。アメリカで暮らす黒人男性は、態度が危険に見えたり不審に思われたりした場合、銃で撃たれる可能性が高い。私（エリッサ）の夫、ジャック・グレーザーはカリフォルニア大学バークレー校の公共政策論教授で、警察官の人種的偏見を減少させる訓練に取り組んでおり、人種差別につながる反射的判断に過度に影響されずに警察官が行動できるよう手助けをしている。夫と彼の同僚はその仕事を政策作業と考えているが、私は社会レベルでのストレス軽減策ととらえており、ひょっとするとテロメアに関連するのでは、とまで考えている。

差別の標的となる人々の苦しい体験は、身体の奥深くに影響する。アフリカ系アメリカ人は、加齢にともなう慢性疾患を多く発症する傾向がある。たとえば、心疾患や脳卒中の発症率は、アメリカの他人種や他民族の人々よりも高い。これらの統計結果には、不十分な保健行動〔個人が健康を保持・増進したり、疾病を予防・早期発見するために日常的に行う行動〕や貧困、あるいは適切な医療を受けられないことが原因と考えられるものもあるが、積年の強いストレス暴露も原因の一つだろう。年配者を対象とした調査では、日々の差別を多く経験するアフリカ系アメリカ人はテロメアが短く、白人には同様の傾向は見られなかった（白人はそもそもそうした差別をあまり経験しない）【48】。しかし、この関係はおそらく単純で直接的なものではない。私たちが自覚すらしていない、自身の心的態度におそらくそれは左右されている。

メリーランド大学のデイヴィッド・チャイは、サンフランシスコ在住の低所得の若い黒人男性たちを対象に、とても興味深い研究を行った。その研究目的は、一般的な社会的偏見の内在化がテロメアに与える影響を調べることだ。つまり、自分たちに対する社会の否定的意見を自分も無意識のうちに信じるようになると、テロメアはどうなるかを知ることだった。その結果、差別だけによる影響は弱かったが、差別を受け、さらに、黒人をさげすむ文化的態度を内在化した黒人たちのテロメアは短かった【49】。黒人に対する偏見の内在化は、「黒人」という言葉と否定的な言葉をペアにしがちかどうかをコンピュータ作業の反応時間から判断して調べる。あなたもサイトで自分の偏見を調べられる。

ただし、反射的な偏見があるという結果が出ても、自分を厳しく責める必要はない。私たちの大半は反射的な偏見をもっている。差別とテロメアに関しては、今後数年のあいだに、もっと多くのデータが出てくるだろう。

環境や人間関係がテロメアの健康にどのように影響をおよぼすかがわかって、ほっとするかもしれないし、心配になるかもしれない。すべては、あなたの置かれている状況次第だ。つまり、住んでいる場所、人間関係の質、差別（人種、性別、性的指向、年齢、心身の障害など、自分のあらゆる側面に対する差別）の内在化の度合いなどに左右されるのだ。しかし、私たちは誰でも、さまざまな対策を講じることができる。有害物質への暴露を減らしたり、住んでいる地域の健全性を改善したり、他集団に対する自身の偏見をもっと自覚したり、前向きな社会的つながりを築いたりするための対策だ。とりかかるべき対策をリニューアル・ラボでいくつか提案する。

テロメアの心得

- 私たちは目に見えない形で相互につながっており、それらの人間関係はテロメアの状態にあらわれる。
- テロメアは差別という有害なストレスから影響を受ける。
- テロメアは有害な化学物質から影響を受ける。
- テロメアは、地域での居心地や近隣の緑の量、まわりの人々の情緒的状態や生理的状態から、微細な影響を受ける。
- どのように周囲から影響を受けているかがわかれば、家庭から地域に至るまで、健康的で支え合う環境づくりを始めることができる。

リニューアル・ラボ

有害物質への暴露を減らす

あなたのテロメアを短縮させたり、危険なほど伸長させたりするプラスチックや環境汚染から身を守る最低限の方法は、これまでにすでに述べた。ここでは一歩進んだ方法をいくつか紹介しよう。

■**動物性食品や乳製品に含まれる脂質の摂取を控える。**肉の脂身は、ある種の生物蓄積性化合物が凝縮する場所だ。大型で長命な魚の脂身も同様だ。ただし、大切なのはバランスだ。サケやマグロのような脂肪分の多い魚にはオメガ3脂肪酸も含まれており、この脂肪酸はテロメアに良いため、適度に食べるとよい。

■**肉の調理中に火を強めるときは、換気に注意する。**肉の調理に焼き網やガスこんろを使う場合は、換気をする。直火での調理は避け、焦げた部分は、いくら美味しくても食べないようにする。

■**農薬を使わずに野菜をつくる。**できれば農薬を使わずに栽培したものを食べ、最低限、食べる前にしっかりと洗うこと。有機青果や有機食肉を買うか、あるいは自家栽培する。レタスや、バジルなどのハーブ、トマトなどはバルコニーの植木鉢で栽培できる。

■ **天然成分の掃除用洗剤を使う。** 掃除用洗剤の多くは、自分でつくることもできる。

■ **安全な衛生製品を探す。** 石鹼、シャンプー、化粧品などのパーソナルケア製品は、ラベルを注意深く読む。不確かな場合は、オーガニックかオールナチュラルの製品を買う。

■ **家庭用塗料は無害なものを買う。** カドミウムや鉛、ベンゼンが含まれている塗料は避ける。

■ **緑を増やす。** 室内にもっと観葉植物を置こう。室内の空気のろ過には、一〇〇平方フィート（約九平方メートル）あたり鉢植え二つが理想的だ。フィロデンドロン、ボストンタマシダ、スパティフィラム、セイヨウキヅタなどがおすすめだ。

■ **都市林を**（寄付金やボランティア活動で）**支援する。** 緑地は、住民の心身にも地域の健全性にも非常に多くの良い影響をもたらす。**空気から有害物質を一掃するだけの木々を植えられない人口の密集した巨大都市では、検討可能な新たな方法が一つある。** 大気浄化機能つきの広告板を設置するよう、自治体に働きかけるのだ。そうした広告板は一二〇〇本の樹木に相当する働きをし、空気中から塵粒子や金属などの汚染物質を取り除いて、一〇万立方メートルの空気を浄化する【50】。

■ **サイレント・スプリングのアプリ「デトックス・ミー」をダウンロードして、有害な製品に関する情報につねに注意を払う。**

地域の健全性を高める：小さな変化を積み重ねよう

あなたの地域の片隅を明るくするために、私たちの住むサンフランシスコの隣人たちの例にならって、殺風景なコンクリートの歩道に、多少の緑と一緒にベンチとテーブルをいくつか置いてみよう。このような「小さな公園」があれば、みんなが立ち寄って、たがいに親しくなったり、のんびり過ごしたりできる。あるいは、次のような方法も検討してみるとよい。

■**アートを取り入れる。**壁画や、あるいはきれいなポスター一枚でも、生気のない区域に希望や誠実さ、信頼感、積極性を吹き込むことができる。シアトルのある地域の住民たちは、店じまいして板が打ちつけられたウィンドーに、開業してほしい事業の絵、たとえば、アイスクリーム店、ダンス教室、書店などの絵を描いた。それらの絵は、起業家たちが地域の将来性を判断する助けになった。起業家たちはそのブロックにささやかながら店を構え、おかげで地域は活気を取り戻し、経済的にも発展した【51】。

■**緑を増やす**（特に、あなたが都市に住んでいる場合は）。地域に緑地が多いほど、コルチゾール値は低くなり、うつ病や不安症の発症率も下がる【52】。空き地を活用して、地域住民が持続的に野菜や果物を栽培したり、木々や草花を植えて小さな公園のような場所をつくったりするとよい。空き地の「緑化」は、銃による暴力事件や破壊行為を減少させ、住民全体の安心感を高めることにつながるとされている【53】。

■**地域を温かい雰囲気にする。**社会関係資本は、良好な健康状態を生み出すかけがえのない源泉だ。大切なのは、地域社会への参加の度合いや、地域において積極的な活動や助け合いがどの程度なされているかという点であり、中でもいちばん重要な要素の一つは人々の信頼関係だ。あなたも率先して動こう。料理や菓子などは少し多めにつくり、小皿に載せて近所の家にもっていく。家庭菜園の野菜や花をおすそわけする。雪かきをしたり、お年寄りを車で送ったり、夜の見回りを始めたりして、地域の手助けをする。新しい住人の郵便受けに歓迎の言葉を一言書いて入れるとか、ブロック・パーティー（通りを閉鎖した街区で住民が行うパーティー）を計画する。最近広まりを見せている「小さな無料図書館」設置の動きに加わり、自宅の前に木製の本箱を置いてみんなが本をシェアできるようにするのもよいだろう。

■**笑顔は大事。**道ですれちがう人たちに目を留める。社会的動物である私たちは社会的な信号にきわめて敏感で、容認のサインや特に拒絶のサインにはすぐに気がつく。日々私たちは見ず知らずの人や知人とかかわり合い、相手から切り離されたように感じるときもあれば、ちょっとしたことでつながって良い影響を受ける場合もある。まるで「空気を見つめる」かのように相手を見る（アイコンタクトをとらずに、相手の顔越しに先を見る）と、相手の人はまわりから切り離されたように感じやすい。ほほえんでアイコンタクトをとれば、相手の人はつながっていると感じられる【54】。それに加えて、笑顔を向けられれば誰でも次の瞬間には、人助けをする気分になる【55】。

親密な人間関係の強化

私たちには、ほぼ毎日のように目覚めて顔を合わせる家族や、ともに働く同僚がいる。これらの人間関係の質は、私たちの健康にとって重要である。私たちは、ついつい特別の感慨ももたず、いつも顔を合わせる人たちをおろそかにしがちだ。相手に気持ちが伝わるように近しい人たちにきちんと目を留めるとはどういうことか、考えてみよう。

■ 感謝の気持ちや相手を高く評価していることを示す。「食器を洗ってくれてありがとう」とか「会議で補佐してくれてありがとう」というように。

■ その場にきちんと存在する。何かの画面を見ていたり、部屋を見回していたりせずに、相手にしっかりと誠実に注意を向ける。これは、あなたが相手に贈ることのできるプレゼントであり、しかも、お金はまったくかからない。

■ もっと頻繁に、愛する人たちとハグするなどのスキンシップをはかろう。スキンシップは、「愛情ホルモン」と呼ばれるオキシトシンの分泌を促す。

第12章 細胞の老化は子宮で始まる

私（リズ）は自分が妊娠しているとわかったとたんに、おなかの子を守らなければと思った。妊娠検査の結果が出るとすぐに、タバコをやめた。幸い、吸っていたといってもごくわずかで、せいぜい一日に数本だった。禁煙はすぐにできた。子どもの健康が心配でたまらなかったことが大きい。タバコはそれ以来一度も吸っていない。食べ物にも非常に注意を払うようになった。担当の産科医や医療チームから言われたとおり、魚や鶏肉や葉物野菜などからの栄養を摂取するように気を配った。すすめに従って、微量栄養素である鉄分とビタミンのサプリメントも利用した。

それから長い年月がたった今、母親の栄養と健康の状態が胎児にどんな影響をおよぼすかは、当時よりもずっと理解が進んだ。子宮内で胎児のテロメアに何が起こるかも解明されつつある。しかし当時は、私の決断がおなかの子のテロメアを守るのに役立ったかもしれないとは思ってもみなかった。それどころか、私の当時の選択と、さらには息子が生まれるよりずっと前に私の身に起こった出来事が、息子のテロメアの出発点に影響を与えたかもしれないなどという壮大なことは、夢にも思わなかった。

テロメアは、大人になってもずっと外からの影響を受け続ける。私たちの日々の選択はテロメアの健康を促しもすれば、テロメアの短縮を加速もさせる。しかし、何を食べ、どのくらい運動するかを自分で決められるようになったり、慢性ストレスがＤＮＡの塩基対を脅かしたりするころには、初期設定されたテロメアとともに人生をスタートさせてから、すでにかなりの時間がたっている。そもそも短いテロメアをもってこの世に生を受ける人もいれば、幸運にも長いテロメアをもって生まれる人もいるのだから。

ご想像のとおり、出生時のテロメアの長さは遺伝的性質の影響を受けている。だが、話はそれだけではすまない。子どものテロメアが出生前から、親によってどんな影響を受ける可能性があるかについては、驚くべき事実が解明されつつある。これはきわめて重要だ。というのも、出生時と幼年期のテロメア長は、大人になったときにどれだけテロメアが残されているかを占う主要な予測因子であるからだ【1】。妊娠期の母親が摂取する栄養分や受けるストレスの程度は、胎児のテロメアの長さに影響をおよぼす可能性がある。親のたどってきた人生が次世代のテロメアの長さに影響することさえありうる。老化は子宮内で始まるのだ。

親の短縮したテロメアは、子どもに引き継がれる場合がある

今一九歳のクロエは、二年前に妊娠した。両親から理解も支援も得られなかったクロエは家を出て、友人のもとに身を寄せた。家賃を一部負担するために高校を中退し、最低賃金の店員の仕事に就いた。苦しい境遇ではあったが、クロエは子どもに人生の良いスタートを切らせようと決心していた。妊娠中は何とかして妊婦健康管理を受けた。処方された妊婦用ビタミン剤は飲むと吐き気がしたが、それでも服用した。息子が誕生したときには、息子がこれからずっと、いつも愛されていると感じられるようにしようと誓った。

クロエは、自分自身が得られなかったものを息子に与えたいと心に決めている。健康な体と何不自

由のない生活を与え、次世代の立派な一員にさせたいと思っている。だが、クロエの教育水準の低さが息子のテロメアに、息子がまだ子宮の中にいたあいだに、間接的に影響を与えたかもしれないという衝撃的なエビデンスがある。高校課程を修了していない母親から生まれた赤ん坊は、臍帯血のテロメアの長さが、高校を卒業した母親から生まれた赤ん坊に比べて短いという調査結果がある。つまり、人生の第一日目からすでにテロメアの長さに差があったわけだ【2】。より年長の幼児のテロメア長と親の教育水準にも、同様の関係が見られた【3】。これらの調査結果は、新生児調査項目の「出生時に低体重だったかどうか」など、結果に影響した可能性のある他の要素を考慮に入れたうえでのものだ。

しばらく、この問題を掘り下げてみよう。この調査結果は、今後の研究で裏付けがとれれば、非常に大きな意味をもつことになる。親の教育水準が胎児のテロメアに影響をおよぼすとしたら、それはどんなしくみによるのだろうか？

テロメアは世代から世代へ引き継がれてゆくというのが、その答えだ。もちろん、親がテロメアの長さに影響する遺伝子を伝える場合もありうる。しかし、真に奥深いメッセージは、親から子へのテロメア伝達はもう一つの方法でも行われるということだ。これは、「直接伝達」と呼ばれる方法だ。直接伝達であるため、両親のテロメアは妊娠時における卵子と精子のテロメアがそのままの長さで、エピジェネティックスという形で胎児に引き継がれる。

テロメアの長さが直接伝達されることは、研究者たちがテロメア・シンドロームを研究しているときに気がついた。テロメア・シンドロームは、前に述べたように、老化の異常進行につながる遺伝子疾患である。テロメア・シンドロームを発症した人は、テロメアが極端に短い。先に登場したロビンのように、まだ一〇代のうちから髪が白くなる場合が多い。骨がもろくなったり、肺が正常に機能しなくなったり、ある種のがんを発症したりもする。いいかえれば、若くしてあまりにも急速に疾患期に入ってしまう。この病気は遺伝によるもので、親から子にテロメア関連の変異遺伝子がたった一つ引き継がれただけで発症する。

ただし、不可解なことがあった。こうした家族の子どもたちの中には、テロメア・シンドロームを発症させる遺伝子を幸運にも受け継がない子どもたちがいる。ふつうに考えれば、そういう子どもたちは細胞の早期老化を免れそうなものだ。しかし、問題のある遺伝子を受け継いでいないこれらの子どもにも、幾人かにはやはり軽度から中度の早期老化の兆候が見られた。もっとも重いテロメア・シンドロームの症状ほど深刻ではないが、かなりの若さで白髪になるといった、通常の範囲を超えた兆候である。こうした子どもたちのテロメアを測定した結果、実際、テロメアは著しく短かった。子どもたちはテロメア・シンドロームを引き起こす遺伝子を免れているのに、なぜか短いテロメアをもって生まれついていた。彼らは親から短いテロメアを受け継いではいたが、それは問題のある遺伝子を引き継いだからではない。通常のテロメア維持遺伝子をもって成長してきたにもかかわらず、出発点のテロメアがあまりに短かったために補充が間に合わず、通常の長さまでは獲得できていなかったのだ【4】。

どうしてこのようなことが起きるのか？　遺伝子を介さずに、どのようにして親から短いテロメアを受け継ぐのだろうか？　答えは、わかってしまえばきわめて明快だ。それは、「子どもが子宮の中にいるあいだに、親がテロメアの長さを直接伝達できる」からだ。その過程を説明しよう。胎児は母親の卵子に始まる。卵子は父親の精子と受精し、その受精卵には染色体が含まれる。当然、それらの染色体は、遺伝情報を担う物質を含んでおり、それらは胎児に伝えられる。しかし、受精卵の染色体にも両端にテロメアがある。胎児のもとは受精卵であるから、胎児はこれらのテロメアを直接受け取る。**母親が卵子を提供するときに、もしも母親の身体の至るところでテロメアが短く、卵子のテロメアも短ければ、胎児も短いテロメアをもつことになるだろう。そうなれば、胎児は発育し始める時点からすでに、テロメアが短いことになる。**こうして、変異遺伝子をもたない子どもも短いテロメアを受け継ぐわけだ。このことは、もしも母親がテロメアの短縮要因にさらされて暮らしてきたら、胎児に直接、短いテロメアを受けわたす可能性があることを示唆している。いっぽうで、テロメアをしっかり維持できている母親は、安定した健康なテロメアを胎児に引き継ぐことができる。

父親はどのようにかかわるのだろうか？　卵子の受精時に父親の染色体は精子を通じて卵子に入り、母親の染色体と一緒になる。卵子同様、精子にもテロメアがあり、胎児に直接伝達される。今までの研究では、父親も短いテロメアを直接伝達する可能性はあるが、テロメアの非常に短い母親ほどその可能性は高くないことが示唆されている。四九〇組の新生児と両親を対象にした最近の研究では、新生児の臍帯血のテロメアは、父親のテロメアの長さよりも母親のテロメアの長さとの関連のほうが強かった。だが、父親と母親の双方が影響を与えているのは明らかだ【5】。

今までのところ、人間におけるテロメアの長さの直接伝達を観察した研究は数例しかない。この種の研究はテロメアの遺伝的性質とテロメアそのものとを調べるため、遺伝的性質の影響と人生経験の影響を分離できる。これまでの研究はすべて、テロメア症候群の親子を対象に行われてきた【6】が、私たちを含めて研究者たちは、通常の親子でも同様ではないかと考えている【7】。これから述べるように、テロメアの直接伝達の研究からは、貧困や不利な状況が次代へ影響を与え続ける可能性が示唆されている。

不利な社会的環境は、世代を超えて引き継がれていくか？

あなたの両親はあなたが生まれる前に、長期にわたって極度のストレスに悩まされていなかっただろうか？　貧しかったり、危険な地域に暮らしていたりはしなかっただろうか？　あなたが母親のおなかに宿る前に両親がどのように暮らしてきたかが両親自身のテロメアにおそらく影響を与えただろうことは、すでに述べた。その影響は、あなたのテロメアにもおよんだかもしれない。両親のテロメアが、慢性的ストレスや貧困、危険な地域環境、化学物質暴露やその他の要因によって短くなっていたら、両親の短いテロメアは、子宮内での直接伝達を通じて、あなたに引き継がれたかもしれない。そして、今度はあなたが、あなたの子どもにその短いテロメアを引き継ぐ可能性さえある。

未来の世代を気にかけるすべての人々にとって、直接伝達は非常に恐ろしい意味合いがあり、さまざまな議論を呼んでいる。私たちの考えでは、テロメア・シンドロームの親子に関する研究結果からは、不利な社会的環境の影響が何世代にもわたって蓄積する可能性が示唆されている。不利な社会的環境は、貧困や不健康に、そしてテロメア短縮に関連するという図式が、大規模な疫学的研究からすでに浮かび上がっている。不利な環境によってテロメアが短くなった親は、その短いテロメアを子宮内で胎児に直接伝達する可能性がある。そして、子どもはテロメアが何塩基対分か少なく生まれてくる。両親の生活状況によって短くなったテロメアをもつこうした子どもたちが、成長段階でも貧困やストレスにさらされることを想像してみよう。子どもたちのすでに短いテロメアは、さらに侵食されてしまうだろう。こうして負のスパイラルが始まり、世代から世代へと受け継がれるテロメアは短くなるいっぽうだ。次の世代の子どもは老化や疾患期間をより早く迎えやすい細胞をもって、ますます不利に生まれてくる可能性がある。この図式は、まれな病気であるテロメア・シンドロームの親子に実際に起こっていることだ。テロメア・シンドロームにおいては世代が進むたびに、ますます短くなるテロメアが前世代よりも早く、重度な病を引き起こしている。

人生の最初の瞬間からテロメアは、社会面でも健康面でも不平等の尺度になりうる（図26を参照）。アメリカでの郵便番号のちがいが示す格差は、ある程度はテロメアで説明がつくかもしれない。富裕地域にあたる郵便番号の住民は、貧困地域の郵便番号の住民よりも、平均寿命が最高で一〇年程度長い。この差は、危険行動や暴力への暴露によるところも大きい。しかし、貧困地域に生まれた子どもには、そもそも生物学的な差がある可能性もある。地域の健全性における課題は、不幸なことに、世代が進むにつれて深刻さを増すようだ。しかし、生物学的な事情といえども宿命ではない。一生を通じて自分のテロメアを維持するためにできることは数多い。

妊娠時の栄養摂取：胎児のテロメアへの栄養供給

「あなたは今、二人分食べる必要があるんです」。妊娠女性は始終、こうアドバイスされる。たしかに、胎児は母親が食べるものからカロリーと栄養分をもらっている（ただし、母親は、量を二倍食べる必要はない）。そしてどうやら、妊娠女性の食べるものは胎児のテロメアにも影響を与えるようだ。ここで、子

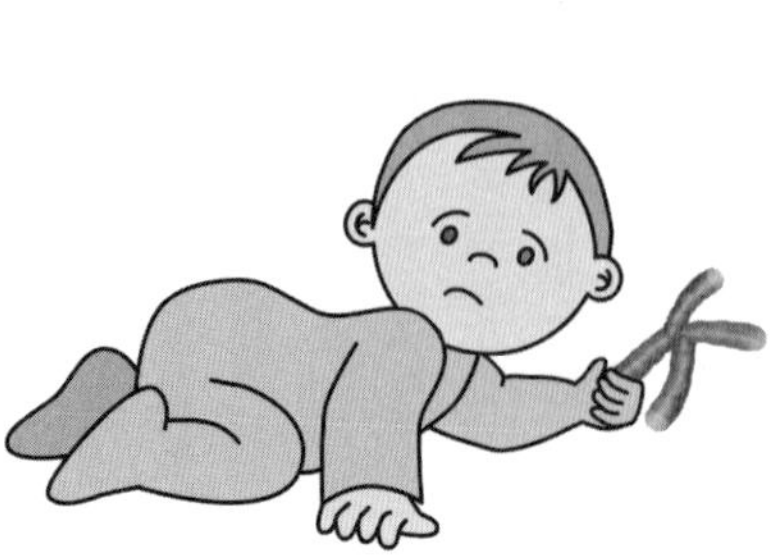

図26　出生時にすでに老化？
「ママ、条件はみんな平等じゃないの？」。母親の生物学的な健康やストレスの度合い次第で、そして、おそらくは教育水準次第で、子どもは短いテロメアをもって生まれてくる。

宮内でテロメアの長さに影響を与えるとされる栄養素について見ていこう。

タンパク質

動物実験では、妊娠期にタンパク質が不足すると、胎児の生殖器官などさまざまな組織においてテロメアの短縮が加速し、早期死亡につながる可能性があることが示唆されている【8】。母ラットが妊娠期に低タンパク食で飼育された場合、生まれた仔ラットの雌は卵巣のテロメアが短い。また、それらの雌は酸化ストレスに多くさらされてミトコンドリアのコピー数も多く、強いストレス下にある細胞がストレスに対処するためにミトコンドリアを急速に増産していることがうかがえた【9】。

こうして受けた損傷は第三世代にまでおよぶ。孫ラットの雌を調べた結果、卵巣の組織の老化が進んでいたことがわかったのだ。孫ラットの卵巣は酸化ストレスに多くさらされてミトコンドリアのコピー数が多く、テロメアが短かった。孫ラットの雌が細胞の早期老化を起こしたのは、二世代前の低タンパク食がもたらした結果である【10】。

補酵素《コエンザイム》Q（ユビキノン）

妊娠期の母親の栄養不良が原因で、生まれてくる子どもの心疾患発症のリスクが高まることは、人間と動物モデルにおいて強力な証拠がある。妊娠中の母親の食事量や栄養が不十分だと、子どもの出生時体重は軽くなる可能性がある。その場合にはしばしば反動が生じる。低体重で生まれた子どもは反動効果で、過食や肥満に陥ったりする。低体重で生まれた子どもはもともと心血管疾患の高いリスクを抱えて成長するが、生後の反動で急速に体重が増加した場合はさらにその危険が高まる。

以上のように、母親の栄養不良は子どもの心疾患につながるが、両者をつなぐ鎖の環の一つがテロメアの短縮である可能性もある。タンパク質不足の母親から生まれる仔ラットは、人間の場合と同様、出生時の体重が軽い傾向がある。そして、まさに人間の子どもと同じく、体重増加というリバウンドをあとで起こしやすい。ケンブリッジ大学のスーザン・オザンは、これらの仔ラットが心臓の大動脈などいくつかの器官の細胞でテロメアが短いことを発見した。また、これらの仔ラットはユビキノン（別名補酵素Q、以下CoQ）という補酵素の濃度も低かった。CoQは天然の抗酸化物質で、主にミトコンドリアに含まれ、エネルギー生産に重要な役割を果たしている。CoQの不足は心血管系の老化促進に関連するとされている。しかし、CoQを補給した餌で仔ラットを飼育したところ、タンパク質不足の悪影響は、テロメアへの影響も含めて一掃された【11】。オザンらの研究チームは、「心血管疾患のリスクがある人々にCoQを投与するという早期介入は、同病による世界的疾病負担を減少させるうえで、費用対効果の高い安全な方法といえるかもしれない」と結論した。

もちろん、ラットと人間では大きく異なる。いっぽうに良くても、もういっぽうには良くないかもしれない。同じラットの中でさえCoQの効果があるのは、タンパク質不足の母親から生まれた仔ラットだけなのか否かもわからない。CoQがテロメアに与える潜在的プラス効果についてはさらなる研究が必要だ。もしも実際にプラス効果があるならば、妊娠中に栄養不足だった母親から生まれた子どもや、心疾患の危険性のある成人にもCoQを活用できるだろう。しかし私たちの知るかぎりでは、妊娠期のCoQ使用とその安全性について調査した研究例はなく、現段階では推奨できない。

--- 葉酸塩 ---

ビタミンBの一種である葉酸塩もまた、妊娠期に不可欠な栄養素だ。先天性障害である脊椎披裂《せきついひれつ》の危険性を葉酸塩が低下させることは知られているが、葉酸塩にはそのほかに、セントロメア（染色体の中央部）およびサブテロメア（テロメア隣接領域）と呼ばれる染色体領域を保護し、DNAの損傷を防ぐ働きもある。葉酸塩の濃度が低下しすぎるとDNAが低メチル化〔メチル化はDNAの特定領域にメチル基が結合すること。エピジェネティックな修飾の一つで、遺伝子の発現を調節する〕状態になり、テロメアが短くなりすぎるか、あるいは、異常に長くなるケースも数例ある【12】。また、葉酸塩濃度が低下すると不安定な化学物質であるウラシルがDNAの中に取り込まれるが、場合によってはテロメアそのものに取り込まれて、その結果一時的にテロメアが長くなることも起こりうる。

妊娠期に葉酸塩が不足している母親の場合、胎児のテロメアは短く、そのことからも、テロメアを適切に保つには葉酸塩が不可欠だとわかる【13】。さらに、葉酸塩の吸収不全を引き起こす遺伝子変異がテロメアの短縮に関連するという研究結果もいくつかある【14】。

米国保健福祉省は、妊娠女性は葉酸塩を毎日四〇〇〜八〇〇マイクログラム摂取するよう推奨している【15】。ただし、摂取量が多ければいいというわけではない。少なくともある研究からは、母親が葉酸塩のビタミンサプリメントを過剰摂取すると胎児のテロメアが短縮するという可能性が示唆されている【16】。くどいようだが、いちばん大切なのは節度とバランスだ。

胎児のテロメアは、母親のストレスに耳を傾けている

母親の精神的ストレスは、胎児のテロメアの長さに影響をおよぼす可能性がある。私たちは、研究仲間であるカリフォルニア大学アーヴァイン校のパティック・ワドフワとソーニャ・エントリンガー

から出生前ストレスとテロメアについての共同研究を打診され、快諾した。人生の第一歩に関するこの研究は小規模ではあったが、妊娠期の母親が極度のストレスや不安を経験すると、赤ん坊の臍帯血に含まれるテロメアが短くなる傾向にあるという結果が出た【17】。つまり、胎児のテロメアは出生の前にストレスを受けている可能性があるのだ。最近の研究では、ストレスフルな人生経験を調査することで、さらなる発見があった。その研究では、出産前の一年間に起きたストレスの多い出来事の数が計算された。そうした出来事の合計数がもっとも多かった母親の胎児は、出生時のテロメアが一七六〇塩基対、短かった【18】。

ソーニャとパティックは、出生前のストレスが胎児におよぼす影響がどのくらい長く続くのかを知ろうとした。二人は成人男女たちを募って、各人の母親が妊娠期に極度のストレスを何か経験しなかったかたずねた（参加者は自分の母親に、最愛の人の死や離婚などの重大な出来事について話を聞いた）。出生前にストレス暴露を受けていた参加者は、成人となった今もなお、いくつか特別な点があった。現在の健康状態に影響しうるほかの要素を考慮したあとでも、それは同じだった。たとえば、彼らはインスリン抵抗性が高く、太りすぎや病的肥満の傾向が強かった。ラボでストレス検査をすると、コルチゾールの分泌が多いこともわかった。刺激を受けた免疫細胞は炎症誘発性サイトカインを大量に放出した【19】。そして、テロメアは短かった【20】。妊娠中の母親が受ける極度の精神的ストレスは次世代に響き、生まれた子どものテロメアの長さに生後何十年にもわたって影響をおよぼし続けるようだ。

ここでは極度のストレスについて述べているが、妊娠中の母親はほとんど誰もが、軽度から中度の何らかのストレスを受ける。それは妊娠しているからというだけでなく、人間であるがゆえのストレスだ。今の時点では、これらの軽めのストレスが胎児のテロメアにとって有害だと考えるだけの根拠はない。

妊娠期のストレスに関していちばん検証が進んでいるのは、コルチゾールだ。このホルモンは母親の副腎から分泌され、胎盤を通って胎児に影響をおよぼす【21】。鳥類では、産卵期の鳥にストレスを与えると卵細胞にコルチゾールが入り、その結果、ヒナ鳥に影響をおよぼすと考えられる。卵細胞にコルチゾールを注入するか、母鳥にストレスを与えると、ヒナ鳥のテロメアは短くなる。これらの研究は、人間においても母親のストレスがテロメア短縮という形で胎児に受け継がれる可能性を示唆している。もちろん、鳥に起きうることが人間に起きるとはかぎらない。だが、慢性的ストレスとテロメアに関して現在わかっていることだけでも、妊婦を苛酷なストレスから守るべきだと主張するには十分だろう。

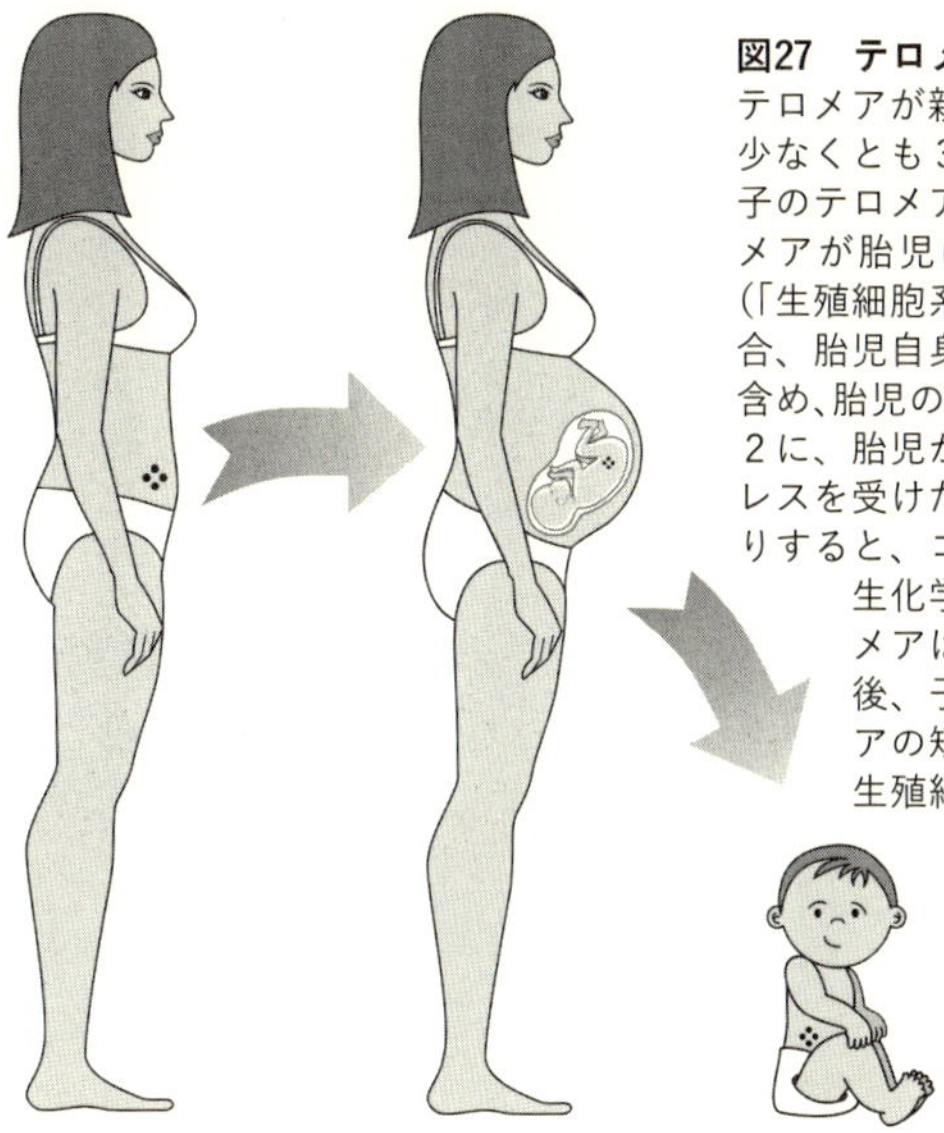

図27　テロメアの伝達
テロメアが親から孫へ伝達される経路は、少なくとも３通りある。第１に、母親の卵子のテロメアが短いと、それらの短いテロメアが胎児に直接伝達される場合がある(「生殖細胞系列伝達」と呼ばれる)。その場合、胎児自身の生殖細胞（精子か卵子）を含め、胎児のテロメアはすべて短くなる。第２に、胎児が発育するあいだ、母親がストレスを受けたり健康状態がすぐれなかったりすると、コルチゾールの過剰分泌や他の生化学的要因によって、胎児のテロメアは短くなりうる。第３に、出生後、子ども自身の人生経験がテロメアの短縮要因になりうる。子どもの生殖細胞における短いテロメアは、その子どもが将来もつ子どもに伝達されうる。マーク・オスマンとブリット・ハイディンガーは、動物と人間における、このような伝達経路を説明している【22】。

ストレス要因には、さまざまな心理的・身体的な虐待、暴力、戦争、化学物質への暴露、食糧不安、厳しい貧困などがある。妊婦は妊娠の初期段階から、飢餓や暴力など命にかかわる脅威から守られるべきであり、私たちは少なくとも地域活動や地域援助を通してそれを後押しすることはできるはずだ。

両親、特に母親が、赤ん坊のテロメアの健康に影響をおよぼすことは明らかだ（図27を参照）。そして、次章で述べるように、小児やティーンエイジャーのテロメアの健康も、親の育て方によって大きく左右される。将来の世代の健康はすべての社会にとって重要であるにもかかわらず、実際には注意を払われていない場合が多い。もっとも傷つきやすい若い世代への投資には今や、テロメアの塩基対への投資も含むべきだと思う。それは、人類全体が丈夫で健康に長生きできる未来のためだ。

テロメアの心得

■ テロメアの長さの伝達には、私たちが制御できないものがある。たとえば、遺伝子要因の場合や、卵子や精子からの直接伝達だ。遺伝子要因に関係なく、極端に短い親のテロメアは子どものテロメアへと伝達される。こうした直接伝達によって、知らず知らずに健康面の格差を伝達している可能性が現実としてある。

■ 伝達されるものの一部は、制御が可能だ。妊娠期の母親の重度のストレス、喫煙、葉酸塩などある種の栄養素の摂取は、胎児のテロメアの長さに影響する。

■ テロメアを通じて伝達される厳しい社会的不利益をストップさせるには、妊娠可能な年齢の女性、特に妊娠している女性の健康を、食糧不安をはじめとする有害なストレス要因から守ることが大切だ。

リニューアル・ラボ

子宮の緑化

サンフランシスコの小児科医、ジュリア・ゲッツェルマンは、相談に来る妊婦に、家の緑化と同様、「子宮の緑化」も心がけるようにすすめている。読者がもしも今妊娠していたら、前章末のリニューアル・ラボに記載した、化学物質暴露を最小限に抑えるための提案をぜひ参考にしてほしい。子宮の緑化のために心がけるべき重要な点は以下のとおりだ。

■**負のストレスは避ける。**何日も睡眠や食事が満足にとれない状況に陥るとわかっている有害な人間関係（たとえば、争いごとや非現実的な締切期限など）は極力避ける。人生には、いろいろなことが起こる。妊娠中に重大な出来事が起こるかもしれない。しかし、制御できることは制御につとめ、支えとなる人間関係を優先させる。

■**心安らぐ時間を増やす。**マタニティ・ヨガのクラスに通ったりヨガのビデオを見たり、ほかの妊娠女性と親しくつき合う機会をもったりする。散歩を楽しむ。できれば緑地での散歩が良い。

■**「虹」を食べる。つまり、鮮やかで濃いさまざまな色の食物を摂取し、胎児の健康を守る栄養分を補強する。**具体的には、タンパク質、ビタミンD_3、葉酸塩やビタミンB_{12}などのビタミンB群を含む食品、魚または良質のオメガ3脂肪酸のサプリメント、プロバイオティクスを、十分に摂取する。

■**有機食品を摂取し、食品中の農薬や化学物質を避ける。**大型の養殖魚は重金属などの産業用化学物質が蓄積されている場合が多いため、摂取を制限する。サッカリンなどの人工甘味料は胎盤を通過するため、摂取量を抑える（新たな人工甘味料も胎盤を通過する可能性があり、ほかにもネガティブな作用があると思われる）。缶詰の食品には、代表的な内分泌攪乱物質（いわゆる環境ホルモン）であるＢＰＡ（ビスフェノールＡ）が含まれている。自然の産物にこだわり、無添加食品を摂取する。疑わしい食品添加物を多く含む包装食品は避ける。

■**家庭での化学物質暴露を避ける。**濡れたモップで頻繁に掃除をしたり、酢と水を混ぜて拭き掃除に使ったりする。ポリ塩化ビニル製のシャワーカーテン、香水、アロマキャンドルのような芳香剤を含む製品は、有害物質を多く発生する可能性があるので注意する。

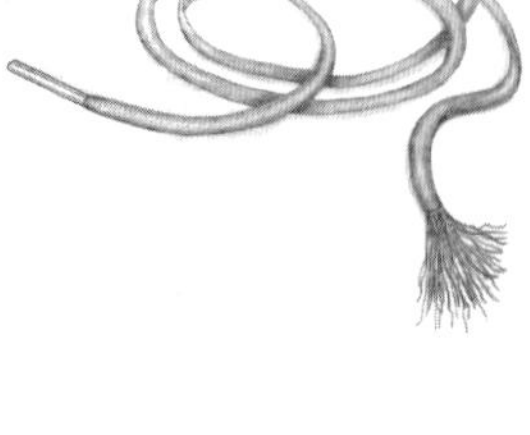

第13章 子ども時代の重要性
：人生の初期の出来事はテロメアにどのように影響をおよぼすのか

子ども時代にストレスや暴力や栄養不良にさらされると、テロメアに影響がおよぶ。だが、そうした子どもたちをダメージから守る要因もいくつかある。その一つが細やかな育児と、穏やかで「良質のストレス」だ。

二〇〇〇年に、ハーバード大学の心理学者で神経科学者でもあるチャールズ・ネルソンは、ルーマニアのチャウシェスク政権による非人道的政策の遺物である、悪名高い孤児院の一つに足を踏み入れた。その施設には約四〇〇人の子どもが収容されており、子どもたちは年齢別と障害別に分けられていた。水頭症（脳室内に過剰に脳脊髄液がたまり頭蓋骨が広がる疾患）や脊椎披裂（脊髄と脊椎骨の障害）の子どもが未治療のまま押し込められている部屋もあれば、HIVに感染した子どもや梅毒で脳を侵された子どもが収容されている感染症用の部屋もあった。同じ日にネルソンは、二、三歳ぐらいのおそらく健康な子どもが大勢いる部屋にも行った。そこの子どもたちはみな同じような髪型と服装だったので性別の見分けがつきにくかったが、その中の一人がびしょ濡れのズボンのまま、部屋の中央に立って泣きじゃくっていた。ネルソンは介護人の一人に、なぜその子が泣いているのかたずねた。

介護人の女性が答えた。「今朝、母親があの男の子をここに置き去りにしたんです。一日中、泣きどおしです」

職員たちは、面倒を見る子どもが多すぎて、子どもを慰めたり、なだめたりする時間がなかった。職員にとっては、新たな捨て子は放っておくのが、手っ取り早く泣きやませる方法だった。乳児やよちよち歩きの幼児は柵付きのベビーベッドに何日間もずっと入れられたままで、天井を見上げる以外にすることが何もない状態だった。そういう乳幼児は、見知らぬ人が通りかかるといつも、抱いてほしいとベッドの柵のあいだから腕を伸ばした。食事も雨風をしのぐ場所もきちんと与えられてはいたが、愛情や励ましは、ほとんど受けていなかった。ネルソンの研究チームは、孤児院の中にラボをつくり、幼年期のネグレクトが発達中の脳におよぼす影響を研究したが、そのさい、孤児らの苦境に追い打ちをかけないよう、自分たちの行動ルールを決める必要があった。子どもたちの前で声を上げて泣かないというルールだ。

ネルソンと、同僚のステイシー・ドルーリー博士による孤児院での研究でわかったことは、悲痛ではあるが、同時に希望に満ちてもいる。幼年期のネグレクトはテロメアを短縮させる。しかし、ネグレクトや心的外傷（トラウマ）を受けても、子どもがまだ小さいうちは、彼らの助けになる介入方法はある。ルーマニアの孤児院の状況は全般的に改善されたものの、今でも約七万人の孤児がおり、孤児たちを救う国際養子縁組は数が追いつかない【1】。こうした施設での子どもたちの世話は、世界中で危機的な状況にある。戦争や、ＨＩＶやエボラ出血熱などの病気で親を奪われた子どもたちが、世界中の孤児院に現在、推定で八〇〇万人収容されている。私たちは、この事実から目をそむけてはならない【2】。

私たち自身の家庭も無関係ではない。テロメアに関する知識は親としての行動の指針になるし、子どものテロメアを健康にする子育てについても示唆してくれる。もしあなた自身が子どものころにトラウマを経験していたら、過去の出来事が細胞におよぼす長期的影響を理解することで、今からでもテロメアを大切に扱おうという意欲が湧いてくるだろう。

テロメアは子ども時代の傷跡を記録している

あなたが子どものころ、親は大酒飲みではなかっただろうか？　家族にうつ病の人はいなかっただろうか？　親から屈辱を与えられたり怪我を負わされたりすることを、始終恐れてはいなかっただろうか？

人々のつらい子ども時代を調べるという研究がアメリカで行われ、米国各地の一万七〇〇〇人が、右記の質問によく似た一〇項目に答えた。約半数の人は子ども時代にそうしたつらい出来事や状況を最低一つは経験しており、二五パーセントの人は二つ以上、六パーセントの人は四つ以上経験していた。家族の薬物乱用がもっとも多く、性的虐待と家族の精神疾患がそれに続いた。子ども時代のつらい出来事は、収入や教育がどのようなレベルであっても起きる。さらに悪いことに、チェックマークをつけた項目が多い人ほど（特に四つ以上の項目にあてはまった場合は）、大人になってから、病的肥満や喘息、心疾患、うつ病など、健康に問題を抱えている傾向が強かった【3】。四つ以上つらい経験をした人たちは、自殺を試みる率が平均の一二倍にのぼった。

「生物学的埋め込み」とは、子ども時代の逆境の影響が体内に埋め込まれることをさす。子ども時代につらい出来事を経験した健康な成人のテロメアを測定すると、「用量反応」がしばしば見られる。子ども時代に衝撃的な出来事を経験しているほど、成人してからのテロメアは短い【4】。短いテロメアは、人生初期の逆境が細胞に埋め込まれたしるしだ。

こうした短いテロメアは、子どもにひどい影響をおよぼす場合がある。テロメアの短い子どもたちのグループをつくり、数年後に彼らの心血管系を観察すると、動脈壁が厚くなっている傾向が強いことがわかった。子どもの動脈壁が厚くなっていたのだ。子どもにとってテロメアの短縮は、心血管疾患の早期発症リスクが高くなることを意味している【5】。

こうした損傷は幼年期からも始まるが、早くに逆境から救出されれば、損傷は止められるか、ひょっとすると修復できるかもしれない。チャールズ・ネルソンと彼の研究チームは、ルーマニアの孤児院で暮らしている子どもたちと、孤児院を出て里親の家で十分な世話を受けている子どもたちとを比較した。孤児院で暮らした期間が長いほど、子どものテロメアは短かった【6】。孤児の脳波をスキャンすると、多くの子どもたちの脳の活動レベルは低かった。ネルソンの言葉を借りれば、「一〇〇ワットの電球ではなく、四〇ワットの電球のレベルだった」【7】。孤児たちは脳が明らかに小さく、平均知能指数（ＩＱ）は七四で、精神遅滞との境界線上にいた。施設に収容されている子どもの大半は言語発達が遅れ、中には言語障害のケースもあった。発育不全で頭は小さかった。異常なまでの愛着行動が見られ、永続的な人間関係の形成能力に影を落としていた。しかし、「里親のもとにいる子どもたちは、劇的な回復を示していた」とネルソンは続ける。里親に育てられるようになった子どもたちは、一度も孤児院にいたことのない子どもたちに完全には追いつかないまでも、著しい進歩が見られた。たとえばＩＱは、一度も施設にいたことのない子どもに比べれば低かったが、施設の子どもたちよりも一〇ポイント以上高かった【8】。脳の発達に臨界期が存在するのか、「二歳になる前に里親のもとに移った子どもは、二歳以後に移った子どもよりも多くの面で改善が進んでいた」とネルソンは

っているという。

言う【9】。ドルーリーとネルソンたちの研究チームは、何年にもわたってこうした子どもたちの追跡調査を続けている。今でも、子ども時代に孤児院で暮らした若者たちのテロメアは加速度的に短くなっているという。

そこまで苛酷ではないが、やはりつらい状況に置かれている子どものテロメアはどうだろうか？デューク大学の科学者である、イダン・シャレヴ、アヴシャロム・カスピ、テリ・モフィットの三人は、イギリスの五歳児たちから口腔粘膜を採取した（テロメアは頬の内側の口腔細胞から得られる）。五年後、子どもたちが一〇歳のときに、口腔粘膜を再度採取した。そして子どもたちの母親に、五年のあいだに自分の子どもが苛めにあわなかったか、家族から怪我を負わされなかったか、両親のあいだの家庭内暴力を目撃しなかったかをたずねた。暴力にもっともさらされていた子どもたちは、五年間でテロメアがいちばん激しく短縮していた【10】。子どもへのこうした影響は、短期間で消えるか、あるいは、生活環境が改善すれば変わるかもしれない。そうあってほしい――。しかし、幼年期に逆境を経験したかどうかを成人にたずねる研究でも、彼らのテロメアは短いという結果が出ており、昔の逆境が長年にわたって刻み込まれていることがうかがえた【11】。オランダで実施された成人対象の大規模な研究からは、子ども時代に衝撃的な出来事を複数体験していることは、成人後にテロメアが高確率で短縮する、数少ない予測因子だとわかった【12】。子ども時代のトラウマ、特に虐待は、激しい炎症や前頭前野の小ささにも関連していた【13】。

幼年期のトラウマのこうした痕跡が、考え方や感じ方や行動のしかたを変える場合がある。幼年期に逆境に直面した人々は、人生のさまざまな経験に対して、順応性を欠く反応をするようになる。不運な日々を数多く過ごすと、彼らにとってその不運な日々はふつう以上に大きなストレスになる。そのいっぽうで、何か良いことが起きると嬉しい気持ちも強くなる【14】。このパターン自体は不健康ではない。ただ感情の起伏が激しくなるだけだ。しかし、その激しさのせいで、感情の変化をうまくコントロールするのが難しくなる。子ども時代に心に痛手を負った経験のある人々は、人間関係に困難を抱えがちだ。過食や嗜癖《しへき》行動にも陥りやすい【15】。それは、自己管理が上手にできないからだ。虐待のこうした心理的影響は人生を通じて、精神面および身体面の健康に影響をおよぼし続ける場合がある。このようにして幼年期の逆境は、その結果として生まれた行動パターンが是正されないかぎり、テロメア短縮の確率を高める原因になりうる。

小児期の逆境的体験（ACE）を合計する

次に紹介するのは、小児期の逆境的体験の測定に使用されるACEテストの一種だ。このテストに回答し、あなた自身の子ども時代の逆境を査定してほしい【16】。一八歳までの子ども時代のことについて、次の文章を読んで自分にあてはまるかどうか考えよう。

1 親や家族のほかの大人から、ののしられたり、侮辱されたり、非難されたり、自尊心を傷つけられたりしたことが、頻繁に、または始終ありましたか？　あるいは、身体的に傷つけられる恐れを感じるような行動をされたことは？

2

親や家族のほかの大人から、押されたり、つかまれたり、平手で叩かれたり、ものを投げつけられたりしたことが、頻繁に、または始終ありましたか？　あるいは、跡が残ったり怪我をしたりするほどひどく叩かれたことは？

3

大人、または、五歳以上年上の相手から、性的な行動として、さわられたり、愛撫されたり、相手の身体をさわらせられたりしたことがありましたか？　あるいは、口腔や肛門や膣による性行為をしようとされたり、実際にされたりしたことは？

4

家族の誰からも愛されていないと感じたり、大切だとか特別な存在だと思われていないと感じたりすることが、頻繁に、または始終ありましたか？　あるいは、家族がおたがいに無頓着だったり、親密でなかったり、支え合っていなかったりしていると感じたことは？

5

食べ物が十分にないとか、汚れた服を着なければならないとか、守ってくれる人が誰もいないと感じることが、頻繁に、または始終ありましたか？　あるいは、親が酔っぱらっていたり、ハイになっていたりして、面倒を見てもらえないとか、何かあっても医者に連れていってもらえないと感じたことは？

6 両親の別居や離婚が原因で、片親とはずっと会わなくなりましたか?

7 母親か継母が、誰かに押されたり、つかまれたり、平手で叩かれたりしたことは、頻繁に、または始終ありましたか? 母親か継母が蹴られたり、かみつかれたり、こぶしで殴られたり、堅いもので殴られたり、ものを投げつけられたりしたことは、ときどき、頻繁に、または始終ありましたか? 数分以上殴られたり銃やナイフで脅されたりするのを繰り返し目撃しましたか?

8 問題飲酒者やアルコール依存症患者、あるいは、路上で違法に買った麻薬を使っている人と、一緒に暮らしていましたか?

9 家族に、うつ状態や精神疾患の人、あるいは、自殺を試みた人はいますか?

10 家族に、刑務所に入った人はいますか?

一般的にいって、逆境的な出来事が一つの場合は健康に関連はないが、三つか四つを越えると関連が生じる可能性がある。しかし、もし仮に子ども時代に逆境的出来事をいくつか経験し、それらが現在の心や生活の習慣にずっと刻み込まれていると感じても、パニックになる必要はない。子ども時代がかならずしも未来を決定するわけではない。たとえば、対処機制として過食に陥ったとしても、大人はその行動をやめることができる。やめるには、なぜその行動パターンが引き起こされたのかを理解し、かならずしもそれが今後も続けるべき解決策ではないことを理解する必要がある。しかし、その行動をやめるにはまず、自分に適したかかわりの対処法を見つけて、つらい気持ちに耐える健康的な方法を繰り返し習慣として実行することが大切だ。子ども時代のトラウマの執拗な影響を緩和する方法は、たくさんある。つらい過去の記憶にまだ悩まされているならば、精神衛生の専門家の助けを借りてもいい。あなたは無力でもなければひとりぼっちでもないことを覚えていてほしい。医療福祉の専門家が、あなたがかつて否応なく受けた傷をいくらかでも元どおりにする手助けをしてくれる。そして、今の自分には良い特質もあることを忘れないでほしい。たとえば、苛酷な逆境を体験した人は、他人に対して思いやりや共感を、よりいっそう抱けるようになる【17】。

ママ、僕の足を踏まないで！　怪物のような母親に育てられた影響

フランケンシュタイン博士がいなくても、現代の研究者たちは、申し分なく善良なラットを怪物のような母親に変えるすべを知っている。研究室で、自分の仔ラットを虐待する母ラットを「作成する」ことができるのだ。この先は動物愛好家が読み進めるにはつらいテーマだが、子ども時代の逆境に関する生理学を理解したいと願う人にとっては必読である。

授乳期の母ラットにとってストレスの多い状況の一つは、適切な巣材がないことだ。豪華なマットレスがなければ快適に過ごせないというわけではないが、実験用の母ラットは、仔ラットたちのため

の小さな巣をつくるのに、ティッシュや紙片などだけが頼りだ。ラットにとってもう一つの大きなストレス要因は、慣れるまもなく新しい場所へ移動させられることだ。母ラットに巣材を与えず、親子ともども急に新しいケージに移すことで、科学者たちは、大きなストレスを受けた動物をつくりだせる。生まれたばかりの赤ん坊を抱いて病院から我が家に戻るやいなや、出迎えた家主にこう言われたら、どれほどストレスが大きいか想像してみてほしい。「ああ、やっと帰ってきましたね。赤ちゃんを下ろす前に説明させてもらいますが、あなたには新しい家へ移ってもらいます。あなたがたの服や家具は全部処分しましたので、それじゃ!」。母ラットの気持ちが少しはわかっただろうか?

ストレスを受けた母ラットたちは、仔ラットを虐待した。仔ラットを床に落としたり踏みつけたりした。世話をしたり、なめたり、毛づくろいをしたりといった、母親らしい支援行動の時間は少なかった。そういう行動は仔ラットを落ち着かせ、長期的には神経のストレス反応を鎮めることにつながるのだが、かわいそうな仔ラットはつらさをわかってもらおうと鳴き声を張り上げるばかりだった。幼年期のこのような虐待的環境は、仔ラットの神経系の発達曲線に影を落とした。これらの仔ラットは、母親にふつうに育てられた仔ラットに比べて、警報反応をつかさどる扁桃体と呼ばれる脳組織のテロメアが長かった【18】。警報反応のスイッチがあまりに頻繁に入っていたせいか、扁桃体のテロメアが強く頑丈になっていた。丈夫な長いテロメアは、かならずしも幸せに育てられた証拠ではないのだ。

扁桃体と警報反応を抑制する前頭前野との結合が強いことは、感情の適切な調節にとってきわめて重要だ。残念ながら、虐待を受けた仔ラットは、前頭前野の一部でテロメアが短かった。苛酷なストレスを受けると扁桃体のニューロンが神経突起を延ばし、脳のほかの部分のニューロンとの結合を強めることはすでに知られている。前頭前野のニューロンでは逆の現象が起こりやすく、そのために前頭前野と扁桃体との結合は弱くなり、ラットはストレス反応のスイッチを容易には切れなくなる【19】。

母親の不在

親から顧みられないことも、テロメアに損傷を与える要因だ。メリーランド州ベセスダの米国国立衛生研究所のスティーヴ・スオーミは、過去四〇年にわたってアカゲザルの育児を研究している。その結果、生後すぐに母親から離されて仔ザルたちだけで飼育室で育てられると、仔ザルにはさまざまな問題が生じることがわかっている。仔ザルたちは、あまりじゃれ合わず、衝動的だったり攻撃的だったりし、ストレスにも敏感だった（そして、脳内セロトニン濃度が低かった）【20】。スオーミは、仔ザルたちのテロメアが著しく短縮しているかどうかも調べたいと考え、同僚とともに先ごろ、小規模な仔ザルのグループでこの研究を行う機会を得た。生まれたばかりの仔ザルを無作為に二分し、七か月のあいだ、いっぽうは母親が育て、もういっぽうは飼育室で育てた。四年後にテロメアを測定したところ、母親に育てられたサルのテロメアのほうがなんと二〇〇〇塩基対も長かった【21】。人間の場合、不利な状況下の子どものテロメアが短いのは、生まれた当初からの形質である可能性もあったが、サルのこの研究では、仔ザルが生まれたときに無作為に分けているため、テロメアの長さのちがいは、純粋に幼年期の体験に由来するものだった。幸いにも人間の場合は祖父母による世話など、のちの修正的な体験を通じて、親のいない仔ザルに起きた問題点のいくつかを修復できる可能性がある。

テロメアが健康で、感情を調節できる子どもに育てる

虐待された仔ラットや母親のいないサルの話には、気持ちが暗くなる。しかし、明るい側面もある。きちんと子育てをする母親に育てられたラットは、テロメアが健康だった。サルについても同様だ。もちろん、愛情のある子育ては人間の乳児や小児にとっても欠かせない。それは、子どもの適切な感情調節を発達させる助けになり、子どもは否定的な感情を味わっても、それに押しつぶされずにいられるようになる【22】。少し考えれば、感情調節に苦労している大人は、身近にいくらでも思い浮かぶはずだ。そういう人たちは、ほんの些細なきっかけで感情を爆発させる。たとえば、車の運転中にちょっとしたことで突然、逆上してしまう人だ。

その逆に、自分の感情の激しさが恐ろしくなって、気の合わない厄介な相手と苦労してつき合っていくより、いっそ関係を断ってしまおうと考える人たちもいるのではないだろうか？　そういう人たちは、厄介な感情をかきたてる可能性のあるすべてを遠ざけ、仕事や友だちづき合いであれ、家庭以外のいっさいの世界から身を引いてしまう。でも私たちはみな、自分の子どもにはもっと有効な対処方法を学んでほしいと願っている。

私たちは子どもたちを教え導くことができる。親や保育者は育児を通じて、子どもが小さなころから感情を調節する方法を教える。乳児が泣くと、親は気遣いを示すことで感情面の副操縦士の役を果たす。そして、自身の感情を理解するように子どもを導く。親は、乳児をあやしたり要求にこたえたりしながら、感情とは対処可能であることを、そして他者を信頼することを、子どもに教える。つらい状況もいつかは過ぎ去ることを、こうして子どもは学ぶ。

交通渋滞に腹を立てたり、感情が激しくなるとすぐベッドにもぐり込んでしまったりするすべての大人にとってはありがたいことに、子どもを手助けするためにかならずしも親自身の感情調節が完璧である必要はない。イギリスの偉大な小児科医である研究者D・W・ウィニコットの頼もしい言葉によれば、親は「まあまあ良い」程度でいい。思いやりや愛情、気分の安定、精神的健全さは必要だが、けっして完璧である必要はない。しかし、グループホームや孤児院で育てられている子どもたちは、十分に良好な子育てをされているとは言えず、ふつうの感情表現や感情調節を身につけるのに必要な気づかいを受けていない。そういう子どもたちは感情表現が鈍くなっている傾向があり、その傾向は生涯続く場合がある。

乳児に寄り添い、ぬくもりや慰めを与え、世話をするという心地良い行動は、子どもに驚くほどの生理的影響をおよぼす。そういうふうに育てられた子どもたちは、脳の判断をつかさどる部位である前頭前野を、扁桃体とその恐怖反応に対するブレーキとして使えるようになる。コルチゾールのレベルもうまく調節できるようになる。町のお祭りで登場するような電飾の光る回転遊具に乗せたり、「これから重要なテストをする」と告げたりしても、過剰に興奮したり心配したりしないようになる。ストレスホルモンの作用は本来、そういう精神状態をつくること、つまり人の心を奮い立たせることにある。乗り物が止まったり答案を書き終えたりすると、コルチゾールの分泌はおさまってくる。子どもたちは、大量のストレスホルモンの中をずっと泳ぎまわっているわけではないのだ。

愛情深く育てられた子どもは、オキシトシンの作用も享受できる。誰かを身近に感じると放出されるホルモン、オキシトシンはストレスを解消させるホルモンで、血圧を下げ、心地良い幸福感をもたらす【23】(子どもを母乳で育てる女性は、オキシトシンが大量に分泌されるのを強く実感できる)。残念ながら、親のそばにいることでストレスが緩和される効果は、青年期以降は弱まっていくようだ【24】。

少しの逆境はプラスに働くこともある

一般的に子ども時代の深刻な逆境には明るい側面はない。当時の苦しみ、のちの人生におけるうつ病や不安症のリスク増大、さらにはテロメアの短縮――。だが、子ども時代のほどほどの逆境は、健康にプラスに働く可能性がある。子ども時代に逆境をほんの数回経験した成人は、ストレスに対して健全な心血管反応をする。心臓は血液をより多く送り出し、ストレス状態に直面する準備を整える。つまりは強いチャレンジ反応をする。彼らはストレスによって興奮し、活気づくのだ。おそらく彼らは幼年期の経験から、障害は克服できるという自信を得ていたのだろう。いっぽう、逆境を一つも経験していない人たちには、もっとネガティブな反応が見られた。彼らは脅威を強く感じ、末梢動脈に血管収縮が多く見られた（極度に苛酷な逆境を経験していた人たちは、過度の脅威反応を示した）【25】。もちろん私たちは、子どもにちょっとした逆境経験をさせようと言っているのではなく、ちょっとした逆境経験はふつうだと指摘しているにすぎない。逆境経験は、「量がほどほどで、しかも、子どもが十分な手助けを得て対処にあたれるならば」、プラスに働くかもしれない。重要なのは、（子どもたちをすべての失望から守るよりも）ストレスに上手に対処する方法を教えてやることだ。ヘレン・ケラーの言葉どおり、「気楽で平穏な暮らしでは、人格は高まらない。試練と苦悩の体験を経てこそ、魂は強固になり、大望を抱いて成功をおさめられる」のだ。

傷つきやすい子どもの育て方

厳しい状況下で人生のスタートを切った子どもでも、より良く育ててあげれば、幼年期の虐待によるテロメアの損傷をいくらかでも癒やすことができる。デラウェア大学のメアリー・ドージアは、逆境下の子どもらの研究を続けている。不適切な住環境、親によるネグレクト、家庭内暴力の目撃や経験、親の薬物乱用、両親の諍《いさか》いなどを経験した子どもたちが対象になった。研究チームはそうした子どもたちのテロメアが短いことを発見した。ただし親が、思いやり深い対応を迅速に見せた場合はかならずしもテロメアは短くなかった【26】。思いやり深い対応とはどういうことかを理解してもらうため、ここで短いクイズを出そう。

1 よちよち歩きの息子が、頭をコーヒーテーブルにゴツンとぶつけ、今にも泣き出しそうにあなたを見ている。あなたは、なんと言うだろうか？

- 「あらあら、大丈夫？　抱っこしてあげようか？」
- 「大丈夫よ。ほら、立って」
- 「そんなにテーブルの近くにいちゃだめ。もっと離れなさい」
- 何も言葉をかけず、子どもがほかのことに気を向けるのをひたすら待つ。

2 学校から帰ってきた娘が、親友から絶交されたと言った。あなたは、何と言うだろうか？

■「かわいそうに。話を聞こうか？」
■「そのうちに、たくさん友だちができるわよ。心配ないわ」
■「絶交されるなんて、いったい何をしたの？」
■「自転車で一回りしてきたら？」

これらの答えはすべて、理にかなっているように聞こえるし、個々の状況によっては、どの答えも妥当かもしれない。しかし、トラウマを経験した子どもに対する正しい反応は、この中に一つしかない。どちらのケースも最初の答えが正しい反応だ。ふつうの状況下なら、「ちょっとぶつかったりすり傷をこしらえたりしたぐらいでは騒がない」と教えるのが適切な場合もある。だが、逆境に苦しんだ経験のある子どもの場合は別だ。そういう子は、感情の調節が往々にして不得手だ。その場合、親はまだ感情面の副操縦士でいるべきだろう。つまり、親は子どもの悩みに気づき、悩みの軽減を助ける存在なのだと知らせ、子どもを安心させてやる必要があるのだ。一度ではうまくいかず、何度も何度も繰り返す必要があるかもしれない。時間はかかるが、いつか子どもたちは、より順応性の高いやり方で問題に対処できるようになる。そして、大きくなったころ、自分から悩み事の相談を親にもちかけるようになるだろう。

ドージアは、「愛着と生物行動学的挽回（ＡＢＣ）」と呼ばれるプログラムを開発し、危険な状態にある子どもたちの親に、適切な反応のしかたを指導している。あるグループの中に、他国の子どもを養子に迎えようとしているアメリカ人の親たちがいた。育児能力に欠けた人々ではなかった。思いやりがあり、献身的でもあった。しかし、彼らが養子にしようとしている子どもたちは、グループホームで暮らしてきて感情調節がうまくできず、テロメアにおそらく損傷があり、子ども時代の逆境にともなう問題点をすべてもっている可能性が、統計的に見て非常に高かった。ABCプログラムのあいだ、親は子どものペースに合わせるよう指導された。たとえば、子どもがスプーンでボウルを叩いて遊び始めると、親は、「スプーンは、プディングをかきまぜるためのものよ」とか「いったい何回叩くつもり?」と言いたくなるかもしれない。しかし、そういう反応は親の思惑を反映しているのであって、子どもの思惑は反映していない。このプログラムでは、親は子どもの遊びに加わるか、子どものしていることに対して「スプーンとボウルで音が出せるね!」などとコメントするようすすめられる。親とのこうした円滑なやりとりは、危険な状態にある子どもが感情調節を学ぶ助けになる。

単純な介入ではあるが、効果は絶大だ。ドージアは、児童保護局にネグレクトで通報された親たちにもABCプログラムを指導した。プログラムが始まる前は、子どもたちのコルチゾール反応は鈍化していて、支障があった。これは、反応過多による副腎疲労の特徴だ。親がこの短いプログラムを終了したあと、子どもたちのコルチゾール反応は、かなりふつうに近くなっていた。つまり、朝はコルチゾール濃度が上昇し(一日の活動の備えができたという健康的で良好な兆候だ)、その後はコルチゾールの値は次第に低下するようになったのだ。この効果は一時的なものではなく、何年にもわたって続いた【27】。

ストレスに敏感な子どものテロメア

ローズは扱いにくい赤ん坊だったかという問いに、彼女の両親はほほえむ。「ローズは三年間ずっと、乳児疝《せん》痛《つう》でした」。両親は「三」という数字を強調し、笑いながらそう答える。乳児疝痛の赤ん坊は、三時間以上ノンストップで泣き続ける。週に三日以上、そうした状態が起きる。症状は一般的には生後二週間ごろに始まり、通常は生後六週間ごろにピークを迎える。ローズにはたしかに、乳児疝痛らしい症状があった。生後間もないローズは、乳を飲み、少し昼寝をし、五分ほどは穏やかな時間を過ごし……そして、また大声で泣きだしたものだ。名前とはうらはらに、ローズは物静かな「バラ」どころではなかった。泣き叫ぶ彼女をなだめようと、両親は散歩に連れていき、近所を歩きまわったが、結局はいつも、年配の女性たちが大声で叫びながら駆け寄ってくるのがおちだった。「どこか具合が悪いにちがいないわ！　健康な赤ちゃんは、こんなふうに泣かないものよ！」

具合はどこも悪くなかった。ローズは清潔で栄養状態は良く、寒い思いもせずに大切にされていた。ただ、あまりにも敏感すぎた。すぐに泣き出すいっぽうで、なかなか落ち着いて眠ったり静かにしていたりはしなかった。そこで、「ローズの乳児疝痛は何年も続いた」という両親のジョークが生まれた。冷蔵庫のモーター音のような小さな音もローズを悩ませた。初めて会う人に抱き上げられると金切り声を上げ、身をよじって相手の腕から逃れようとした。年齢が進むと、タグのついている服は着ようとしなかった。むずがゆくてたまらなかったからだ。プロのカメラマンによる撮影会に家族で参加したときも、ローズはフラッシュのまぶしさに目を覆った。日常生活のルーティンに変更が生じると動揺した。

ローズが敏感なのは両親の育て方のせいだったのだろうか？　要求に甘すぎたのだろうか？　折れずに言い聞かせて、しつけるべきだったのだろうか？　たとえば、両親がせっかく選んだ服は、むずがゆくてもなんでも着るようにと。答えの糸口は、気質にある。気質とは、もって生まれた一連の性格特性で、建物の下に深く埋め込まれたコンクリートの土台のようなものだ。しっかり支えてもくれるいっぽうで、何らかの形で、特に「地震」のときには、私たちを傾かせたり揺らしたりもする。私たちは自分の気質を認識してその扱い方を学ぶことはできるが、自分の土台を本当には変えられない。気質は、生物学的に決定されている。

気質の一つの面に、ストレスに対する感受性がある。ストレスに敏感な子どもは「浸透性」が高い。すなわち、良くも悪くも、環境は彼らにあたっても跳ね返らず、浸透する。彼らは光や音や物理的刺激に対するストレス反応が強い。たとえば週末が終わってまた学校へ行くというような変化に激しく動揺し（「月曜効果」）、祖父母の家で一晩過ごすというような新しい状況にも動揺する。環境の変化に対しては、それが、ほかの子どもなら気づきもしないような小さな変化であっても、反応が増幅してしまう。腹を立てたり攻撃的になったりする子どももいれば、感情を内に秘めて、物静かな印象や不機嫌な印象を与える子どももいる。感情を内に秘める子どもは、テロメアが短い傾向にある【28】。しかし、多動をともなう注意欠陥障害や反抗挑戦性障害のように障害が行動に激しくあらわれたりする子どもたちも、テロメアはやはり短い【29】。

発達小児科医のトム・ボイスは、小学校の一年にあがる幼稚園児たちを研究した。ストレスに敏感な子どもにとっては、つらい時期だ。研究チームは子どもたちにセンサーを取り付け、怖いビデオを見せたり、舌にレモンの汁を数滴たらしたり、そして、（もちろん）記憶力のテストをさせたりして、無害だが多少はストレスのある状況に対する生理的反応を測定した。ほとんどの子どもたちはストレスの兆候を示す程度だった。しかし、数人の子どもたちはストレスへの反応が、ホルモン系と自律神経系の双方で最大限に達した。身体も脳も、部屋が火事だと思っているかのような反応だった。そしてストレス反応が大きいほど、テロメアは短い傾向にあった【30】。

あなたの子どもは「蘭《らん》」だろうか？

ストレスに鋭敏に生まれついた人々は、くじ引きで不運にも短いストローを、というかこのケースでは短いテロメアを引いてしまったように見える。痛ましいことだと思う。しかし、実際にはボイスたちの研究によると、ストレスに敏感な人々も、ある環境では元気に過ごしている。さほどストレスに敏感でない人々よりも元気な場合さえある。

ボイスの多くの研究によれば、ストレスに特に敏感な子どもたちは、大勢の生徒でごったがえしている大教室や苛酷な家庭環境では調子が良くないが、思いやりをもって育ててくれる大人がいる教室や家庭では、実際、ふつうの子どもよりも元気に過ごしている。ほかの子どもたちに比べて、風邪やインフルエンザにかかることも少なければ、うつ病や不安症の兆候も少なく、怪我をすることさえ少ない【31】。

ボイスは、ストレスに敏感なこういう子どもたちを「蘭」と呼んでいる。思いやりを込めて適切な世話をしなければ、蘭は花を咲かせない。しかし、温室という最適な状況下に置けば、この上なく美しい花を咲かせる。約二〇パーセントの子どもたちは、蘭のような気質をもっている。繰り返すが、気質は親がつくるものではない。蘭の種は、生まれるずっと前に蒔かれている。

これらの「種」を理解するには、蘭のような子どもたちの遺伝子上の特徴を分析すればよい。ドーパミンやセロトニンのような、気分調整をつかさどる神経伝達物質にかかわる遺伝子変異が多い子どもたちは（そして成人も）、ストレスに敏感な傾向にある。彼らは「蘭」なのだ。遺伝的にストレスに鋭敏なこうした人々は、支援的介入から多くを得て元気になりやすい【32】。逆境に対するテロメアの反応にこの遺伝子の特徴がどう影響するかを調べるため、四〇人の少年を対象に小規模な予備研究が行われた。被験者の半数は安定した境遇の少年たちで、あとの半数は、貧困、ネグレクト、変化の絶えない家族構成といった苛酷な社会環境に置かれている。苛酷な環境にさらされている少年らのテロメアは短かったが、ストレス感受性の高い遺伝子をもつ少年たちに特にその傾向は顕著だった。これは明らかに、高い浸透性がもたらす不利益であり、高い浸透性と苛酷な状況があいまって深い傷をもたらすことになる。だが、その少年たちには対照的な面もあった。安定した環境で暮らすとテロメアは短縮しなかったばかりでなく、遺伝子変異のない少年らのテロメアよりも長くて健康だったのだ。これが、高い浸透性の長所だ。この予備研究は、協力的環境においては高い感受性と浸透性が利点になる場合があることを示唆している【33】。

これは人格研究におけるきわめて興味深い事例であり、ストレス分野でもっとも注目を集めている論題の一つでもある。高い感受性は、特性として良いとも悪いとも言えない。配られたカードの一枚というだけだ。そのカードをしっかり識別し、自分の持ち札の使い方を知ることがもっとも重要だ。蘭のような子どもたちは周囲の温かさややさしい諭し方や一定した日課からは良い影響を得るが、置かれた状況が変わるときには周囲の助力や忍耐が必要になる。ストレス反応の強い彼らには、チャレンジ反応を学ぶことが役に立つ。思考の認識やマインドフルな呼吸のテクニックなどを教えれば、強いストレス反応と自分自身(の思考)とのあいだに距離を置き、自分で自分を落ち着かせられるようになる。

テロメアの健康な一〇代に育てる

親：「あなたの机の上にある山の下から、今日、これを見つけたの。歴史のレポートの宿題だと思うけれど、ちがうかしら？」
子（ティーンエイジ）：「さあ」
親：「明日まででしょ。まだ何にもやってなかったの？」
子：「さあ」
親：「質問にちゃんと答えなさい！　もう一回、最初から言うわ。これは、明日までに出す歴史のレポートの宿題なのか、そうじゃないのか、どっち？」
子：「どうだっていいでしょ！　あたしくらいのころに楽しいことが何もなかったからって、ねたまないでよ。楽しみ方も知らなかったのね！」
親：「そこまで言うなら外出禁止。金曜の夜は家にいるのよ」
子（怒鳴り声で）：「もう、消えてよ！」
親（怒鳴り返して）：「追加で、土曜日も一日中！」

今まで子どもたちについて話を進めてきたが、それは主に幼年期の子どもたちについてだった。一〇代の子どもの場合はどうだろうか？（宿題などの）問題点が提起されて口論になり、未解決に終わるという右記のようなケースは、よくあることだ。解決を見ないこのような口論の結果、ティーンエイジの子どもの心は怒りがあふれた状態になる。「ストレスのスープ」と呼ばれる生理的反応に怒りがどう作用するのか、心理学者は知っている。怒りはストレスのスープをぐらぐらと煮立たせてしまうのだ。怒りはテロメアを短縮させることもあるが、幸いにも、子育てのやり方を変えればそれは取り返すことができる。

ジョージア大学の家族研究家、ジーン・ブロディは、一〇代の子どもを親がどう支えるべきか、どうすれば親の支援を強化できるかを明らかにしている。ブロディは、アメリカ南部の貧しい田舎に住むアフリカ系アメリカ人のティーンエイジャーの一グループに追跡的な調査を行った。その地域は、高校を卒業しても満足できる勤め口はおろか、勤め口自体が数少なく、若者の自立を支援する組織も少ない。同地は、若者のアルコール摂取が非常に多い一帯でもある。ブロディはそうした若者に精神的支援や就職のアドバイスを与える独自のプログラムをつくり、参加者を募った。講師らは人種差別の対処法も子どもたちに指導する。プログラムには親も参加し、たとえば「ドラッグやアルコールを摂取してはいけない」と子どもに明確に言い聞かせるよう指導される。講習は六回行われ、親子は別々のグループでスキルを学んでから、最後にスキルを一緒に実践する。参加を募った子どもの半数（対照群）は、講習を受けなかった。五年後にブロディは、被験者のテロメアを測定した。第一に、たとえば口論が絶えず、精神的な支えを欠いた家庭で育つなど、非協力的な育児をされた参加者の五年後のテロメアは短くなっており、薬物摂取をしているケースも多かった。しかし、そうした中でも、協力的介入を受けた子どもたちは対照群の子どもたちに比べてテロメアが長いことがわかった（図28を参照）。これは、怒りの程度が弱いことが一因と言えるかもしれない【34】。

ブロディの研究は、ごくかぎられた境遇やかぎられた所得水準の子どもを対象にしたものだった。しかし、彼の研究結果は、私たちすべてに思考の材料を与えてくれる。住んでいる場所や貧富の程度にかかわらず、すべての子どもたちの脳と身体は、青年期に非常に大きな変化を経験する。一〇代の子どもは、しばらくは荒れたジグザグ道をたどるのがふつうだ。これは主に、一〇代の脳は危険の受けとめ方が独特であることに由来する。彼らは脅威をスリルととらえる傾向があり、危険を冒すことに快感を覚える【36】。そういう子どもたちの行動は当然ながら、年をとった周囲の人々には、ぞっとするように感じられる。親は心配で夜も眠れず思い巡らし、心配のあまり、激しい親子喧嘩が勃発することもある。避けられない衝突は、いくつかあるだろう。しかし、衝突が絶えなかったり、緊張関係が家庭内の雰囲気を悪化させたりすると、子どもは荒れて反抗的になる場合がある。自分の感情を押し隠すタイプの子どもなら、うつ病や不安症になる可能性がある。本章末のリニューアル・ラボでは、過敏で気難しい一〇代の子どもに寄り添うための提案をいくつか紹介している。

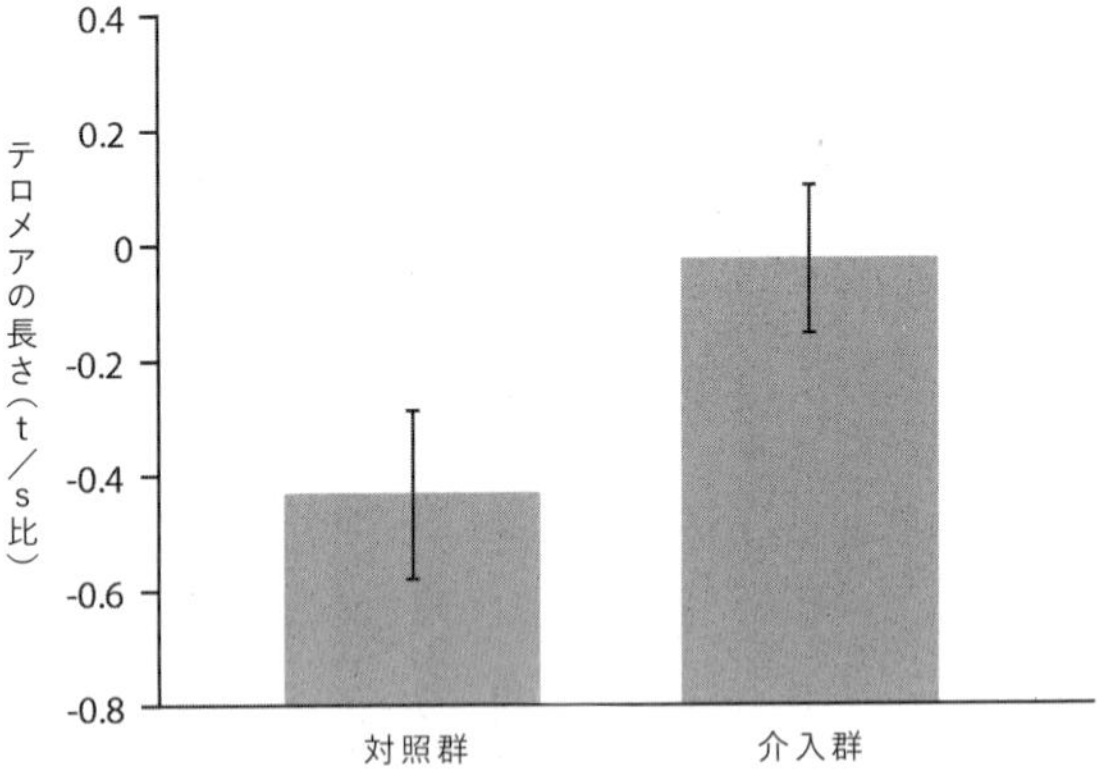

図28　家族の回復力とテロメア
非協力的な度合いが高い親をもつティーンズの中で、協力的介入を受けた家庭の子どもたちは受けていない子どもたちに比べて、5年後にはテロメアがかなり長かった（これは、社会的地位、ストレスの多い出来事、喫煙、アルコール摂取、BMIなどの要素を調整したあとの結果である）【35】。

逆境による子どものテロメアの損傷を癒やす方法について、ここまで論じてきた。早期介入、支援、感情の寄り添いは、危険な状態にある子どもたちを守る緩衝材になりうる。しかし、あなた自身も幼年期に長いあいだ大きなストレスを抱えていたかもしれない。もしも、あなたが危険な地域や虐待のある家庭で育っていたり、家族が食糧や住まいを得るのにも苦労していたりしたならば、あなたのテロメアは、いくらか損傷を受けたかもしれない。本書をきっかけに、今からは自分のテロメアを大切にしてほしい。食べ物に慰めを求めるといったこれまでのやり方をまず見直そう。成人であるからには、自分の身に起こることは子どものころよりもうまく管理できる。そして今のあなたは、放置してきたテロメアの塩基対を守る方法も知っているはずだ。特に、ストレス反応を鎮めるのに役立つ方法を活用するとよい。ストレス反応が軽減すればテロメアを守れるし、ほかにも良い点がある。人生をともにする子どもに対して（そしてほかの大切な人たちに対しても）、もっと温和でたくましくいられるだろう。

テロメアの心得

- 子ども時代の深刻なトラウマと、テロメアの短縮には相関性がある。大人になってもそうしたトラウマは、不健康な行動や人間関係の困難という形で影響をおよぼし、テロメアを短縮し続ける場合がある。ただ、もしあなたが子どものころ苛酷な出来事を経験したとしても、今、何かの手段を講じれば、過去のトラウマが健康およびテロメアに悪影響をもたらすのを和らげることができる。
- 子ども時代の逆境は害になる場合があるが、ストレスが適量で、かつ、子どもが十分な支えを得られるならば、それは健康にプラスに働く場合もある。

■親は、子どもの感情に寄り添って温かい子育てをすることで、子どものテロメアを支えられる。親のこうした鋭敏な反応は、トラウマを経験した子どもや繊細な「蘭」の気質をもって生まれた子どもにとって、特に重要だ。

リニューアル・ラボ

大量散漫兵器

前述のABCプログラムは、子どもに対して鈍い反応をしないよう、親を指導する。たとえば、私たちのほぼ全員が身に覚えのあること、つまり、注意散漫な態度などだ。子どもの境遇や気質がどうであれ、私たちがスマートフォンなど何かの画面とつながっている状態は、子どもとつながっていないことを意味する。そして、注意散漫になるのは、思う以上に簡単だ。携帯電話が近くのテーブルに置いてあると、話をしていても会話は表面的になるし、注意が分散される【37】。デジタル会話は、十分な感情移入や結びつきの機会をせばめている。文筆家のピコ・アイヤーが、スマートフォンを「大量散漫兵器」と呼ぶのも、もっともだ。

このリニューアル・ラボでは暮らしの中で、液晶画面に妨害されずに子どもとかかわることを提案したい。試しに二〇分のあいだスマートフォンやタブレット端末から離れて、子どもと話をしたり、ゲームをしたり、ただ一緒にいることを楽しんだりしてみてほしい。同様に、子どもがスクリーンに向かう時間も制限する。これを計画的に行う。親子のそういう時間に特定の呼び名をつけると、強制力が増して効果が高まる場合もある。子どもは、画面のお供なしで車に乗ったり食事をしたりすることに抵抗するかもしれないが、内心では歓迎もするかもしれない。スクリーン・フリーを厳守する時間をいくつか決めるとよい。たとえば、食事の時間、車での学校の送り迎えの時間、外出から帰宅した直後の三〇分（その時間は、親子のコミュニケーションに意識を集中する）などだ。こうした時間をもつことが明確なルールになれば、手間のかかる交渉を毎日せずにすむ。

子どもに波長を合わせる

傷つきやすい子どもたちには、周囲が鋭敏に反応してあげることと、親が感情に寄り添ってあげることが必要だ。子どもの感情に波長を合わせることで、子どもの欲求不満をいくらかなだめられる。宿題というよくあるストレス要因を例にとろう。子どもは宿題そのものも面倒なうえに、手伝おうとする親にもイライラする場合がある。『しあわせ育児の脳科学』（森内薫訳、早川書房）の共著者で、『ブレインストーム（*Brainstorm*）』の著者、ダニエル・シーゲルは、波のうねりのように子どもの感情が昂っているときの寄り添い方を特に提案している。親は子どもの感情を認識し、共感して初めて、子どもが宿題（あるいは、ストレスの多い何かほかの活動）を終わらせる手助けができるとシーゲルは説明する。

今度子どもがストレスを抱えているときは、たとえば「イライラしているみたいだね」というような、子どもの感情を認識する言い方をしてみよう。子どもが自分の感情に気づく手助けをするのもよい。感情に名前をつけて出来事のいきさつを整理すると、昂った感情が鎮まってくるからだ。シーゲルは、この方法を「名づけて、飼いならす」と呼ぶ。「それは大変だったね。どんな気持ちだった？　今はもう平気？」などと言ってもよい。子どもに理性的に考えてほしければ、まずは感情面から共感をもって子どもと接しなければならない【38】。シーゲルは、これを「まず接続、それから方向転換」と呼んでいる。

敏感なティーンエイジに過剰反応しない

ティーンエイジの子どもの脳は感情的で、スリルを求める。親はそれにつられて、口論をエスカレートさせてはいけない。彼らが食ってかかってきたら、反射的な行動、すなわち、反作用以外にも選択肢はある。親が参加しなければ、口論はエスカレートのしようがない。小休止をしたい、ちょっとのあいだ、一人になりたいと言ってみるのも、ときには役に立つ。頭を一瞬冷やしてくれれば子どもの（そしてあなたの）感情が鎮まる可能性は高く、親子ともに頭脳を働かせて会話が再開できる。

かっとなったときには、「青年期の若者は、外見は大人でも内面はまだ子どもなのだ」と、自分に言い聞かせるとよい。彼ら子どもにとっては、親という存在は明晰で安定していなくてはならない。そして、子どもの興奮状態に巻き込まれない存在でなくてはならない。その場で大人の脳をもっているのはあなただけであり、冷静さを保ち、口論をエスカレートさせない能力があなたにはあることを、自覚してほしい。そしてまた、穏やかな時間には、子どもに興味をもってほしい。ああしろこうしろと言うかわりに、いろいろ質問をしてみよう。

深い愛着の手本になる

パートナーとの愛情あふれる関係は、大切であるばかりでなく、より良い育児にも役立つ。両親の毎日の交流に子どもがどう反応するか、三か月にわたって調べた研究がある。両親の交流に子どもがどのくらい感情面で共鳴しているか、どのくらい模範としているか、などが調査された。両親がおたがいに愛情を示し合い、子どもがプラスの感情を抱いている場合、子どものテロメアは長い傾向にあった。反対に、両親の仲が悪く、子どもがマイナスの感情を抱くと、子どものテロメアは短い傾向にあった【39】。感情には浸透性があり、感受性の強い子どもは特に感情が浸透しやすいことを忘れてはいけない。温かな家庭環境をつくり、愛情を示すように心がけてほしい。これは、怒りの感情が昂っているときには実践が難しい。だが、あなたがパートナーに対する愛情を示せば、あなたの子どもの健康も（おそらくは子どものテロメアの健康も）増進しているかもしれない。

まとめ　相互のつながりに気づく：私たちの細胞の遺産

「人間は、われわれが「宇宙」と呼んでいる全体の一部、すなわち、時間と空間を限定された一部分である。人間は、ほかの部分から切り離された存在として自己を体験し、思考や感情を体験する。これは、意識の錯視の一種だ。この錯覚は牢獄のようなものであり、われわれを個人的欲求と身近な少数の人々への愛情の範囲に閉じ込める。われわれがなすべきは、慈しみの輪を広げることによって、この牢獄から自分を解き放ち、生き物すべてと美しい自然全体を抱きしめることだ。これが完璧にできる人はいないが、それに向かって努力すること自体が、この牢獄から人間を解放し、内なる安定を得るための基礎をつくる」

――一九七二年三月二九日、『ニューヨークタイムズ』紙に掲載されたアインシュタインの手紙より

健康で幸せに長生きすること、それが私たちの願いだ。ライフスタイルや精神面の健康、そして環境はみな、肉体面の健康に重大な貢献をする。これは特に新しい知見ではない。新しいのは、これらの要因の中にテロメアが含まれることと、テロメアの寄与の量が明らかに大きいとわかったことだ。これらの影響が世代を超えて伝わるという事実は、テロメアのメッセージをより緊急なものにしてい

る。私たちの遺伝子は、コンピュータのハードウェアのようなものだ。それを変えることはできない。いっぽう私たちのエピゲノム（テロメアはその一部だ）はソフトウェアのようなもので、プログラミングを必要としている。私たちは、エピゲノムのプログラマーなのだ。その変化をつかさどる化学的サインを、私たちはある程度だが、コントロールすることができる。私たちのテロメアは、そのときどきの環境に反応し、耳を傾け、調節する。私たちとテロメアはともに、プログラミング・コードを向上させることができるのだ。

本書のこれまでのページには、何百という研究をもとにした、あなたの大切なテロメアを守る最良の方法が盛り込まれている。テロメアがいかに心の状態に影響されるか、そして行動習慣や睡眠の質と長さ、口にする食べ物にいかに影響を受けるかがおわかりいただけただろう。テロメアは、あなたの心身の外の世界からも影響を受ける。安心感を生む地域環境や人間関係は、あなたのテロメアを健康にしうるのだ。

テロメアは人間とはちがって、自分で判断を下さない。事実に即し、公正である。環境に対するテロメアの反応は、塩基対の数のレベルまで定量化できる。そのおかげでテロメアは、私たちの内部および外部の環境が健康におよぼす影響を測る理想的指標となっている。テロメアの言わんとすることに私たちが耳を傾ければ、細胞の早期老化を防いで健康寿命を延ばす手掛かりがわかるはずだ。しかし結局のところ、健康寿命の話とは、美しい暮らしや世界とはどういうものかという話でもある。あなたのテロメアにとって良いことは、あなたの子どもたちや地域社会、さらには世界中の人々にとっても良いことなのだ。

テロメアは警鐘を鳴らしている

テロメアは私たちにさまざまなことを教えてくれる。苛酷なストレスや逆境は人生の非常に早い時期から大人になったあとまで私たちに影響し、まだ幼いうちから慢性疾患の早期発症リスクの高い人生をスタートさせてしまう。特に子どものころに経験した暴力やトラウマ、虐待、社会経済的困窮などのストレスは、大人になってからのテロメア短縮に相関性が認められている。テロメアの損傷は、子どもの誕生前にすでに始まる可能性がある。母親が受ける強いストレスは、発育中の胎児にテロメア短縮という形で伝わる場合があるからだ。

ストレスが人生初期の段階でテロメアに刻み込む痕跡は、一種の警報ベルだ。私たちは「**社会レベルでのストレス軽減**」という語句を新たに公衆衛生用語に加えるよう、政策担当者に提唱したいほどだ。運動やヨガの講習会を増やせと言っているのではない。たしかにそういう講習会は多くの人に役立ってはいるが、ここで言いたいのはそういう話ではなく、多くの人が至るところで直面する社会環境面や経済面の慢性ストレスを軽減させる、幅広い社会政策のことだ。

暴力やトラウマ、虐待、精神疾患などの最悪なストレス要因は、ある驚くべき要素と関係している。その要素とは、地域における所得格差レベルだ。たとえば、富裕層と貧困層の所得格差が大きい国々では全体の健康状況が悪く、暴力が蔓延している。図29からわかるように、そういう国々は、うつ病や不安症、統合失調症の発症率も高い【1】。

かなりの数の研究が、この関連性を論証している。しかも、所得格差によって悪影響を受けるのは貧しい人々だけではない。こうした階層社会のすべての人が、心身の健康を損なうリスクが高く、そのうえ、社会が不平等であるほど、子どもたちの健康状態は悪化する。アメリカの富裕な州と貧困な州のあいだにも同様の結果が見られる。アメリカでは、上位三パーセントの富裕層が富の五〇パーセントを所有するほど格差が広がり続けている【3】(富裕国の中でアメリカの格差が最大であるのも不思議ではない)。顕著なところでは、すべての国の中で所得格差が最小のスウェーデンは、子どもたちも含めて健康状況ももっとも良好である。しかし同時に、スウェーデンは、最近格差が急速に広がった結果、子どもたちの健康状態も低下してきている国の一つだ(税制と社会保障給付制度の再分配効果の低下が原因だ)【4】。

年をとったときに、テロメアが健康で長くて安定しているか、あるいは、

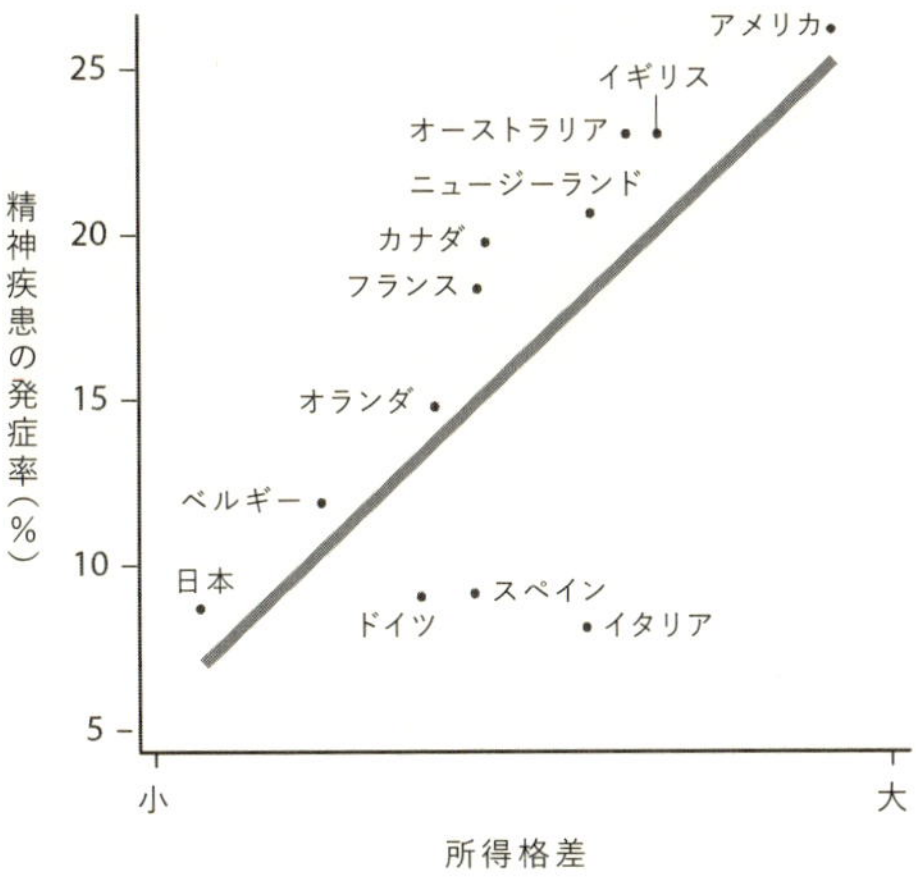

図29　所得格差とメンタルヘルス
地域や国における所得格差は、信用に欠ける行いや暴力の多発、薬物乱用などの悪い行為に、そして体であれ心であれあらゆる不健康に相関性があることが、多くの研究結果から示されている。ケイト・ピケットとリチャード・ウィルキンソンは、大量の研究結果をまとめ、所得格差とメンタルヘルスとの関連をグラフにあらわした。このデータセットでは、日本がもっとも格差が小さく、精神疾患の発症率も低いいっぽうで、アメリカはそのどちらも他国を上回っている【2】。

老化した細胞の短いテロメアが残っているだけか、その差の一因は所得格差だと私たちは信じている。所得格差は、過度な社会的ストレス、競争のストレス、深刻な社会問題の代表例で、富裕層と貧困層の双方に、早くから始まりかつ長きにわたる疾患期間をもたらす。社会レベルでのストレス軽減に不可欠なのは、所得格差の解消だ。人と人がたがいにどのようにつながっているかを理解することは、格差解消を推進するエネルギーになる。

あらゆるレベルでの相互のつながり

私たちはマクロからミクロまでの、つまり、社会レベルから細胞レベルまでのあらゆる層で、ほかの人間とも全生物ともつながっている。私たちはみな、他から切り離され、それぞれが一人で歩んでいるように感じるが、それは錯覚だ。実際には私たちはみな、心身ともに、私たちが把握しきれないほど多くのものを共有している。人間同士、および、人間と自然は、驚くほど深くつながり合っているのだ。

私たちは体や細胞の内部で、ほかの生物たちとつながっている。人間の体は真核細胞からできている。人類が誕生するずっと以前、今から約一五億年前に、真核細胞の祖先細胞が原核細胞である細菌性生物をのみ込み、両者は一つの細胞として依存し合い、共生したと考えられている。今、私たちの細胞の中で生きているミトコンドリアは、その相互依存の名残である。私たちは、ほかの生物たちと共生している生き物なのだ。

人間は体の内部に、外部の世界の一部を共有し、それをもち歩いている。人間の体重のうちのおよそ九〇〇グラムから一三〇〇グラムは、ほかの生き物、すなわち、微生物だ。それらはさまざまな微生物の複合集団を形成して、人間の腸の中や皮膚の上で生きている。それらは人間にとって不倶戴天の敵であるどころか、身体のバランスを保つ有益な存在だ。こうした微生物の集団がなければ、人間の免疫力は弱く、発達不十分な状態になる。微生物集団のバランスが崩れると、脳に信号が送られ、私たちはうつ状態になる。その逆も起きる。人間がうつ状態やストレス状態のときは、それが体の微生物集団に影響を与え、微生物集団のバランスを崩したり、ミトコンドリアに損傷を与えたりする場合もある【5】。

人間同士のつながりは、テクノロジーをはじめ、金融市場やメディア、社会集団などによってますます広がりつつある。つねに社会的文化の中に嵌め込まれている私たちの思考や感情は、その時点での社会環境や物理的環境から大きな影響を受ける【6】。自分がどのように支えられ、つながっているのかを知ることは、私たちの健康にとって重要だ。その点は昔からずっと変わらないが、今は相互のつながりがこれまで以上に幅広く、密接になりつつある。近い将来、地球規模のブロードバンド・ネットワークが世界を一つにまとめ、地球上の誰もがインターネットを通じて、手軽につながり合える時代が来る。昨年は一日あたり、世界中の七人に一人がフェイスブックにログインしていた【7】。こうして相互のつながりが進むことで、重要な問題を巡って団結する機会がさらに広がる。

私たちは、物理的にも同じ環境を共有している。地球の片側の環境汚染は、風に吹かれて、あるいは海を漂って、地球の反対側に到達する。地球全体が温暖化し、みながその影響を受けている。これもまた、私たちがつながっていることを示す証拠であり、すぐに行動を改めるのがいかに重要であるかを物語る。

最後に、世代から世代へのつながりがある。私たちはすでに、テロメアが世代を通じて伝えられることを知っている。恵まれない状況の人々は、知らず知らずにその恵まれない状況を次世代に伝えてしまう。経済的・社会的な面だけでなく、テロメアの短縮をはじめとする疫学的な面からも、負の財産が次代に受け渡される。テロメアは、私たちから未来社会へと送られるメッセージでもあるのだ。困ったことに、このままでは子どもたちは蔓延する有害なストレスにさらされ、テロメアの短縮や早すぎる細胞老化を経験することになる。J・F・ケネディが注意を喚起したとおり、「子どもたちは、私たちがまだ見ぬ時代に向けて送る、生きたメッセージ」だ。私たちはそのメッセージの中に、慢性疾患の早期発症を加えたくはない。だからこそ、人間が生まれもった思いやりの気持ちを今一度思い起こすことが、とても大切だ。私たちはメッセージを書き直さねばならない。

生きたメッセージ

テロメアに関する研究は、今すぐ行動を起こすべきだという呼びかけへと発展してきた。それによれば、社会的ストレスは、特に子どもに影響がおよぶと、個人的、物理的、社会的、経済的などあらゆる点で、急激にダメージを増やしていく。この呼びかけに応じるにはまず、あなた自身を大切にしてほしい。

呼びかけはそこで終わらない。自分のテロメアの守り方を知ったあなたに、友人として挑戦状を送りたい。これからの元気な何十年もの年月を、あなたはどう使いたいだろうか？　健康寿命が長ければ、生き生きとしたエネルギッシュな暮らしが持続でき、その活力は外の世界へと波及し、ほかの人々の健康と幸福増進のための環境づくりに費やす時間がもてる。

もちろんストレスや逆境を取り除くことはできないが、もっとも傷つきやすい世代にのしかかる大きな困難をいくらか軽減する方法はある。本書では、何人かの人生のつらい側面を語ってきたが、それは彼らの人生の一面にすぎない。テロメアに遺伝的障害のある女性、ロビン・ウイラスは、テロメア障害に関する初めての臨床治療ハンドブックを執筆する最良のテロメア研究者を募る手助けをしたが、彼女のように人々の苦痛を和らげることに助力している人たちもいる。医学研究者のピーターは過食脳と闘いながら、医療の行き届いていない人々に医療を施すために世界中を巡り、目標をもって貢献の日々を送っている。ルイジアナの人種差別的なコミュニティで育ったティム・パリッシュは、この困難なテーマについて話をしたり文章を書いたりし、自分自身の快適さを犠牲にして、人々が偏見に効果的に向き合う手助けをしている。

あなたの細胞の遺産とは何だろうか？　私たちそれぞれが遺産を伝える機会にはかぎりがある。あなたの体が、個別であると同時に依存し合う細胞の共同体であるように、私たちの世界は、相互に依存し合う人々の共同体だ。自分で気づいているかどうかは別にして、私たちみなが世界に影響を与えている。社会レベルでのストレス削減政策のような大きな変化は不可欠だが、いっぽうで、小さな変化も重要だ。ほかの人々との交流のしかたは、私たちの感情や信頼感に大きな影響をおよぼすからだ。「日々、私たちにはそれぞれ、ほかの人の人生にプラスの影響を与えるチャンスがある」のだ。

テロメアにまつわる事柄は、人類全体の健康を増進させようという私たちの決意を奮い立たせてくれる。自分たちの地域社会と共有環境を変える手助けは、人々に生き生きとした使命感と目的意識をもたらしてくれる。そして、それらの意識自体が、テロメアをよりよく維持してくれるかもしれない。

社会における健康を理解するための新たな基盤は、「私」ではなく「私たち」である。健康な老いの意味を問い直すことは、白髪を受け入れたり、精神的な健康に重きを置いたりすることだけではない。ほかの人々とのつながりや、安全で信頼し合える地域社会を築くことも大切だ。テロメアの研究は、私たち個人の健康にとって健全な社会がいかに重要かを分子レベルで証明している。私たちには今、社会をより健全にするために行う介入を、指標化して測定する手段がある。さっそくそれを始めようではないか。

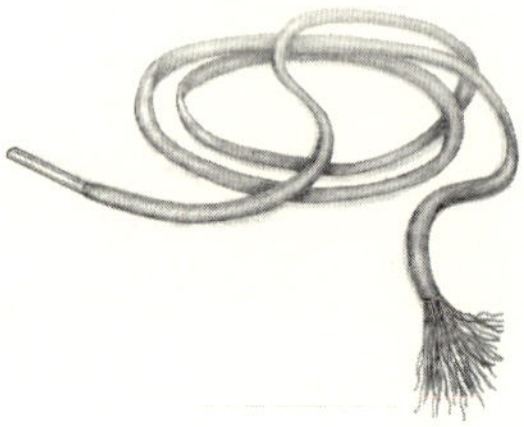

テロメア・マニフェスト

あなたの細胞の健康は、あなたの心と体の、そしてコミュニティの幸福に反映される。次に紹介するのは、テロメアを維持するための基本戦略だ。より健康的な世界のためには、これが最重要だと私たちは信じている。

テロメアを気づかう

- 自分を悩ませ続けている強力なストレスがどこから来ているかを見直そう。変革は可能だろうか?
- 脅威をチャレンジの材料としてとらえ直す。
- 自分を思いやれるようにする。それができれば他人をも思いやれるようになる。
- 回復に効果のある活動をする。
- 思考の認識や気づきなどの練習をする。気づくことで、幸福への扉が開く。

テロメアを保つ

- 体を動かす。
- 回復効果の高い睡眠を長時間とるために、入眠儀式を行う。

■ 代謝改善と食欲のコントロールのために、マインドフル・イーティングを実践する。

■ ホールフードやオメガ3など、テロメアに良い食べ物を積極的に食べ、ベーコンなどは避ける。

他者とつながる

■ 他者とつながる時間をつくる。デジタル画面から離れて過ごす時間を毎日確保する。

■ 数は少なくとも親密な人間関係を築く。

■ 子どもにきちんと関心を向け、適量の「良いストレス」を与える。

■ コミュニティで社会的な資本を育てる。他者を助ける。

■ 緑を求める。自然の中で時間を過ごす。

■ 他者とのつながりは「マインドフル」な関心を向けることで生まれる。他者への関心は、相手への贈り物だ。

コミュニティと世界全体において、テロメアの健康を増進させる

■ 妊婦健康管理をきちんと行う。

■ 暴力やトラウマなど、テロメアを損なうような事態から子どもを守る。

■ 不平等を減らす。

■ 地域から、そして世界から毒物を放逐する。

■ 万人が新鮮で健康的な食べ物を適正な価格で入手できるように、食糧政策を改善する。

私たちの社会の未来の健康は、今このときに形づくられている。そして私たちは未来の一部を、テロメアの長さによって測ることができる。

商業的テロメア診断についての情報

自分のテロメアの健康度を知りたい人には、本書の自己評価テスト3をおすすめする。テロメアの長さを診断するという商業サービスもあるが、利用の前によく考えてほしい。たとえば、禁煙という賢明な決断をするために、わざわざ肺組織を生検に出す人がいるだろうか？　多くの人はおそらく、テロメアの診断を受けようと受けなかろうと、テロメアを回復させる活動を行うはずだ。

私たちが懸念しているのは、テロメア診断の結果を知った人々がどう反応するかということだ。たとえば、自分のテロメアが短縮していることを知らされたら、人は落ち込んだりしないだろうか？　私たちは試みに、何人かのボランティアのテロメアを計測し、結果を告知した。そして彼らの反応を追跡調査した。おおかたの反応は中立的もしくはポジティブだった。結果に非常にネガティブに反応した人は皆無だった。だが、「テロメアが短い」という結果が出た人々はそれから数か月、いくらか暗い気持ちを味わったという。テロメアの診断を受けるか否かは個人が決めることだ。結果を知ることが自分にとってプラスになるか否かを決められるのは、当事者であるあなただけだ。自分のテロメアがもし短かったらと想像してみよう。それはあなたにやる気を起こさせるだろうか？　失わせるだろうか？　テロメアが短いと知らされるのは、車のダッシュボード上に「エンジンをチェック」というランプが点くようなものだ。おおかたの場合それは、健康や生活習慣に留意し、いっそうの努力をするようにというサインにすぎない。

私たちはしばしば、自分のテロメアを計測したかと質問される。

私（リズ）は好奇心ゆえ計測を行った。結果の値は、安堵できるものだった。でも私はいつも肝に銘じている。テロメアの長さは健康状態を統計的に表示したものにすぎず、未来を絶対的に予測するわけではないのだと。

私（エリッサ）は今のところ、自分のテロメアを計測していない。仮にテロメアが短いのなら、私はぜったいにそれを知りたくない。でも、私は忙しい生活の中で、テロメアに良いと思われることを可能なかぎりたくさん実践しようと努力している。もし予測的な価値がもっと高くなり、かつ、気軽に何度でも受けられるようになれば、診断を受けてみようという気になるかもしれないが。

単発の診断結果よりも、テロメアが時間とともにどう変化するかのほうが、おそらく価値があるだろう。それは細胞の複製能力を示すこれまでにないユニークな指標になるはずだが、それでさえ所詮、一つの指標にすぎない。複数の生体指標《バイオマーカー》やさまざまな健康状態をもとにした計算式が開発されれば、個々人のためにはもっと役に立つだろう。

この本を書いている今、テロメアの診断サービスを行っているのはほんの数社だ。こうした商業的なテロメア診断がどれだけ正しく、どれだけ信頼が置けるかについて、私たちはまるで知識をもたないし、それらを管理する立場にもない。こうした会社は変化が激しいので、詳細は私たちのウェブサイトにリストで載せた。現時点でテロメアの診断テストは、およそ一〇〇〜五〇〇ドルで受けることができる。

少しだけ警告を。テロメアの診断ビジネスには、規制が今のところない。だから、営利目的の企業が果たして正しい手法で正しく診断を行っているのか、それらの会社が行うテロメアのリスク査定は正確なのか、政府機関はいっさいチェックをしていない。テロメア診断の結果を知るのは、たしかに興味深い。だが、それはかならずしも未来を予測するものではないと、私たちはみなに警告している。繰り返しになるが、喫煙と同じことだ。喫煙しているからといってかならず肺疾患になるわけではないし、喫煙しないからといって肺疾患をぜったい患わないわけではない。だが、喫煙に関する統計はたしかに存在する、そしてそのメッセージは明らかだ。タバコを吸えば吸うほど、肺気腫や肺がんやその他の深刻な病を発症するリスクは上がる。タバコをやめるべき理由はたくさんある。吸わなければ吸わないに越したことはない。同じように、テロメア長と人間の健康および疾患についての無数の研究からは、あなたのテロメアの（そしてあなた自身の）健康を保つためにガイドラインをつくるべきだというデータがもたらされている。自分のテロメアの長さを知るのはわくわくする。けれど、細胞の早期老化を防ぐためには、そんな情報はかならずしも必要ないはずだ。

謝辞

この本は、過去数十年にわたる多くの科学者の仕事なしには完成しなかった。そうした積み重ねがあればこそ、著者である私たちはテロメアについて、そして人間の老化と行動について、理解を深めることができた。ここで一人一人名を挙げることはできないが、重大な貢献をしてくれたすべての仲間に深い感謝を捧げる。そして長きにわたり、私たちの研究に協力してくれた大勢の科学者や学生たち一人一人に、かぎりない感謝を贈る。彼らの存在なくしては、私たちの研究は生まれなかっただろう。とりわけ感謝してもし足りないのは、一〇年以上にわたり人間のテロメアの研究に、豊かな才能をもって倦まずたゆまず取り組んでくれたジュエ・リン博士だ。彼女は私たちの研究のために、テロメア長の細密な計測やテロメラーゼの計測を数知れず行い、研究室の作業台からコミュニティにいたるまで、あらゆるレベルで活躍し、橋渡し研究のためにも模範的な働きをしてくれた。

そのほかに本書についての議論や新しい視点や着想、そして仕事のサポートなど、さまざまな面で重要な貢献をしてくれた以下のすべての人々に感謝の言葉を贈る。むろん、本書に誤りがあった場合、全責任は私たち著者にある。ナンシー・アドラー、メアリー・アルマニオス、オズルム・アイダック、アルバート・バンデューラ、ジェイムズ・バラス、ロジャー・バーネット、スーザン・バウアー＝ウー、ピーター・バウマン、アリソン・バウマン、ペトラ・ボーカンプ、ジーン・ブロディ、ケリー・ブラウネル、ジュディ・カンピシ、ローラ・カーステンセン、スティーヴ・コール、マーク・コールマン、デイヴィッド・クレスウェル、アレクサンドラ・クロスウェル、スーザン・チャイコフスキー、ジェイムズ・ドティ、メアリー・ドージア、リタ・エフロス、シャロン・エペル、マイケル・フェニック、ハワード・フリードマン、スーザン・フォークマン、ジュリア・ゲッツェルマン、ロシ・ジョアン・ハリファクス、リック・ヘクト、ジャネット・イコヴィクス、マイケル・アーウィン、ロジャー・ジャンク、オリヴァー・ジョン、ジョン・カバット＝ジン、ウィル・カバット＝ジン、テレサ・カバット＝ジン、ノア・カゲヤマ、エリク・カーン、アラン・カズディン、リン・カトラー、バーバラ・ララヤ、シンディ・ルーン、ベッカ・リーヴィ、アンドレア・リーバースタイン、ロバート・ラスティグ、フランク・マーズ、パメラ・マーズ、アシュレイ・メイソン、セア・モーロ、ウェンディ・メンデス、ブルース・マキューアン、シンシア・メロン、レイチェル・モレロ＝フロッシュ、ジュディ・モスコウィッツ、ベリンダ・ニーダム、クリスティン・ネフ、チャールズ・ネルソン、リズベス・ニールセン、ジェイソン・オン、ディーン・オーニッシュ、バーナード・アッシャー、バーブロ・アッシャー、アレクシス・デ・ラート・セント・ジェイムズ、ジュディス・ロダン、ブレンダ・ペニンクス、ルーベン・パーチェク、ケイト・ピケット、スティーブン・ポージェス、アリック・プラザー、エリ・プーターマン、ロバート・サポルスキー、クリフ・セアロン、マイケル・シャイア、ジンデル・シーガル、ダイチ・シンボ、ダン・シーゲル、フェリペ・シエラ、故リチャード・スーズマン、シャノン・スクワイアズ、マシュー・ステイト、ジャネット・トミヤマ、バート・ウチノ、パティク・ワドフワ、マイク・ワイナー、クリスティアン・ヴェルナー、ダラー・ウェストラップ、メアリー・フーリー、ジェイ・ウィリアムズ、レッドフォード・ウィリアムズ、ジャネット・ウォイチツキー、オーウェン・ウォルコウィッツ、フィル・ジンバルド、エイミ・ゾータ。そして「エイジング・メタボリズム・エモーション」ラボのメンバーと、とりわけアリソン・ハートマン、アマンダ・ギルバート、マイケル・コーチャーには、本書をさまざまな側面で支援してくれたことに大きな感謝を。コリーン・パターソン・デザインのコリーン・パターソンには、私たちの頭の中のイメージを本書のすばらしいイラストに移し替えてくれたことにお礼を申し上げる。

テロメアとストレスとのつながりを、自身の著書『ストレス・レス（*Stress Less*）』の中で見事に扱ってくれたセア・シンガーにも感謝する。

私たちが催す日曜の午後の読書会に参加し、貴重な考えを聞かせてくれた次の人々にも感謝する。マイケル・アクリー、ダイアン・アシュクロフト、エリザベス・ブランカトー、マイルス・ブラウン、アマンダ・バローズ、シェリル・チャーチ、ラリー・コーワン、ジョアン・デルモニコ、トルー・ダナム、ヌディフレケ・エカエッテ、エメレ・ファイファ、ジェフ・フェローズ、アン・ハーヴィ、キム・ジャクソン、クリスティナ・ジョーンズ、キャロル・カッツ、ヤコブ・クイザー、ヴィザ・ラクシ、ラリッサ・ロドジンスキ、アリサ・マラーリ、クロエ・マーティン、ヘザー・マッコーズランド、マーラ・モーガン、デビー・ミュラー、ミッシェル・ナントン、エリカ・“ブリッサ”・ニツォーリ、シャロン・ノーラン、ランス・オドランド、ベス・ピーターソン、パメラ・ポーター、ファナンダ・ライティ、カーリーン・シャルマ、コーリ・スミセン、シスター・ローズマリー・スティーヴンス、ジェニファー・タガート、ロズリン・トーマス、ジュリー・ウヘルニク、マイケル・ウォーデン。アイディア・アーキテクトのアンドリュー・マムにも、地理的・技術的な問題を超えて魔法のように、そして忍耐強く私たちと連携してくれたことに、感謝を申し上げる。

個人的な体験を快く聞かせてくれた、匿名の数人を含む次の人々に感謝を捧げる。みなさんのすばらしいお話をすべて本書に盛り込むことはできなかったが、そこに込められた真髄《スピリット》は、執筆中の私たちをいつも教え導き、鼓舞してくれた。コーリー・ブランデージ、ロビン・ウイラス、ショーン・ジョンソン、リーザ・ルイス、シャウバン・マーク、リー・アン・ナース、クリス・ナゲル、シャウバン・オブライアン、ティム・パリッシュ、アビー・マックィーニー・ペナモンテ、レネ・ヒックス・シュライヒャー、マリア・ラング・スローカム、ロッド・E・スミス、そしてスラニ・スミス。

執筆に協力してくれたハーシュマン・リテラリー・サービスのリー・アン・ハーシュマンにはとりわけ大きな感謝を捧げる。彼女の文才と深い編集経験によってこの本はこれだけ読みやすいものに仕上がった。一緒に仕事ができて、とても楽しかった。テロメアの科学の世界にともに没頭し、科学雑誌に絶えまなく発表される新しい研究を次々本書に盛り込もうとする私たちにつねに忍耐強くつき合い、もつれ合う研究の茂みから抜け出せなくなっていたとき、バランスのとれた意見で私たちを導いてくれたリーに、心からの感謝を捧げる。

グランド・セントラル・パブリッシングの編集者、カレン・マーガローにも深く感謝する。彼女がこの本に寄せてくれた信頼と専門技術と時間、さらには注意深い決断により本を完成に導いてくれたことにお礼を言いたい。彼女の知恵と忍耐に助けられた私たちはとても幸運だった。

アイディア・アーキテクトのダグ・エイブラムズにも深く感謝する。私たち自身よりも先に、この本の必要性に気づいてくれたのはダグだった。伸び盛りの編集者である彼の献身と、賢明ですばらしいもろもろの采配に感謝する。テロメアに負担を与えかねないこのたいへんな仕事は、ダグのおかげで喜びにあふれるものになり、私たちと彼は永遠の友情の基礎を築くことができた。

最後に、家族への感謝を。この本を書いているいくつもの季節を通じて、そして私たちがそれぞれの科学的基礎を築きあげるまでの無数の季節を通じて、私たちを愛をもって支え、励まし続けてくれた家族のみなに大きな感謝を捧げたい。

そしてこの本を手にとってくれた読者のあなたにも感謝を。この本があなたの幸せとあなたの健康長寿に役立つことを、心から願っている。

原注

はじめに

[1] "Oldest Person Ever," Guinness World Records, http://www.guinnessworldrecords.com/world-records/oldest-person (2016年3月3日にアクセス).
[2] Whitney, C. R., "Jeanne Calment, World's Elder, Dies at 122," *New York Times*, August 5, 1997, http://www.nytimes.com/1997/08/05/world/jeanne-calment-world-s-elder-dies-at-122.html (2016年3月3日にアクセス).
[3] Blackburn, E., E. Epel, and J. Lin, "Human Telomere Biology: A Contributory and Interactive Factor in Aging, Disease Risks, and Protection," *Science* 350, no. 6265 (December 4, 2015): 1193–98.

序章

[1] Bray, G. A., "From Farm to Fat Cell: Why Aren't We All Fat?" *Metabolism* 64, no. 3 (March 2015):349–353, doi:10.1016/j.metabol.2014.09.012, Epub 2014 Oct 22, PMID: 25554523, p. 350.
[2] Christensen, K., G. Doblhammer, R. Rau, and J. W. Vaupel, "Ageing Populations: The Challenges Ahead," *Lancet* 374, no. 9696 (October 3, 2009): 1196–1208, doi:10.1016/S0140-6736(09)61460-4.
[3] United Kingdom, Office for National Statistics, "One Third of Babies Born in 2013 Are Expected to Live to 100," December 11, 2013, The National Archive, http://www.ons.gov.uk/ons/rel/lifetables/historic-and-projected-data-from-the-period-and-cohort-life-tables/2012-based/sty-babies-living-to-100.html (2015年11月30日にアクセス).
[4] Bateson, M., "Cumulative Stress in Research Animals: Telomere Attrition as a Biomarker in a Welfare Context?" *BioEssays* 38, no. 2 (February 2016): 201–12, doi:10.1002/bies.201500127.
[5] Epel, E., E. Puterman, J. Lin, E. Blackburn, A. Lazaro, and W. Mendes, "Wandering Minds and Aging Cells," *Clinical Psychological Science* 1, no. 1 (January 2013): 75–83, doi:10.1177/2167702612460234.
[6] Carlson, L. E., et al., "Mindfulness-Based Cancer Recovery and Supportive-Expressive Therapy Maintain Telomere Length Relative to Controls in Distressed Breast Cancer Survivors." *Cancer* 121, no. 3 (February 1, 2015): 476–84, doi:10.1002/cncr.29063.

第1章

[1] Epel, E. S., and G. J. Lithgow, "Stress Biology and Aging Mechanisms: Toward Understanding the Deep Connection Between Adaptation to Stress and Longevity," *Journals of Gerontology, Series A: Biological Sciences and Medical Sciences* 69 Suppl. 1 (June 2014): S10–16, doi:10.1093/gerona/glu055.
[2] Baker, D. J., et al., "Clearance of p16Ink4a-positive Senescent Cells Delays Ageing-Associated Disorders," *Nature* 479, no. 7372 (November 2, 2011): 232–36, doi:10.1038/nature10600.
[3] Krunic, D., et al., "Tissue Context-Activated Telomerase in Human Epidermis Correlates with Little Age-Dependent Telomere Loss," *Biochimica et Biophysica Acta* 1792, no. 4 (April 2009): 297–308, doi:10.1016/j.bbadis.2009.02.005.
[4] Rinnerthaler, M., M. K. Streubel, J. Bischof, and K. Richter, "Skin Aging, Gene Expression and Calcium," *Experimental Gerontology* 68 (August 2015): 59–65, doi:10.1016/j.

exger.2014.09.015.
[5] Dekker, P., et al., "Stress-Induced Responses of Human Skin Fibroblasts in Vitro Reflect Human Longevity," *Aging Cell* 8, no. 5 (September 2009): 595–603, doi:10.1111/j.1474-9726.2009.00506.x; and Dekker, P., et al., "Relation Between Maximum Replicative Capacity and Oxidative Stress-Induced Responses in Human Skin Fibroblasts in Vitro," *Journals of Gerontology, Series A: Biological Sciences and Medical Sciences* 66, no. 1 (January 2011): 45–50, doi:10.1093/gerona/glq159.
[6] Gilchrest, B. A., M. S. Eller, and M. Yaar, "Telomere-Mediated Effects on Melanogenesis and Skin Aging," *Journal of Investigative Dermatology Symposium Proceedings* 14, no. 1 (August 2009): 25–31, doi:10.1038 /jidsymp.2009.9.
[7] Kassem, M., and P. J. Marie, "Senescence-Associated Intrinsic Mechanisms of Osteoblast Dysfunctions," *Aging Cell* 10, no. 2 (April 2011): 191–97, doi:10.1111/j.1474-9726.2011.00669.x.
[8] Brennan, T. A., et al., "Mouse Models of Telomere Dysfunction Phenocopy Skeletal Changes Found in Human Age-Related Osteoporosis," *Disease Models and Mechanisms* 7, no. 5 (May 2014): 583–92, doi:10.1242/dmm.014928.
[9] Inomata, K., et al., "Genotoxic Stress Abrogates Renewal of Melanocyte Stem Cells by Triggering Their Differentiation," *Cell* 137, no. 6 (June 12, 2009): 1088–99, doi:10.1016/j.cell.2009.03.037.
[10] Jaskelioff, M., et al., "Telomerase Reactivation Reverses Tissue Degeneration in Aged Telomerase-Deficient Mice," *Nature* 469, no. 7328 (January 6, 2011): 102–6, doi:10.1038/nature09603.
[11] Panhard, S., I. Lozano, and G. Loussouam, "Greying of the Human Hair: A Worldwide Survey, Revisiting the '50' Rule of Thumb," *British Journal of Dermatology* 167, no. 4 (October 2012): 865–73, doi:10.1111/j.1365-2133.2012.11095.x.
[12] Christensen, K., et al., "Perceived Age as Clinically Useful Biomarker of Ageing: Cohort Study," *BMJ* 339 (December 2009): b5262.
[13] Noordam, R., et al., "Cortisol Serum Levels in Familial Longevity and Perceived Age: The Leiden Longevity Study," *Psychoneuroendocrinology* 37, no. 10 (October 2012): 1669–75; Noordam, R., et al., "High Serum Glucose Levels Are Associated with a Higher Perceived Age," *Age* (Dordrecht, Netherlands) 35, no. 1 (February 2013): 189–95, doi:10.1007/s11357-011-9339-9; and Kido, M., et al., "Perceived Age of Facial Features Is a Significant Diagnosis Criterion for Age-Related Carotid Atherosclerosis in Japanese Subjects: J-SHIPP Study," *Geriatrics and Gerontology International* 12, no. 4 (October 2012): 733-40, doi:10.1111/j.1447-0594.2011.00824.x.
[14] Codd, V., et al., "Identification of Seven Loci Affecting Mean Telomere Length and Their Association with Disease," *Nature Genetics* 45, no. 4 (April 2013): 422–27, doi:10.1038/ng.2528.
[15] Haycock, P. C., et al., "Leucocyte Telomere Length and Risk of Cardiovascular Disease: Systematic Review and Meta-analysis," *BMJ* 349 (July 8, 2014): g4227, doi:10.1136/bmj.g4227.
[16] Yaffe, K., et al., "Telomere Length and Cognitive Function in Community-Dwelling Elders: Findings from the Health ABC Study," *Neurobiology of Aging* 32, no. 11 (November 2011): 2055–60, doi:10.1016/j.neurobiolaging.2009.12.006.
[17] Cohen-Manheim, I., et al., "Increased Attrition of Leukocyte Telomere Length in Young Adults Is Associated with Poorer Cognitive Function in Midlife," *European Journal of Epidemiology* 31, no. 2 (February 2016), doi:10.1007/s10654-015-0051-4.
[18] King, K. S., et al., "Effect of Leukocyte Telomere Length on Total and Regional Brain

Volumes in a Large Population-Based Cohort," *JAMA Neurology* 71, no. 10 (October 2014): 1247-54, doi:10.1001/jamaneurol.2014.1926.
[19] Honig, L. S., et al., "Shorter Telomeres Are Associated with Mortality in Those with APOE Epsilon4 and Dementia," *Annals of Neurology* 60, no. 2 (August 2006): 181-87, doi:10.1002/ana.20894.
[20] Zhan, Y., et al., "Telomere Length Shortening and Alzheimer Disease—A Mendelian Randomization Study," *JAMA Neurology* 72, no. 10 (October 2015): 1202-03, doi:10.1001/jamaneurol.2015.1513.
[21] もし望むならあなたも、脳の老化と疾患についての調査に貢献することができる。脳スキャンを受ける必要はないし、どこかに出向く必要もない。カリフォルニア大学サンフランシスコ校の著名な研究者、マイク・ワイナー博士はアルツハイマー病についての最大級のコホート研究を世界規模で行っており、「ブレイン・ヘルス・レジストリ（脳の健康記録）」というオンラインのテストを開発した。登録をすれば、いくつかの質問に答えたうえで、オンラインの認知テストを受けることができる。ワイナー博士はストレスが脳の老化に与える影響を調べており、私たちはそれを支援している。「ブレイン・ヘルス・レジストリ」のサイトは次のとおり。http://www.brainhealthregistry.org/
[22] Ward, R. A., "How Old Am I? Perceived Age in Middle and Later Life," *International Journal of Aging and Human Development* 71, no. 3 (2010):167-84.
[23] 同上。
[24] Levy, B., "Stereotype Embodiment: A Psychosocial Approach to Aging," *Current Directions in Psychological Science* 18, vol. 6 (December 1, 2009): 332-36.
[25] Levy, B. R., et al., "Association Between Positive Age Stereotypes and Recovery from Disability in Older Persons," *JAMA* 308, no. 19 (November 21, 2012): 1972-73, doi:10.1001/jama.2012.14541; Levy, B. R., A. B. Zonderman, M. D. Slade, and L. Ferrucci, "Age Stereotypes Held Earlier in Life Predict Cardiovascular Events in Later Life," *Psychological Science* 20, no. 3 (March 2009): 296-98, doi:10.1111/j.1467-9280.2009.02298.x.
[26] Haslam, C., et al., " 'When the Age Is In, the Wit Is Out': Age-Related Self-Categorization and Deficit Expectations Reduce Performance on Clinical Tests Used in Dementia Assessment," *Psychology and Aging* 27, no. 3 (April 2012): 778784, doi:10.1037/a0027754.
[27] Levy, B. R., S. V. Kasl, and T. M. Gill, "Image of Aging Scale," *Perceptual and Motor Skills* 99, no. 1 (August 2004): 208-10.
[28] Ersner-Hershfield, H., J. A. Mikels, S. J. Sullivan, and L. L. Carstensen,"Poignancy: Mixed Emotional Experience in the Face of Meaningful Endings," *Journal of Personality and Social Psychology* 94, no. 1 (January 2008): 158-67.
[29] Hershfield, H. E., S. Scheibe, T. L. Sims, and L. L. Carstensen, "When Feeling Bad Can Be Good: Mixed Emotions Benefit Physical Health Across Adulthood," *Social Psychological and Personality Science* 4, no.1 (January 2013): 54-61.
[30] Levy, B. R., J. M. Hausdorff, R. Hencke, and J. Y. Wei, "Reducing Cardiovascular Stress with Positive Self-Stereotypes of Aging," *Journals of Gerontology, Series B: Psychological Sciences and Social Sciences* 55, no. 4 (July 2000): P205-13.
[31] Levy, B. R., M. D. Slade, S. R. Kunkel, and S. V. Kasl, "Longevity Increased by Positive Self-Perceptions of Aging," *Journal of Personal and Social Psychology* 83, no. 2 (August 2002): 261-70.

第2章

[1] Lapham, K., et al., "Automated Assay of Telomere Length Measurement and Informatics

for 100,000 Subjects in the Genetic Epidemiology Research on Adult Health and Aging (GERA) Cohort," *Genetics* 200, no. 4 (August 2015):1061–72, doi:10.1534/genetics.115.178624.
[2] Rode, L., B. G. Nordestgaard, and S. E. Bojesen, "Peripheral Blood Leukocyte Telomere Length and Mortality Among 64,637 Individuals from the General Population," *Journal of the National Cancer Institute* 107, no. 6 (May 2015): djv074, doi:10.1093/jnci/djv074.
[3] 同上。
[4] Lapham, K. et al., "Automated Assay of Telomere Length Measurement and Informatics for 100,000 Subjects in the Genetic Epidemiology Research on Adult Health and Aging (GERA) Cohort."（注 1 を参照）
[5] Willeit, P., et al., "Leucocyte Telomere Length and Risk of Type 2 Diabetes Mellitus: New Prospective Cohort Study and Literature-Based Meta-analysis," *PLOS ONE* 9, no. 11 (2014): e112483, doi:10.1371/journal.pone.0112483; D'Mello, M. J., et al., "Association Between Shortened Leukocyte Telomere Length and Cardiometabolic Outcomes: Systematic Review and Meta-analysis," *Circulation: Cardiovascular Genetics* 8, no. 1 (February 2015): 82–90, doi:10.1161/CIRCGENETICS.113.000485; Haycock, P. C., et al., "Leucocyte Telomere Length and Risk of Cardiovascular Disease: Systematic Review and Meta-Analysis," *BMJ* 349 (2014): g4227, doi:10.1136/bmj.g4227; Zhang, C., et al., "The Association Between Telomere Length and Cancer Prognosis: Evidence from a Meta-Analysis," *PLOS ONE* 10, no. 7 (2015): e0133174, doi:10.1371/journal.pone.0133174; and Adnot, S., et al., "Telomere Dysfunction and Cell Senescence in Chronic Lung Diseases: Therapeutic Potential," *Pharmacology & Therapeutics* 153 (September 2015): 125–34, doi:10.1016/j.pharmthera.2015.06.007.
[6] Njajou, O. T., et al., "Association Between Telomere Length, Specific Causes of Death, and Years of Healthy Life in Health, Aging, and Body Composition, a Population-Based Cohort Study," *Journals of Gerontology, Series A: Biological Sciences and Medical Sciences* 64, no. 8 (August 2009): 860–64, doi:10.1093/gerona/glp061.

第3章

[1] Vulliamy, T., A. Marrone, F. Goldman, A. Dearlove, M. Bessler, P. J. Mason, and I. Dokal, "The RNA Component of Telomerase Is Mutated in Autosomal Dominant Dyskeratosis Congenita." *Nature* 413, no. 6854 (September 27, 2001): 432–35, doi: 10.1038/35096585.
[2] Epel, E. S., E. H. Blackburn, J. Lin, F. S. Dhabhar, N. E. Adler, J. D. Morrow, and R. M. Cawthon, "Accelerated Telomere Shortening in Response to Life Stress," *Proceedings of the National Academy of Sciences of the United States of America* 101, no. 49 (December 7, 2004): 17312–315, doi:10.1073/pnas.0407162101.

第4章

[1] Evercare by United Healthcare and the National Alliance for Caregiving, "Evercare Survey of the Economic Downtown and Its Impact on Family Caregiving" (March 2009), 1.
[2] Epel, E. S., et al., "Cell Aging in Relation to Stress Arousal and Cardiovascular Disease Risk Factors," *Psychoneuroendocrinology* 31, no. 3 (April 2006): 277–87, doi:10.1016/j.psyneuen.2005.08.011.
[3] Gotlib, I. H., et al., "Telomere Length and Cortisol Reactivity in Children of Depressed Mothers," *Molecular Psychiatry* 20, no. 5 (May 2015): 615–20, doi:10.1038/mp.2014.119.

[4] Oliveira, B. S., et al., "Systematic Review of the Association Between Chronic Social Stress and Telomere Length: A Life Course Perspective," *Ageing Research Reviews* 26 (March 2016): 37-52, doi:10.1016/j.arr.2015.12.006; and Price, L. H., et al., "Telomeres and Early-Life Stress: An Overview," *Biological Psychiatry* 73, no. 1 (January 2013): 15-23, doi:10.1016/j.biopsych.2012.06.025.
[5] Mathur, M. B., et al., "Perceived Stress and Telomere Length: A Systematic Review, Meta-analysis, and Methodologic Considerations for Advancing the Field," *Brain, Behavior, and Immunity* 54 (May 2016): 158-69, doi:10.1016/j.bbi.2016.02.002.
[6] O'Donovan, A. J., et al., "Stress Appraisals and Cellular Aging: A Key Role for Anticipatory Threat in the Relationship Between Psychological Stress and Telomere Length," *Brain, Behavior, and Immunity* 26, no. 4 (May 2012): 573-79, doi:10.1016/j.bbi.2012.01.007.
[7] 同上。
[8] Jefferson, A. L., et al., "Cardiac Index Is Associated with Brain Aging: The Framingham Heart Study," *Circulation* 122, no. 7 (August 17, 2010): 690-97, doi:10.1161/CIRCULATIONAHA.109.905091; and Jefferson, A. L., et al., "Low Cardiac Index Is Associated with Incident Dementia and Alzheimer Disease: The Framingham Heart Study," *Circulation* 131, no. 15 (April 14, 2015): 1333-39, doi:10.1161/CIRCULATIONAHA.114.012438.
[9] Sarkar, M., D. Fletcher, D. J. Brown, "What doesn't kill me . . . : Adversity-Related Experiences Are Vital in the Development of Superior Olympic Performance," *Journal of Science in Medicine and Sport* 18, no. 4 (July 2015): 475-79. doi:10.1016/j.jsams.2014.06.010.
[10] Epel, E., et al., "Can Meditation Slow Rate of Cellular Aging? Cognitive Stress, Mindfulness, and Telomeres," *Annals of the New York Academy of Sciences* 1172 (August 2009): 34-53, doi:10.1111/j.1749-6632.2009.04414.x.
[11] McLaughlin, K. A., M. A. Sheridan, S. Alves, and W. B. Mendes, "Child Maltreatment and Autonomic Nervous System Reactivity: Identifying Dysregulated Stress Reactivity Patterns by Using the Biopsychosocial Model of Challenge and Threat," *Psychosomatic Medicine* 76, no. 7 (September 2014): 538-46, doi:10.1097/PSY.0000000000000098.
[12] O'Donovan A. J. et al., "Stress Appraisals and Cellular Aging: A Key Role for Anticipatory Threat in the Relationship Between Psychological Stress and Telomere Length."（注6を参照）
[13] Barrett, L., *How Emotions Are Made* (New York: Houghton Mifflin Harcourt, in press).
[14] 同上。
[15] Jamieson, J. P., W. B. Mendes, E. Blackstock, and T. Schmader, "Turning the Knots in Your Stomach into Bows: Reappraising Arousal Improves Performance on the GRE," *Journal of Experimental Social Psychology* 46, no. 1 (January 2010): 208-12.
[16] Beltzer, M. L., M. K. Nock, B. J. Peters, and J. P. Jamieson, "Rethinking Butterflies: The Affective, Physiological, and Performance Effects of Reappraising Arousal During Social Evaluation," *Emotion* 14, no. 4 (August 2014): 761-68, doi:10.1037/a0036326.
[17] Waugh, C. E., S. Panage, W. B. Mendes, and I. H. Gotlib, "Cardiovascular and Affective Recovery from Anticipatory Threat," *Biological Psychology* 84, no. 2 (May 2010): 169-175, doi:10.1016/j.biopsycho.2010.01.010; and Lutz, A., et al., "Altered Anterior Insula Activation During Anticipation and Experience of Painful Stimuli in Expert Meditators," *NeuroImage* 64 (January 1, 2013): 538-46, oi:10.1016/j.neuroimage.2012.09.030.
[18] Herborn, K.A., et al., "Stress Exposure in Early Post-Natal Life Reduces Telomere Length: An Experimental Demonstration in a Long-Lived Seabird," *Proceedings of the Royal Society B: Biological Sciences* 281, no. 1782 (March 19, 2014): 20133151,

doi:10.1098/rspb.2013.3151.
[19] Aydinonat, D., et al., "Social Isolation Shortens Telomeres in African Grey Parrots *(Psittacus erithacus erithacus)*," *PLOS ONE* 9, no. 4 (2014): e93839, doi:10.1371/journal.pone.0093839.
[20] Gouin, J. P., L. Hantsoo, and J. K. Kiecolt-Glaser, "Immune Dysregulation and Chronic Stress Among Older Adults: A Review," *Neuroimmunomodulation* 15, nos. 4-6 (2008): 251-59, doi:10.1159/000156468.
[21] Cao, W., et al., "Premature Aging of T-Cells Is Associated with Faster HIV-1 Disease Progression," *Journal of Acquired Immune Deficiency Syndromes* (1999) 50, no. 2 (February 1, 2009): 137-47, doi:10.1097/QAI.0b013e3181926c28.
[22] Cohen, S., et al., "Association Between Telomere Length and Experimentally Induced Upper Respiratory Viral Infection in Healthy Adults," *JAMA* 309, no. 7 (February 20, 2013): 699-705, doi:10.1001/jama.2013.613.
[23] Choi, J., S. R. Fauce, and R. B. Effros, "Reduced Telomerase Activity in Human T Lymphocytes Exposed to Cortisol," *Brain, Behavior, and Immunity* 22, no. 4 (May 2008): 600-605, doi:10.1016/j.bbi.2007.12.004.
[24] Cohen, G. L., and D. K. Sherman, "The Psychology of Change: Self-Affirmation and Social Psychological Intervention," *Annual Review of Psychology* 65 (2014): 333-71, doi:10.1146/annurev-psych-010213-115137.
[25] Miyake, A., et al., "Reducing the Gender Achievement Gap in College Science: A Classroom Study of Values Affirmation," *Science* 330, no. 6008 (November 26, 2010): 1234-37, doi:10.1126/science.1195996.
[26] Dutcher, J. M., et al., "Self-Affirmation Activates the Ventral Striatum: A Possible Reward-Related Mechanism for Self-Affirmation," *Psychological Science* 27, no. 4 (April 2016): 455-66, doi:10.1177/0956797615625989.
[27] Kross, E., et al., "Self-Talk as a Regulatory Mechanism: How You Do It Matters," *Journal of Personality and Social Psychology* 106, no. 2 (February 2014): 304-24, doi:10.1037/a0035173; and Bruehlman-Senecal, E., and O. Ayduk, "This Too Shall Pass: Temporal Distance and the Regulation of Emotional Distress," *Journal of Personality and Social Psychology* 108, no.2 (February 2015): 356-75, doi:10.1037/a0038324.
[28] Lebois, L. A. M., et al., "A Shift in Perspective: Decentering Through Mindful Attention to Imagined Stressful Events," *Neuropsychologia* 75 (August 2015): 505-24, doi:10.1016/j.neuropsychologia.2015.05.030.
[29] Kross, E., et al., " 'Asking Why' from a Distance: Its Cognitive and Emotional Consequences for People with Major Depressive Disorder," *Journal of Abnormal Psychology* 121, no. 3 (August 2012): 559-69, doi:10.1037/a0028808.

第5章

[1] Friedman, M., and R. H. Roseman, *Type A Behavior and Your Heart* (New York: Knopf, 1974).
[2] Chida, Y., and A. Steptoe, "The Association of Anger and Hostility with Future Coronary Heart Disease: A Meta-analytic Review of Prospective Evidence," *Journal of the American College of Cardiology* 53, no. 11 (March 17, 2009): 936-46, doi:10.1016/j.jacc.2008.11.044.
[3] Miller, T. Q., et al., "A Meta-analytic Review of Research on Hostility and Physical Health," *Psychological Bulletin* 119, no. 2 (March 1996): 322-48.
[4] Brydon, L., et al., "Hostility and Cellular Aging in Men from the Whitehall II Cohort," *Biological Psychiatry* 71, no. 9 (May 2012): 767-73, doi:10.1016/j.biopsych.

2011.08.020.
[5] Zalli, A., et al., "Shorter Telomeres with High Telomerase Activity Are Associated with Raised Allostatic Load and Impoverished Psychosocial Resources," *Proceedings of the National Academy of Sciences of the United States of America* 111, no. 12 (March 25, 2014): 4519–24, doi:10.1073/pnas.1322145111.
[6] Low, C. A., R. C. Thurston, and K. A. Matthews, "Psychosocial Factors in the Development of Heart Disease in Women: Current Research and Future Directions," *Psychosomatic Medicine* 72, no. 9 (November 2010): 842–54, doi:10.1097/PSY.0b013e3181f6934f.
[7] O'Donovan, A., et al., "Pessimism Correlates with Leukocyte Telomere Shortness and Elevated Interleukin-6 in Post-menopausal Women," *Brain, Behavior, and Immunity* 23, no. 4 (May 2009):446–49, doi:10.1016/j.bbi.2008.11.006.
[8] Ikeda, A., et al., "Pessimistic Orientation in Relation to Telomere Length in Older Men: The VA Normative Aging Study," *Psychoneuroendocrinology* 42 (April 2014): 68–76, doi:10.1016/j.psyneuen.2014.01.001; and Schutte, N. S., K. A. Suresh, and J. R. McFarlane, "The Relationship Between Optimism and Longer Telomeres," 2016.
[9] Killingsworth, M. A., and D. T. Gilbert, "A Wandering Mind Is an Unhappy Mind," *Science* 330, no. 6006 (November 12, 2010): 932, doi:10.1126/science.1192439.
[10] Epel, E. S., et al., "Wandering Minds and Aging Cells," *Clinical Psychological Science* 1, no. 1 (January 2013): 75–83.
[11] Kabat-Zinn, J., *Wherever You Go, There You Are: Mindfulness Meditation in Everyday Life* (New York: Hyperion, 1995), p. 15.
[12] Engert, V., J. Smallwood, and T. Singer, "Mind Your Thoughts: Associations Between Self-Generated Thoughts and Stress-Induced and Baseline Levels of Cortisol and Alpha-Amylase," *Biological Psychology* 103 (December 2014): 283–91, doi:10.1016/j.biopsycho.2014.10.004.
[13] Nolen-Hoeksema, S., "The Role of Rumination in Depressive Disorders and Mixed Anxiety/Depressive Symptoms," *Journal of Abnormal Psychology* 109, no. 3 (August 2000): 504–11.
[14] Winerman, L., "Suppressing the 'White Bears,' " *Monitor on Psychology* 42, no. 9 (October 2011): 44.
[15] Alda, M., et al., "Zen Meditation, Length of Telomeres, and the Role of Experiential Avoidance and Compassion," *Mindfulness* 7, no. 3 (June 2016): 651–59.
[16] Querstret, D., and M. Cropley, "Assessing Treatments Used to Reduce Rumination and/or Worry: A Systematic Review," *Clinical Psychology Review* 33, no. 8 (December 2013): 996–1009, doi:10.1016/j.cpr.2013.08.004.
[17] Wallace, B. A., *The Attention Revolution: Unlocking the Power of the Focused Mind* (Boston: Wisdom, 2006).
[18] Saron, Clifford, "Training the Mind: The Shamatha Project," in *The Healing Power of Meditation: Leading Experts on Buddhism, Psychology, and Medicine Explore the Health Benefits of Contemplative Practice*, ed. Andy Fraser (Boston: Shambhala, 2013), 45–65.
[19] Sahdra, B. K., et al., "Enhanced Response Inhibition During Intensive Meditation Training Predicts Improvements in Self-Reported Adaptive Socioemotional Functioning," *Emotion* 11, no. 2 (April 2011): 299–312, doi:10.1037/a0022764.
[20] Schaefer, S. M., et al., "Purpose in Life Predicts Better Emotional Recovery from Negative Stimuli," *PLOS ONE* 8, no. 11 (2013): e80329, doi:10.1371/journal.pone.0080329.
[21] Kim, E. S., et al., "Purpose in Life and Reduced Incidence of Stroke in Older Adults: The Health and Retirement Study," *Journal of Psychosomatic Research* 74, no. 5 (May

2013): 427-32, doi:10.1016/j.jpsychores.2013.01.013.
[22] Boylan, J.M., and C. D. Ryff, "Psychological Wellbeing and Metabolic Syndrome: Findings from the Midlife in the United States National Sample," *Psychosomatic Medicine* 77, no. 5 (June 2015): 548-58, doi:10.1097/PSY.0000000000000192.
[23] Kim, E. S., V. J. Strecher, and C. D. Ryff, "Purpose in Life and Use of Preventive Health Care Services," *Proceedings of the National Academy of Sciences of the United States of America* 111, no. 46 (November 18, 2014): 16331-36, doi:10.1073/pnas.1414826111.
[24] Jacobs, T.L., et al., "Intensive Meditation Training, Immune Cell Telomerase Activity, and Psychological Mediators," *Psychoneuroendocrinology* 36, no. 5 (June 2011): 664-81, doi:10.1016/j.psyneuen.2010.09.010.
[25] Varma, V. R., et al., "Experience Corps Baltimore: Exploring the Stressors and Rewards of High-Intensity Civic Engagement," *Gerontologist* 55, no. 6 (December 2015): 1038-49, doi:10.1093/geront/gnu011.
[26] Gruenewald, T. L., et al., "The Baltimore Experience Corps Trial: Enhancing Generativity via Intergenerational Activity Engagement in Later Life," *Journals of Gerontology, Series B: Psychological Sciences and Social Sciences*, February 25, 2015, doi:10.1093/geronb/gbv005.
[27] Carlson, M. C., et al., "Impact of the Baltimore Experience Corps Trial on Cortical and Hippocampal Volumes," Alzheimer's & Dementia: *The Journal of the Alzheimer's Association* 11, no. 11 (November 2015): 1340-48, doi:10.1016/j.jalz.2014.12.005.
[28] Sadahiro, R., et al., "Relationship Between Leukocyte Telomere Length and Personality Traits in Healthy Subjects," *European Psychiatry: The Journal of the Association of European Psychiatrists* 30, no. 2 (February 2015): 291-95, doi:10.1016/j.eurpsy.2014.03.003.
[29] Edmonds, G. W., H. C. Côté, and S. E. Hampson, "Childhood Conscientiousness and Leukocyte Telomere Length 40 Years Later in Adult Women—Preliminary Findings of a Prospective Association," *PLOS ONE* 10, no. 7 (2015): e0134077, doi:10.1371/journal.pone.0134077.
[30] Friedman, H. S., and M. L. Kern, "Personality, Wellbeing, and Health," *Annual Review of Psychology* 65 (2014): 719-42.
[31] Costa, D. de S., et al., "Telomere Length Is Highly Inherited and Associated with Hyperactivity-Impulsivity in Children with Attention Deficit/Hyperactivity Disorder," *Frontiers in Molecular Neuroscience* 8 (2015): 28, doi:10.3389/fnmol.2015.00028; and Yim, O. S., et al., "Delay Discounting, Genetic Sensitivity, and Leukocyte Telomere Length," *Proceedings of the National Academy of Sciences of the United States of America* 113, no. 10 (March 8, 2016): 2780-85, doi:10.1073/pnas.1514351113.
[32] Martin, L.R., H. S. Friedman, and J. E. Schwartz, "Personality and Mortality Risk Across the Life Span: The Importance of Conscientiousness as a Biopsychosocial Attribute," *Health Psychology* 26, no. 4 (July 2007): 428-36; and Costa, P. T., Jr., et al., "Personality Facets and All-Cause Mortality Among Medicare Patients Aged 66 to 102 Years: A Follow-On Study of Weiss and Costa (2005)," *Psychosomatic Medicine* 76, no. 5 (June 2014): 370-78, doi:10.1097/PSY.0000000000000070.
[33] Shanahan, M. J., et al., "Conscientiousness, Health, and Aging: The Life Course of Personality Model," *Developmental Psychology* 50, no. 5 (May 2014): 1407-25, doi:10.1037/a0031130.
[34] Raes, F., E. Pommier, K. D. Neff, and D. Van Gucht, "Construction and Factorial Validation of a Short Form of the Self-Compassion Scale," *Clinical Psychology &*

Psychotherapy 18, no. 3 (May-June 2011): 250–55, doi:10.1002/cpp.702.
[35] Breines, J. G., et al., "Self-Compassionate Young Adults Show Lower Salivary Alpha-Amylase Responses to Repeated Psychosocial Stress," *Self Identity* 14, no. 4 (October 1, 2015): 390–402.
[36] Finlay-Jones, A. L., C. S. Rees, and R. T. Kane, "Self-Compassion, Emotion Regulation and Stress Among Australian Psychologists: Testing an Emotion Regulation Model of Self-Compassion Using Structural Equation Modeling," *PLOS ONE* 10, no. 7 (2015): e0133481, doi:10.1371/journal.pone.0133481.
[37] Alda et al., "Zen Meditation, Length of Telomeres, and the Role of Experiential Avoidance and Compassion." (注 15 を参照)
[38] Hoge, E. A., et al., "Loving-Kindness Meditation Practice Associated with Longer Telomeres in Women," *Brain, Behavior, and Immunity* 32 (August 2013): 159–63, doi:10.1016/j.bbi.2013.04.005.
[39] Smeets, E., K. Neff, H. Alberts, and M. Peters, "Meeting Suffering with Kindness: Effects of a Brief Self-Compassion Intervention for Female College Students," *Journal of Clinical Psychology* 70, no. 9 (September 2014): 794–807, doi:10.1002/jclp.22076; and Neff, K. D., and C. K. Germer, "A Pilot Study and Randomized Controlled Trial of the Mindful Self-Compassion Program," *Journal Of Clinical Psychology* 69, no. 1 (January 2013): 28–44, doi:10.1002/jclp.21923.
[40] このエクササイズはネフ博士のウェブサイト http://self-compassion.org/exercise2self-compassion-break/ から引用した。セルフ・コンパッションのはぐくみ方についてのさらなる情報は、K.Neff, *Self-Compassion:The Proven Power of Being Kind to Yourself* (New York: HarperCollins, 2011) を参照。
[41] Valenzuela, M., and P. Sachdev, "Can cognitive exercise prevent the onset of dementia? Systematic review of randomized clinical trials with longitudinal follow-up." *Am J Geriatr Psychiatry*, 2009. 17(3): p. 179–87.

自己評価テスト 2

[1] Scheier, M. F., C. S. Carver, and M. W. Bridges, "Distinguishing Optimism from Neuroticism (and Trait Anxiety, Self-Mastery, and Self-Esteem): A Reevaluation of the Life Orientation Test," *Journal of Personality and Social Psychology* 67, no. 6 (December 1994): 1063–78.
[2] Marshall, Grant N., et al., "Distinguishing Optimism from Pessimism: Relations to Fundamental Dimensions of Mood and Personality," *Journal of Personality and Social Psychology* 62.6 (1992): 1067.
[3] O'Donovan et al., "Pessimism Correlates with Leukocyte Telomere Shortness and Elevated Interleukin-6 in Post-Menopausal Women" (第5章注7を参照); and Ikeda et al., "Pessimistic Orientation in Relation to Telomere Length in Older Men: The VA Normative Aging Study." (注 8 を参照)
[4] Glaesmer, H., et al., "Psychometric Properties and Population-Based Norms of the Life Orientation Test Revised (LOT-R)," *British Journal of Health Psychology* 17, no. 2 (May 2012): 432–45, doi:10.1111 /j.2044-8287.2011.02046.x.
[5] Eckhardt, C., B. Norlander, and J. Deffenbacher, "The Assessment of Anger and Hostility: A Critical Review," *Aggression and Violent Behavior* 9, no. 1 (January 2004): 17–43, doi:10.1016 /S1359-1789(02)00116-7.
[6] Brydon et al., "Hostility and Cellular Aging in Men from the Whitehall II Cohort." (注 4 を参照)
[7] Trapnell, P. D., and J. D. Campbell, "Private Self-Consciousness and the Five-Factor

Model of Personality: Distinguishing Rumination from Reflection," *Journal of Personality and Social Psychology* 76, no. 2 (February 1999) 284–304.
[8] 同上; and Trapnell, P.D., "Rumination-Reflection Questionnaire (RRQ) Shortforms," unpublished data, University of British Columbia (1997).
[9] 同上。
[10] John, O. P., E. M. Donahue, and R. L. Kentle, *The Big Five Inventory-Versions 4a and 54* (Berkeley: University of California, Berkeley, Institute of Personality and Social Research, 1991). このスケールの使用許可を与えてくれたことに、カリフォルニア大学バークレー校のオリヴァー・ジョン博士に感謝する。John, O. P., and S. Srivastava, "The Big-Five Trait Taxonomy: History, Measurement, and Theoretical Perspectives," in *Handbook of Personality: Theory and Research*, ed. L. A. Pervin and O. P. John, 2nd ed. (New York: Guilford Press, 1999): 102–38.
[11] Sadahiro, R., et al., "Relationship Between Leukocyte Telomere Length and Personality Traits in Healthy Subjects," *European Psychiatry* 30, no. 2 (February 2015): 291–95, doi:10.1016/j.eurpsy.2014.03.003, pmid:24768472.
[12] Srivastava, S., et al., "Development of Personality in Early and Middle Adulthood: Set Like Plaster or Persistent Change?" *Journal of Personality and Social Psychology* 84, no. 5 (May 2003): 1041–53, doi:10.1037/0022-3514.84.5.1041.
[13] Ryff, C. D., and C. L. Keyes, "The Structure of Psychological Wellbeing Revisited," *Journal of Personality and Social Psychology* 69, no. 4 (October 1995): 719–27.
[14] Scheier, M. F., et al., "The Life Engagement Test: Assessing Purpose in Life," *Journal of Behavioral Medicine* 29, no. 3 (June 2006): 291–98, doi:10.1007/s10865-005-9044-1.
[15] Pearson, E. L., et al., "Normative Data and Longitudinal Invariance of the Life Engagement Test (LET) in a Community Sample of Older Adults," *Quality of Life Research* 22, no. 2 (March 2013): 327–31, doi:10.1007/s11136-012-0146-2.

第6章

[1] Whiteford, H. A., et al., "Global Burden of Disease Attributable to Mental and Substance Use Disorders: Findings from the Global Burden of Disease Study 2010," *Lancet* 382, no. 9904 (November 9, 2013): 1575–86, doi:10.1016/S0140-6736(13)61611-6.
[2] Verhoeven, J. E., et al., "Anxiety Disorders and Accelerated Cellular Ageing," *British Journal of Psychiatry* 206, no. 5 (May 2015): 371–78.
[3] Cai, N., et al., "Molecular Signatures of Major Depression," *Current Biology* 25, no. 9 (May 4, 2015): 1146–56, doi:10.1016/j.cub.2015.03.008.
[4] Verhoeven, J. E., et al., "Major Depressive Disorder and Accelerated Cellular Aging: Results from a Large Psychiatric Cohort Study," *Molecular Psychiatry* 19, no. 8 (August 2014): 895–901, doi:10.1038/mp.2013.151.
[5] Mamdani, F., et al., "Variable Telomere Length Across Post-Mortem Human Brain Regions and Specific Reduction in the Hippocampus of Major Depressive Disorder," *Translational Psychiatry* 5 (September 15, 2015): e636, doi:10.1038/tp.2015.134.
[6] Zhou, Q. G., et al., "Hippocampal Telomerase Is Involved in the Modulation of Depressive Behaviors," *Journal of Neuroscience* 31, no. 34 (August 24, 2011): 12258–69, doi:10.1523/JNEUROSCI.0805-11.2011.
[7] Wolkowitz, O. M., et al., "PBMC Telomerase Activity, but Not Leukocyte Telomere Length, Correlates with Hippocampal Volume in Major Depression," *Psychiatry Research* 232, no. 1 (April 30, 2015): 58–64, doi:10.1016/j.pscychresns.2015.01.007.
[8] Darrow, S. M., et al., "The Association Between Psychiatric Disorders and Telomere

Length: A Meta-analysis Involving 14,827 Persons," *Psychosomatic Medicine* 78, no. 7 (September 2016): 776–87, doi:10.1097/PSY.0000000000000356.
[9] Cai et al., "Molecular Signatures of Major Depression."（注３を参照）
[10] Verhoeven, J. E., et al., "The Association of Early and Recent Psychosocial Life Stress with Leukocyte Telomere Length," *Psychosomatic Medicine* 77, no. 8 (October 2015): 882–91, doi:10.1097/PSY.0000000000000226.
[11] Verhoeven, J. E., et al., "Major Depressive Disorder and Accelerated Cellular Aging: Results from a Large Psychiatric Cohort Study," *Molecular Psychiatry* 19, no. 8 (August 2014): 895–901, doi:10.1038/mp.2013.151.
[12] 同上。
[13] Cai et al., "Molecular Signatures of Major Depression."（注３を参照）
[14] Eisendrath, S. J., et al., "A Preliminary Study: Efficacy of Mindfulness-Based Cognitive Therapy Versus Sertraline as First-Line Treatments for Major Depressive Disorder," *Mindfulness* 6, no. 3 (June 1, 2015): 475–82, doi:10.1007/s12671-014-0280-8; and Kuyken, W., et al., "The Effectiveness and Cost-Effectiveness of Mindfulness-Based Cognitive Therapy Compared with Maintenance Antidepressant Treatment in the Prevention of Depressive Relapse/Recurrence: Results of a Randomised Controlled Trial (the PREVENT Study)," *Health Technology Assessment* 19, no. 73 (September 2015): 1–124, doi:10.3310/hta19730.
[15] Teasdale, J. D., et al., "Prevention of Relapse/Recurrence in Major Depression by Mindfulness-Based Cognitive Therapy," *Journal of Consulting and Clinical Psychology* 68, no. 4 (August 2000): 615–23.
[16] Teasdale, J., M. Williams, and Z. Segal, *The Mindful Way Workbook: An 8-Week Program to Free Yourself from Depression and Emotional Distress* (New York: Guilford Press, 2014).
[17] Wolfson, W., and E. Epel (2006), "Stress, Post-traumatic Growth, and Leukocyte Aging," poster presentation at the American Psychosomatic Society 64th Annual Meeting, Denver, Colorado, Abstract 1476.
[18] Segal, Z., J. M. G. Williams, and J. Teasdale, *Mindfulness-Based Cognitive Therapy for Depression*, 2nd ed. (New York: Guilford Press, 2013), pp. 74–75.（三分間の呼吸休憩は、マインドフルネス認知療法の一環である。本書ではその修正版を紹介している。）
[19] Bai, Z., et al., "Investigating the Effect of Transcendental Meditation on Blood Pressure: A Systematic Review and Meta-analysis," *Journal of Human Hypertension* 29, no. 11 (November 2015): 653–62. doi:10.1038/jhh.2015.6; and Cernes, R., and R. Zimlichman, "RESPeRATE: The Role of Paced Breathing in Hypertension Treatment," *Journal of the American Society of Hypertension* 9, no. 1 (January 2015): 38–47, doi:10.1016/j.jash.2014.10.002.

リニューアルのための情報１

[1] Morgan, N., M. R. Irwin, M. Chung, and C. Wang, "The Effects of Mind-Body Therapies on the Immune System: Meta-analysis," *PLOS ONE* 9, no. 7 (2014): e100903, doi:10.1371/journal.pone.0100903.
[2] Conklin, Q., et al., "Telomere Lengthening After Three Weeks of an Intensive Insight Meditation Retreat," *Psychoneuroendocrinology* 61 (November 2015): 26–27, doi:10.1016/j.psyneuen.2015.07.462.
[3] Epel, E., et al., "Meditation and Vacation Effects Impact Disease-Associated Molecular Phenotypes," *Translational Psychiatry* (August 2016): 6, e880, doi: 10.1038/tp.2016.164.

[4] Kabat-Zinn, J., *Full Catastrophe Living: Using the Wisdom of Your Body and Mind to Face Stress, Pain, and Illness*, rev. ed. (New York: Bantam Books, 2013).
[5] Lengacher, C. A., et al., "Influence of Mindfulness-Based Stress Reduction (MBSR) on Telomerase Activity in Women with Breast Cancer (BC)," *Biological Research for Nursing* 16, no. 4 (October 2014): 438–47, doi:10.1177/1099800413519495.
[6] Carlson, L. E., et al., "Mindfulness-Based Cancer Recovery and Supportive-Expressive Therapy Maintain Telomere Length Relative to Controls in Distressed Breast Cancer Survivors," *Cancer* 121, no. 3 (February 1, 2015): 476–84, doi:10.1002/cncr.29063.
[7] Black, D. S., et al., "Yogic Meditation Reverses NF-κB- and IRF-Related Transcriptome Dynamics in Leukocytes of Family Dementia Caregivers in a Randomized Controlled Trial," *Psychoneuroendocrinology* 38, no. 3 (March 2013): 348–55, doi:10.1016/j.psyneuen.2012.06.011.
[8] Lavretsky, H., et al., "A Pilot Study of Yogic Meditation for Family Dementia Caregivers with Depressive Symptoms: Effects on Mental Health, Cognition, and Telomerase Activity," *International Journal of Geriatric Psychiatry* 28, no. 1 (January 2013): 57–65, doi:10.1002/gps.3790.
[9] Desveaux, L., A. Lee, R. Goldstein, and D. Brooks, "Yoga in the Management of Chronic Disease: A Systematic Review and Meta-analysis," *Medical Care* 53, no. 7 (July 2015): 653–61, doi:10.1097/MLR.0000000000000372.
[10] Hartley, L., et al., "Yoga for the Primary Prevention of Cardiovascular Disease," *Cochrane Database of Systematic Reviews* 5 (May 13, 2014): CD010072, doi:10.1002/14651858.CD010072.pub2.
[11] Lu, Y. H., B. Rosner, G. Chang, and L. M. Fishman, "Twelve-Minute Daily Yoga Regimen Reverses Osteoporotic Bone Loss," *Topics in Geriatric Rehabilitation* 32, no. 2 (April 2016): 81–87.
[12] Liu, X., et al., "A Systematic Review and Meta-analysis of the Effects of Qigong and Tai Chi for Depressive Symptoms," *Complementary Therapies in Medicine* 23, no. 4 (August 2015): 516–34, doi:10.1016/j.ctim.2015.05.001.
[13] Freire, M. D., and C. Alves, "Therapeutic Chinese Exercises (Qigong) in the Treatment of Type 2 Diabetes Mellitus: A Systematic Review," *Diabetes & Metabolic Syndrome: Clinical Research & Reviews* 7, no. 1 (March 2013): 56–59, doi:10.1016/j.dsx.2013.02.009.
[14] Ho, R. T. H., et al., "A Randomized Controlled Trial of Qigong Exercise on Fatigue Symptoms, Functioning, and Telomerase Activity in Persons with Chronic Fatigue or Chronic Fatigue Syndrome," *Annals of Behavioral Medicine* 44, no. 2 (October 2012): 160–70, doi:10.1007/s12160-012-9381-6.
[15] Ornish D., et al., "Effect of Comprehensive Lifestyle Changes on Telomerase Activity and Telomere Length in Men with Biopsy-Proven Low-Risk Prostate Cancer: 5-Year Follow-Up of a Descriptive Pilot Study," *Lancet Oncology* 14, no. 11 (October 2013): 1112–20, doi: 10.1016/S1470-2045(13)70366-8.

自己評価テスト3

[1] Ahola, K., et al., "Work-Related Exhaustion and Telomere Length: A Population-Based Study," *PLOS ONE* 7, no. 7 (2012): e40186, doi:10.1371/journal.pone.0040186.
[2] Damjanovic, A. K., et al., "Accelerated Telomere Erosion Is Associated with a Declining Immune Function of Caregivers of Alzheimer's Disease Patients," *Journal of Immunology* 179, no. 6 (September 15, 2007): 4249–54.
[3] Geronimus, A. T., et al., "Race-Ethnicity, Poverty, Urban Stressors, and Telomere Length

in a Detroit Community-Based Sample," *Journal of Health and Social Behavior* 56, no. 2 (June 2015): 199–224, doi:10.1177/0022146515582100.

[4] Darrow, S. M., et al., "The Association Between Psychiatric Disorders and Telomere Length: A Meta-analysis Involving 14,827 Persons," *Psychosomatic Medicine* 78, no. 7 (September 2016): 776–87, doi:10.1097/PSY.0000000000000356; and Lindqvist, D., et al, "Psychiatric Disorders and Leukocyte Telomere Length: Underlying Mechanisms Linking Mental Illness with Cellular Aging," *Neuroscience & Biobehavioral Reviews* 55 (August 2015): 333–64, doi:10.1016/j.neubiorev.2015.05.007.

[5] Mitchell, P. H., et al., "A Short Social Support Measure for Patients Recovering from Myocardial Infarction: The ENRICHD Social Support Inventory," *Journal of Cardiopulmonary Rehabilitation* 23, no. 6 (November–December 2003): 398–403.

[6] Zalli, A., et al., "Shorter Telomeres with High Telomerase Activity Are Associated with Raised Allostatic Load and Impoverished Psychosocial Resources," *Proceedings of the National Academy of Sciences of the United States of America* 111, no. 12 (March 25, 2014): 4519–24, doi:10.1073/pnas.1322145111; and Carroll, J. E., A. V. Diez Roux, A. L. Fitzpatrick, and T. Seeman, "Low Social Support Is Associated with Shorter Leukocyte Telomere Length in Late Life: Multi-Ethnic Study of Atherosclerosis," *Psychosomatic Medicine* 75, no. 2 (February 2013): 171–77, doi:10.1097/PSY.0b013e31828233bf.

[7] Carroll et al., "Low Social Support Is Associated with Shorter Leukocyte Telomere Length in Late Life: Multi-ethnic Study of Atherosclerosis."（注6を参照）

[8] Kiernan, M., et al., "The Stanford Leisure-Time Activity Categorical Item (L-Cat): A Single Categorical Item Sensitive to Physical Activity Changes in Overweight/Obese Women," *International Journal of Obesity* (2005) 37, no. 12 (December 2013): 1597–1602, doi:10.1038/ijo.2013.36.

[9] Puterman, E., et al., "The Power of Exercise: Buffering the Effect of Chronic Stress on Telomere Length," *PLOS ONE* 5, no. 5 (2010): e10837, doi:10.1371/journal.pone.0010837; and Puterman, E., et al., "Determinants of Telomere Attrition over One Year in Healthy Older Women: Stress and Health Behaviors Matter," *Molecular Psychiatry* 20, no. 4 (April 2015): 529–35, doi:10.1038/mp.2014.70.

[10] Werner, C., A. Hecksteden, J. Zundler, M. Boehm, T. Meyer, and U. Laufs, "Differential Effects of Aerobic Endurance, Interval and Strength Endurance Training on Telomerase Activity and Senescence Marker Expression in Circulating Mononuclear Cells," *European Heart Journal* 36 (2015)（要約を補足）: P2370.

[11] Buysse, D. J., et al., "The Pittsburgh Sleep Quality Index: A New Instrument for Psychiatric Practice and Research," *Psychiatry Research* 28, no. 2 (May 1989): 193–213.

[12] Prather, A. A., et al., "Tired Telomeres: Poor Global Sleep Quality, Perceived Stress, and Telomere Length in Immune Cell Subsets in Obese Men and Women," *Brain, Behavior, and Immunity* 47 (July 2015): 155–162, doi:10.1016/j.bbi.2014.12.011.

[13] Farzaneh-Far, R., et al., "Association of Marine Omega-3 Fatty Acid Levels with Telomeric Aging in Patients with Coronary Heart Disease," *JAMA* 303, no. 3 (January 20, 2010): 250–57, doi:10.1001/jama.2009.2008.

[14] Lee, J. Y., et al., "Association Between Dietary Patterns in the Remote Past and Telomere Length," *European Journal of Clinical Nutrition* 69, no. 9 (September 2015): 1048–52, doi:10.1038/ejcn.2015.58.

[15] Kiecolt-Glaser, J. K., et al., "Omega-3 Fatty Acids, Oxidative Stress, and Leukocyte Telomere Length: A Randomized Controlled Trial," *Brain, Behavior, and Immunity* 28 (February 2013): 16–24, doi:10.1016/j.bbi.2012.09.004.

[16] Lee et al., "Association Between Dietary Patterns in the Remote Past and Telomere Length" (注 14 を参照); Leung, C. W., et al., "Soda and Cell Aging: Associations Between Sugar-Sweetened Beverage Consumption and Leukocyte Telomere Length in Healthy Adults from the National Health and Nutrition Examination Surveys," *American Journal of Public Health* 104, no. 12 (December 2014): 2425-31, doi:10.2105 / AJPH.2014.302151; and Leung, C., et al., "Sugary Beverage and Food Consumption and Leukocyte Telomere Length Maintenance in Pregnant Women," *European Journal of Clinical Nutrition* (June 2016): doi:10.1038/ejcn.2016.v93.
[17] Nettleton, J. A., et al., "Dietary Patterns, Food Groups, and Telomere Length in the Multi-ethnic Study of Atherosclerosis (MESA)," *American Journal of Clinical Nutrition* 88, no. 5 (November 2008): 1405-12.
[18] Valdes, A. M., et al., "Obesity, Cigarette Smoking, and Telomere Length in Women," *Lancet* 366, no. 9486 (August 20-26, 2005): 662-664; and McGrath, M., et al., "Telomere Length, Cigarette Smoking, and Bladder Cancer Risk in Men and Women," *Cancer Epidemiology, Biomarkers, and Prevention* 16, no. 4 (April 2007): 815-19.
[19] Kahl, V. F., et al., "Telomere Measurement in Individuals Occupationally Exposed to Pesticide Mixtures in Tobacco Fields," *Environmental and Molecular Mutagenesis* 57, no. 1 (January 2016): 74-84, doi:10.1002/em.21984.
[20] Pavanello, S., et al., "Shorter Telomere Length in Peripheral Blood Lymphocytes of Workers Exposed to Polycyclic Aromatic Hydrocarbons," *Carcinogenesis* 31, no. 2 (February 2010): 216-21, doi:10.1093/carcin/bgp278.
[21] Hou, L., et al., "Air Pollution Exposure and Telomere Length in Highly Exposed Subjects in Beijing, China: A Repeated-Measure Study," *Environment International* 48 (November 1, 2012): 71-77, doi:10.1016/j.envint.2012.06.020; and Hoxha, M., et al., "Association Between Leukocyte Telomere Shortening and Exposure to Traffic Pollution: A Cross-Sectional Study on Traffic Officers and Indoor Office Workers," *Environmental Health* 8 (September 21, 2009): 41, doi:10.1186/1476-069X-8-41.
[22] Wu, Y., et al., "High Lead Exposure Is Associated with Telomere Length Shortening in Chinese Battery Manufacturing Plant Workers," *Occupational and Environmental Medicine* 69, no. 8 (August 2012): 557-63, doi:10.1136/oemed-2011-100478.
[23] Pavanello et al., "Shorter Telomere Length in Peripheral Blood Lymphocytes of Workers Exposed to Polycyclic Aromatic Hydrocarbons" (注 20 を 参 照); and Bin, P., et al., "Association Between Telomere Length and Occupational Polycyclic Aromatic Hydrocarbons Exposure," *Zhonghua Yu Fang Yi Xue Za Zhi* 44, no. 6 (June 2010): 535-38. (中国語の記事より)

第 7 章

[1] Najarro, K., et al., "Telomere Length as an Indicator of the Robustness of B- and T-Cell Response to Influenza in Older Adults," *Journal of Infectious Diseases* 212, no. 8 (October 15, 2015): 1261-69, doi:10.1093/infdis/jiv202.
[2] Simpson, R. J., et al., "Exercise and the Aging Immune System," *Ageing Research Reviews* 11, no. 3 (July 2012): 404-20, doi:10.1016/j.arr.2012.03.003.
[3] Cherkas, L. F., et al., "The Association Between Physical Activity in Leisure Time and Leukocyte Telomere Length," *Archives of Internal Medicine* 168, no. 2 (January 28, 2008): 154-58, doi:10.1001/archinternmed.2007.39.
[4] Loprinzi, P. D., "Leisure-Time Screen-Based Sedentary Behavior and Leukocyte Telomere Length: Implications for a New Leisure-Time Screen-Based Sedentary Behavior Mechanism," *Mayo Clinic Proceedings* 90, no. 6 (June 2015): 786-90, doi:10.1016/

j.mayocp.2015.02.018; and Sjogren, P., et al., "Stand Up for Health—Avoiding Sedentary Behaviour Might Lengthen Your Telomeres: Secondary Outcomes from a Physical Activity RCT in Older People," *British Journal of Sports Medicine* 48, no 19 (October 2014): 1407-09,doi:10.1136/bjsports-2013-093342.
[5] Werner, C., et al., "Differential Effects of Aerobic Endurance, Interval and Strength Endurance Training on Telomerase Activity and Senescence Marker Expression in Circulating Mononuclear Cells," *European Heart Journal* 36（要約を補足）(August 2015): P2370, http://eurheartj.oxfordjournals.org/content/ehj/36/suppl_1/163.full.pdf.
[6] Loprinzi, P. D., J. P. Loenneke, and E. H. Blackburn, "Movement-Based Behaviors and Leukocyte Telomere Length among US Adults," *Medicine and Science in Sports and Exercise* 47, no. 11 (November 2015): 2347-52, doi:10.1249/MSS.0000000000000695.
[7] Chilton, W. L., et al., "Acute Exercise Leads to Regulation of Telomere-Associated Genes and MicroRNA Expression in Immune Cells," *PLOS ONE* 9, no. 4 (2014): e92088, doi:10.1371/journal.pone.0092088.
[8] Denham, J., et al., "Increased Expression of Telomere-Regulating Genes in Endurance Athletes with Long Leukocyte Telomeres," *Journal of Applied Physiology* (1985) 120, no. 2 (January 15, 2016): 148-58, doi:10.1152/japplphysiol.00587.2015.
[9] Rana, K. S., et al., "Plasma Irisin Levels Predict Telomere Length in Healthy Adults," *Age* 36, no. 2 (April 2014): 995-1001, doi:10.1007 /s11357-014-9620-9.
[10] Mooren, F. C., and K. Kruger, "Exercise, Autophagy, and Apoptosis," *Progress in Molecular Biology and Translational Science* 135 (2015): 407-22, doi:10.1016/bs.pmbts.2015.07.023.
[11] Hood, D. A., et al., "Exercise and the Regulation of Mitochondrial Turnover," *Progress in Molecular Biology and Translational Science* 135 (2015): 99-127, doi:10.1016/bs.pmbts.2015.07.007.
[12] Loprinzi, P. D., "Cardiorespiratory Capacity and Leukocyte Telomere Length Among Adults in the United States," *American Journal of Epidemiology* 182, no. 3 (August 1, 2015): 198-201, doi:10.1093/aje/kwv056.
[13] Krauss, J., et al., "Physical Fitness and Telomere Length in Patients with Coronary Heart Disease: Findings from the Heart and Soul Study," *PLOS ONE* 6, no. 11 (2011): e26983, doi:10.1371/journal.pone.0026983.
[14] Denham, J., et al., "Longer Leukocyte Telomeres Are Associated with Ultra-Endurance Exercise Independent of Cardiovascular Risk Factors," *PLOS ONE* 8, no. 7 (2013): e69377, doi:10.1371/journal.pone .0069377.
[15] Denham et al., "Increased Expression of Telomere-Regulating Genes in Endurance Athletes with Long Leukocyte Telomeres."（注8を参照）
[16] Laine, M. K., et al., "Effect of Intensive Exercise in Early Adult Life on Telomere Length in Later Life in Men," *Journal of Sports Science and Medicine* 14, no. 2 (June 2015): 239-45.
[17] Werner, C., et al., "Physical Exercise Prevents Cellular Senescence in Circulating Leukocytes and in the Vessel Wall," *Circulation* 120, no. 24 (December 15, 2009): 2438-47, doi:10.1161/CIRCULATIONAHA.109.861005.
[18] Sasenroth, D., et al., "Sports and Exercise at Different Ages and Leukocyte Telomere Length in Later Life—Data from the Berlin Aging Study II (BASE-II)," *PLOS ONE* 10, no. 12 (2015): e0142131, doi:10.1371/journal.pone.0142131.
[19] Collins, M., et al., "Athletes with Exercise-Associated Fatigue Have Abnormally Short Muscle DNA Telomeres," *Medicine and Science in Sports and Exercise* 35, no. 9

(September 2003): 1524–28.
[20] Wichers, M., et al., "A Time-Lagged Momentary Assessment Study on Daily Life Physical Activity and Affect," *Health Psychology* 31, no. 2 (March 2012): 135–144, doi:10.1037/a0025688.
[21] Von Haaren, B., et al., "Does a 20-Week Aerobic Exercise Training Programme Increase Our Capabilities to Buffer Real-Life Stressors? A Randomized, Controlled Trial Using Ambulatory Assessment," *European Journal of Applied Physiology* 116, no. 2 (February 2016): 383–94, doi:10.1007/s00421-015-3284-8.
[22] Puterman, E., et al., "The Power of Exercise: Buffering the Effect of Chronic Stress on Telomere Length," *PLOS ONE* 5, no. 5 (2010): e10837, doi:10.1371/journal.pone.0010837.
[23] Puterman, E., et al., "Multisystem Resiliency Moderates the Major Depression–Telomere Length Association: Findings from the Heart and Soul Study," *Brain, Behavior, and Immunity* 33 (October 2013): 65–73, doi:10.1016/j.bbi.2013.05.008.
[24] Werner et al., "Differential Effects of Aerobic Endurance, Interval and Strength Endurance Training on Telomerase Activity and Senescence Marker Expression in Circulating Mononuclear Cells."（注5を参照）
[25] Masuki, S., et al., "The Factors Affecting Adherence to a Long-Term Interval Walking Training Program in Middle-Aged and Older People," *Journal of Applied Physiology* (1985) 118, no. 5 (March 1, 2015): 595–603, doi:10.1152/japplphysiol.00819.2014.
[26] Loprinzi, "Leisure-Time Screen-Based Sedentary Behavior and Leukocyte Telomere Length."（注4を参照）

第8章

[1] "Lack of Sleep Is Affecting Americans, Finds the National Sleep Foundation," National Sleep Foundation, https://sleepfoundation.org/media-center/press-release/lack-sleep-affecting-americans-finds-the-national-sleep-foundation（2015年9月29日にアクセス).
[2] Carroll, J. E., et al., "Insomnia and Telomere Length in Older Adults," *Sleep* 39, no. 3 (March 1, 2016): 559–64, doi:10.5665/sleep.5526.
[3] Micic, G., et al., "The Etiology of Delayed Sleep Phase Disorder," *Sleep Medicine Reviews* 27 (June 2016): 29–38, doi:10.1016/j.smrv.2015.06.004.
[4] Sachdeva, U. M., and C. B. Thompson, "Diurnal Rhythms of Autophagy: Implications for Cell Biology and Human Disease," *Autophagy* 4, no. 5 (July 2008): 581–89.
[5] Gonnissen, H. K. J., T. Hulshof, and M. S. Westerterp-Plantenga, "Chronobiology, Endocrinology, and Energy-and-Food-Reward Homeostasis," *Obesity Reviews* 14, no. 5 (May 2013): 405–16, doi:10.1111/obr.12019.
[6] Van der Helm, E., and M. P. Walker, "Sleep and Emotional Memory Processing," *Journal of Clinical Sleep Medicine* 6, no. 1 (March 2011): 31–43.
[7] Meerlo, P., A. Sgoifo, and D. Suchecki, "Restricted and Disrupted Sleep: Effects on Autonomic Function, Neuroendocrine Stress Systems and Stress Responsivity," *Sleep Medicine Reviews* 12, no. 3 (June 2008): 197–210, doi:10.1016/j.smrv.2007.07.007.
[8] Walker, M. P., "Sleep, Memory, and Emotion," *Progress in Brain Research* 185 (2010): 49–68, doi:10.1016/B978-0-444-53702-7.00004-X.
[9] Lee, K. A., et al., "Telomere Length Is Associated with Sleep Duration but Not Sleep Quality in Adults with Human Immunodeficiency Virus," *Sleep* 37, no. 1 (January 1, 2014): 157–66, doi:10.5665/sleep.3328; and Cribbet, M. R., et al., "Cellular Aging and Restorative Processes: Subjective Sleep Quality and Duration Moderate the Association Between Age and Telomere Length in a Sample of Middle-Aged and Older Adults," *Sleep*

37, no. 1 (January 1, 2014): 65–70, doi:10.5665/sleep.3308.
[10] Jackowska, M., et. al., “Short Sleep Duration Is Associated with Shorter Telomere Length in Healthy Men: Findings from the Whitehall II Cohort Study,” PLOS ONE 7, no. 10 (2012): e47292, doi:10.1371/journal.pone.0047292.
[11] Cribbet et al., “Cellular Aging and Restorative Processes.” (注 9 を参照)
[12] 同上。
[13] Prather, A. A., et al., “Tired Telomeres: Poor Global Sleep Quality, Perceived Stress, and Telomere Length in Immune Cell Subsets in Obese Men and Women,” *Brain, Behavior, and Immunity* 47 (July 2015): 155–62, doi:10.1016/j.bbi.2014.12.011.
[14] Chen, W. D., et al., “The Circadian Rhythm Controls Telomeres and Telomerase Activity,” *Biochemical and Biophysical Research Communications* 451, no. 3 (August 29, 2014): 408–14, doi:10.1016/j.bbrc.2014.07.138.
[15] Ong, J., and D. Sholtes, “A Mindfulness-Based Approach to the Treatment of Insomnia,” *Journal of Clinical Psychology* 66, no. 11 (November 2010): 1175–84, doi:10.1002/jclp.20736.
[16] Ong, J. C., et al., “A Randomized Controlled Trial of Mindfulness Meditation for Chronic Insomnia,” *Sleep* 37, no. 9 (September 1, 2014): 1553–63B, doi:10.5665/sleep.4010.
[17] Chang, A. M., D. Aeschbach, J. F. Duffy, and C. A. Czeisler, “Evening Use of Light-Emitting eReaders Negatively Affects Sleep, Circadian Timing, and Next-Morning Alertness,” *Proceedings of the National Academy of Sciences of the United States of America* 112, no. 4 (January 2015): 1232–37, doi:10.1073/pnas.1418490112.
[18] Dang-Vu, T. T., et al., “Spontaneous Brain Rhythms Predict Sleep Stability in the Face of Noise,” *Current Biology* 20, no. 15 (August 10, 2010): R626–27, doi:10.1016/j.cub.2010.06.032.
[19] Griefhan, B., P. Brode, A. Marks, and M. Basner, “Autonomic Arousals Related to Traffic Noise During Sleep,” *Sleep* 31, no. 4 (April 2008): 569–77.
[20] Savolainen, K., et al., “The History of Sleep Apnea Is Associated with Shorter Leukocyte Telomere Length: The Helsinki Birth Cohort Study,” *Sleep Medicine* 15, no. 2 (February 2014): 209–12, doi:10.1016/j.sleep.2013.11.779.
[21] Salihu, H. M., et al., “Association Between Maternal Symptoms of Sleep Disordered Breathing and Fetal Telomere Length,” *Sleep* 38, no. 4 (April 1, 2015): 559–66, doi:10.5665/sleep.4570.
[22] Shin, C., C. H. Yun, D. W. Yoon, and I. Baik, “Association Between Snoring and Leukocyte Telomere Length,” *Sleep* 39, no. 4 (April 1, 2016): 767–72, doi:10.5665/sleep.5624.

第 9 章

[1] Mundstock, E., et al., “Effect of Obesity on Telomere Length: Systematic Review and Meta-analysis,” *Obesity* (Silver Spring) 23, no. 11 (November 2015): 2165–74, doi:10.1002/oby.21183.
[2] Bosello, O., M. P. Donataccio, and M. Cuzzolaro, “Obesity or Obesities? Controversies on the Association Between Body Mass Index and Premature Mortality,” *Eating and Weight Disorders* 21, no. 2 (June 2016): 165–74, doi:10.1007/s40519-016-0278-4.
[3] Farzaneh-Far, R., et al., “Telomere Length Trajectory and Its Determinants in Persons with Coronary Artery Disease: Longitudinal Findings from the Heart and Soul Study,” *PLOS ONE* 5, no. 1 (January 2010): e8612, doi:10.1371/journal.pone.0008612.
[4] “IDF Diabetes Atlas, Sixth Edition,” International Diabetes Federation, http://www.idf.org/atlasmap/atlasmap?indicator=i1&date=2014 (2015 年 9 月 16 日にアクセス).
[5] Farzaneh-Far et al., “Telomere Length Trajectory and Its Determinants in Persons with

Coronary Artery Disease."（注３を参照）
[6] Verhulst, S., et al., "A Short Leucocyte Telomere Length Is Associated with Development of Insulin Resistance," *Diabetologia* 59, no. 6 (June 2016): 1258-65, doi:10.1007/s00125-016-3915-6.
[7] Zhao, J., et al., "Short Leukocyte Telomere Length Predicts Risk of Diabetes in American Indians: The Strong Heart Family Study," *Diabetes* 63, no. 1 (January 2014): 354-62, doi:10.2337/db13-0744.
[8] Willeit, P., et al., "Leucocyte Telomere Length and Risk of Type 2 Diabetes Mellitus: New Prospective Cohort Study and Literature-Based Meta-analysis," *PLOS ONE* 9, no. 11 (2014): e112483, doi:10.1371/journal .pone.0112483.
[9] Guo, N., et al., "Short Telomeres Compromise β-Cell Signaling and Survival," *PLOS ONE* 6, no. 3 (2011): e17858, doi:10.1371/journal .pone.0017858.
[10] Formichi, C., et al., "Weight Loss Associated with Bariatric Surgery Does Not Restore Short Telomere Length of Severe Obese Patients after 1 Year," *Obesity Surgery* 24, no. 12 (December 2014): 2089-93, doi:10.1007/s11695-014-1300-4.
[11] Gardner, J. P., et al., "Rise in Insulin Resistance is Associated with Escalated Telomere Attrition," *Circulation* 111, no. 17 (May 3, 2005): 2171-77.
[12] Fothergill, E., J. Guo, L. Howard, J. C. Kerns, N. D. Knuth, R. Brychta, K. Y. Chen, et al., "Persistent Metabolic Adaptation Six Years after The Biggest Loser Competition," *Obesity* (Silver Spring, Md.), May 2, 2016, doi:10.1002/oby.21538.
[13] Kim, S., et al., "Obesity and Weight Gain in Adulthood and Telomere Length," *Cancer Epidemiology, Biomarkers & Prevention* 18, no. 3 (March 2009): 816-20, doi:10.1158/1055-9965.EPI-08-0935.
[14] Cottone, P., et al., "CRF System Recruitment Mediates Dark Side of Compulsive Eating," *Proceedings of the National Academy of Sciences of the United States of America* 106, no. 47 (November 2009): 20016-20, doi:0.1073/pnas.0908789106.
[15] Tomiyama, A. J., et al., "Low Calorie Dieting Increases Cortisol," *Psychosomatic Medicine* 72, no. 4 (May 2010): 357-64, doi:10.1097/PSY.0b013e3181d9523c.
[16] Kiefer, A., J. Lin, E. Blackburn, and E. Epel, "Dietary Restraint and Telomere Length in Pre-and Post-Menopausal Women," *Psychosomatic Medicine* 70, no. 8 (October 2008): 845-49, doi:10.1097/PSY.0b013e318187d05e.
[17] Hu, F. B., "Resolved: There Is Sufficient Scientific Evidence That Decreasing Sugar-Sweetened Beverage Consumption Will Reduce the Prevalence of Obesity and Obesity-Related Diseases," *Obesity Reviews* 14, no. 8 (August 2013): 606-19, doi:10.1111/obr.12040; and Yang, Q., et al., "Added Sugar Intake and Cardiovascular Diseases Mortality Among U.S. Adults," *JAMA Internal Medicine* 174, no. 4 (April 2014): 516-24, doi:10.1001/jamainternmed.2013.13563.
[18] Schulte, E. M., N. M. Avena, and A. N. Gearhardt, "Which Foods May Be Addictive? The Roles of Processing, Fat Content, and Glycemic Load," *PLOS ONE* 10, no. 2 (February 18, 2015): e0117959, doi:10.1371/journal.pone.0117959.
[19] Lustig, R. H., et al., "Isocaloric Fructose Restriction and Metabolic Improvement in Children with Obesity and Metabolic Syndrome," *Obesity* 2 (February 24, 2016): 453-60, doi:10.1002/oby.21371, epub October 26, 2015.
[20] Incollingo Belsky, A. C., E. S. Epel, and A. J. Tomiyama, "Clues to Maintaining Calorie Restriction? Psychosocial Profiles of Successful Long-Term Restrictors," *Appetite* 79 (August 2014): 106-12, doi:10.1016/j.appet.2014.04.006.
[21] Wang, C., et al., "Adult-Onset, Short-Term Dietary Restriction Reduces Cell Senescence in Mice," *Aging* 2, no. 9 (September 2010): 555-66.

[22] Daubenmier, J., et al., "Changes in Stress, Eating, and Metabolic Factors Are Related to Changes in Telomerase Activity in a Randomized Mindfulness Intervention Pilot Study," *Psychoneuroendocrinology* 37, no. 7 (July 2012): 917–28, doi:10.1016/j.psyneuen.2011.10.008.

[23] Mason, A. E., et al., "Effects of a Mindfulness-Based Intervention on Mindful Eating, Sweets Consumption, and Fasting Glucose Levels in Obese Adults: Data from the SHINE Randomized Controlled Trial," *Journal of Behavioral Medicine* 39, no. 2 (April 2016): 201–13, doi:10.1007/s10865-015-9692-8.

[24] Kristeller, J., with A. Bowman, *The Joy of Half a Cookie: Using Mindfulness to Lose Weight and End the Struggle with Food* (New York: Perigee, 2015). www.mindfuleatingtraining.com, www.mb-eat.com も参照.

第10章

[1] Jurk, D., et al., "Chronic Inflammation Induces Telomere Dysfunction and Accelerates Ageing in Mice," *Nature Communications* 2 (June 24, 2104): 4172, doi:10.1038/ncomms5172.

[2] "What You Eat Can Fuel or Cool Inflammation, A Key Driver of Heart Disease, Diabetes, and Other Chronic Conditions," Harvard Medical School, Harvard Health Publications, http://www.health.harvard.edu/family_health_guide/what-you-eat-can-fuel-or-cool-inflammation-a-key-driver-of-heart-disease-diabetes-and-other-chronic-conditions (2015年11月27日にアクセス).

[3] Weischer, M., S. E. Bojesen, and B. G. Nordestgaard, "Telomere Shortening Unrelated to Smoking, Body Weight, Physical Activity, and Alcohol Intake: 4,576 General Population Individuals with Repeat Measurements 10 Years Apart," *PLOS Genetics* 10, no. 3 (March 13, 2014): e1004191, doi:10.1371/journal.pgen.1004191; and Pavanello, S., et al., "Shortened Telomeres in Individuals with Abuse in Alcohol Consumption," *International Journal of Cancer* 129, no. 4 (August 15, 2011): 983–92.doi:10.1002/ijc.25999.

[4] Cassidy, A., et al., "Higher Dietary Anthocyanin and Flavonol Intakes Are Associated with Anti-inflammatory Effects in a Population of U.S. Adults," *American Journal of Clinical Nutrition* 102, no. 1 (July 2015): 172–81, doi:10.3945/ajcn.115.108555.

[5] Farzaneh-Far, R., et al., "Association of Marine Omega-3 Fatty Acid Levels with Telomeric Aging in Patients with Coronary Heart Disease," *JAMA* 303, no. 3 (January 20, 2010): 250–57, doi:10.1001/jama.2009.2008.

[6] Goglin, S., et al., "Leukocyte Telomere Shortening and Mortality in Patients with Stable Coronary Heart Disease from the Heart and Soul Study," *PLOS ONE* (2016), in press.

[7] Farzaneh-Far et al., "Association of Marine Omega-3 Fatty Acid Levels with Telomeric Aging in Patients with Coronary Heart Disease." (注5を参照)

[8] Kiecolt-Glaser, J. K., et. al., "Omega-3 Fatty Acids, Oxidative Stress, and Leukocyte Telomere Length: A Randomized Controlled Trial," *Brain, Behavior, and Immunity* 28 (February 2013): 16–24, doi:10.1016/j.bbi.2012.09.004.

[9] Glei, D. A., et al., "Shorter Ends, Faster End? Leukocyte Telomere Length and Mortality Among Older Taiwanese," *Journals of Gerontology, Series A: Biological Sciences and Medical Sciences* 70, no. 12 (December 2015): 1490–98, doi:10.1093/gerona/glu191.

[10] Debreceni, B., and L. Debreceni, "The Role of Homocysteine-Lowering B-Vitamins in the Primary Prevention of Cardiovascular Disease," *Cardiovascular Therapeutics* 32, no. 3 (June 2014): 130–38, doi:10.1111/1755-5922.12064.

[11] Kawanishi, S., and S. Oikawa, "Mechanism of Telomere Shortening by Oxidative Stress," *Annals of the New York Academy of Sciences* 1019 (June 2004): 278–84.

[12] Haendeler, J., et al., "Hydrogen Peroxide Triggers Nuclear Export of Telomerase Reverse Transcriptase via Src Kinase Familiy-Dependent Phosphorylation of Tyrosine 707," *Molecular and Cellular Biology* 23, no. 13 (July 2003): 4598–610.
[13] Adelfalk, C., et al., "Accelerated Telomere Shortening in Fanconi Anemia Fibroblasts—a Longitudinal Study," *FEBS Letters* 506, no. 1 (September 28, 2001): 22–26.
[14] Xu, Q., et al., "Multivitamin Use and Telomere Length in Women," *American Journal of Clinical Nutrition* 89, no. 6 (June 2009): 1857–63, doi:10.3945/ajcn.2008.26986, epub March 11, 2009.
[15] Paul, L., et al., "High Plasma Folate Is Negatively Associated with Leukocyte Telomere Length in Framingham Offspring Cohort," *European Journal of Nutrition* 54, no. 2 (March 2015): 235–41, doi:10.1007/s00394-014-0704-1.
[16] Wojcicki, J., et al., "Early Exclusive Breastfeeding Is Associated with Longer Telomeres in Latino Preschool Children," *American Journal of Clinical Nutrition* (July 20, 2016), doi:10.3945/ajcn.115.115428.
[17] Leung, C. W., et al., "Soda and Cell Aging: Associations between Sugar-Sweetened Beverage Consumption and Leukocyte Telomere Length in Healthy Adults from the National Health and Nutrition Examination Surveys," *American Journal of Public Health* 104, no. 12 (December 2014): 2425–31, doi:10.2105/AJPH.2014.302151.
[18] Wojcicki, et al "Early Exclusive Breastfeeding Is Associated with Longer Telomeres in Latino Preschool Children." (注16を参照)
[19] "Peppermint Mocha," Starbucks, http://www.starbucks.com/menu/drinks/espresso/peppermint-mocha#size=179560&milk=63&whip=125 (2015年9月29日にアクセス).
[20] Pilz, S., M. Grubler, M. Gaksch, V. Schwetz, C. Trummer, B. O. Hartaigh, N. Verheyen, A. Tomaschitz, and W. Marz, "Vitamin D and Mortality," *Anticancer Research* 36, no. 3 (March 2016): 1379–87.
[21] Zhu et al., "Increased Telomerase Activity and Vitamin D Supplementation in Overweight African Americans," *International Journal of Obesity* (June 2012): 805–09, doi:10.1038/ijo.2011.197.
[22] Boccardi, V., et al., "Mediterranean Diet, Telomere Maintenance and Health Status Among Elderly," *PLOS ONE* 8, no.4 (April 30, 2013): e62781, doi:10.1371/journal.pone.0062781.
[23] Lee, J. Y., et al., "Association Between Dietary Patterns in the Remote Past and Telomere Length," *European Journal of Clinical Nutrition* 69, no. 9 (September 2015): 1048–52, doi:10.1038/ejcn.2015.58.
[24] 同上。
[25] "IARC Monographs Evaluate Consumption of Red Meat and Processed Meat," World Health Organization, International Agency for Research on Cancer, press release, October 26, 2015, https://www.iarc.fr/en/media-centre/pr/2015/pdfs/pr240_E.pdf.
[26] Nettleton, J. A., et al., "Dietary Patterns, Food Groups, and Telomere Length in the Multi-Ethnic Study of Atherosclerosis (MESA)," *American Journal of Clinical Nutrition* 88, no. 5 (November 2008): 1405–12.
[27] Cardin, R., et al., "Effects of Coffee Consumption in Chronic Hepatitis C: A Randomized Controlled Trial," *Digestive and Liver Disease* 45, no. 6 (June 2013): 499–504, doi:10.1016/j.dld.2012.10.021.
[28] Liu, J. J., M. Crous-Bou, E. Giovannucci, and I. De Vivo, "Coffee Consumption Is Positively Associated with Longer Leukocyte Telomere Length in the Nurses' Health Study." *Journal of Nutrition* 146, no. 7 (July 2016): 1373–78, doi:10.3945/jn.116.230490, epub June 8, 2016.

[29] Lee et al., "Association Between Dietary Patterns in the Remote Past and Telomere Length" (注 23 を 参 照); and Nettleton et al., "Dietary Patterns, Food Groups, and Telomere Length in the Multi-Ethnic Study of Atherosclerosis (MESA)." (注 26 を参照)
[30] García-Calzón, S., et al., "Telomere Length as a Biomarker for Adiposity Changes after a Multidisciplinary Intervention in Overweight/Obese Adolescents: The EVASYON Study," *PLOS ONE* 9, no. 2 (February 24, 2014): e89828, doi:10.1371/journal.pone.0089828.
[31] Lee et al., "Association Between Dietary Patterns in the Remote Past and Telomere Length." (注 23 を参照)
[32] Leung et al., "Soda and Cell Aging." (注 17 を参照)
[33] Tiainen, A. M., et al., "Leukocyte Telomere Length and Its Relation to Food and Nutrient Intake in an Elderly Population," *European Journal of Clinical Nutrition* 66, no. 12 (December 2012):1290–94, doi:10.1038/ejcn.2012.143.
[34] Cassidy, A., et al., "Associations Between Diet, Lifestyle Factors, and Telomere Length in Women," *American Journal of Clinical Nutrition* 91, no. 5 (May 2010): 1273–80, doi:10.3945/ajcn.2009.28947.
[35] Pavanello et al., "Shortened Telomeres in Individuals with Abuse in Alcohol Consumption." (注 3 を参照)
[36] Cassidy et al., "Associations Between Diet, Lifestyle Factors, and Telomere Length in Women." (注 34 を参照)
[37] Tiainen et al., "Leukocyte Telomere Length and Its Relation to Food and Nutrient Intake in an Elderly Population." (注 33 を参照)
[38] Lee et al., "Association Between Dietary Patterns in the Remote Past and Telomere Length." (注 23 を参照)
[39] 同上。
[40] 同上。
[41] Farzaneh-Far et al., "Association of Marine Omega-3 Fatty Acid Levels With Telomeric Aging in Patients with Coronary Heart Disease." (注 5 を参照)
[42] García-Calzón et al., "Telomere Length as a Biomarker for Adiposity Changes after a Multidisciplinary Intervention in Overweight/Obese Adolescents: The EVASYON Study." (注 30 を参照)
[43] Liu et al., "Coffee Consumption Is Positively Associated with Longer Leukocyte Telomere Length in the Nurses' Health Study." (注 28 を参照)
[44] Paul, L., "Diet, Nutrition and Telomere Length," *Journal of Nutritional Biochemistry* 22, no. 10 (October 2011): 895–901, doi:10.1016 /j.jnutbio.2010.12.001.
[45] Richards, J. B., et al., "Higher Serum Vitamin D Concentrations Are Associated with Longer Leukocyte Telomere Length in Women," *American Journal of Clinical Nutrition* 86, no. 5 (November 2007): 1420–25.
[46] Xu et al., "Multivitamin Use and Telomere Length in Women." (注 14 を参照)
[47] Paul et al., "High Plasma Folate Is Negatively Associated with Leukocyte Telomere Length in Framingham Offspring Cohort." (この研究からも、ビタミンとテロメア短縮との相関性が確認された。) (注 15 を参照)
[48] O'Neill, J., T. O. Daniel, and L. H. Epstein, "Episodic Future Thinking Reduces Eating in a Food Court," *Eating Behaviors* 20 (January 2016): 9–13, doi:10.1016/j.eatbeh.2015.10.002.

リニューアルのための情報2

[1] Vasilaki, E. I., S. G. Hosier, and W. M. Cox, "The Efficacy of Motivational Interviewing as a Brief Intervention for Excessive Drinking: A Meta-analytic Review," *Alcohol and Alcoholism* 41, no. 3 (May 2006): 328–35, doi:10.1093/alcalc/agl016; and Lindson-Hawley, N., T. P. Thompson, and R. Begh, "Motivational Interviewing for Smoking Cessation," *Cochrane Database of Systematic Reviews* 3 (March 2, 2015): CD006936, doi:10.1002/14651858.CD006936.pub3.
[2] Sheldon, K. M., A. Gunz, C. P. Nichols, and Y. Ferguson, "Extrinsic Value Orientation and Affective Forecasting: Overestimating the Rewards, Underestimating the Costs," *Journal of Personality* 78, no. 1 (February 2010): 149–78, doi:10.1111/j.1467-6494.2009.00612.x; Kasser, T., and R. M. Ryan, "Further Examining the American Dream: Differential Correlates of Intrinsic and Extrinsic Goals," *Personality and Social Psychology Bulletin* 22, no. 3 (March 1996): 280–87, doi:10.1177/0146167296223006; and Ng, J. Y., et al., "Self-Determination Theory Applied to Health Contexts: A Meta-analysis," *Perspectives on Psychological Science: A Journal of the Association for Psychological Science* 7, no. 4 (July 2012): 325–40, doi:10.1177/1745691612447309.
[3] Ogedegbe, G. O., et al., "A Randomized Controlled Trial of Positive-Affect Intervention and Medication Adherence in Hypertensive African Americans," *Archives of Internal Medicine* 172, no. 4 (February 27, 2012): 322–26, doi:10.1001/archinternmed.2011.1307.
[4] Bandura, A., "Self-Efficacy: Toward a Unifying Theory of Behavioral Change," *Psychological Review* 84, no. 2 (March 1977): 191–215.
[5] B. J. フォッグは、一日の中の節目的な出来事に付随して小さな変化を起こすことを提案している。: "Forget Big Change, Start with a Tiny Habit: BJ Fogg at TEDxFremont," YouTube, https://www.youtube.com/watch?v=AdKUJxjn-R8.
[6] Baumeister, R. F., "Self-Regulation, Ego Depletion, and Inhibition," *Neuropsychologia* 65 (December 2014): 313–19, doi:10.1016/j.neuropsychologia.2014.08.012.

第11章

[1] Needham, B. L., et al., "Neighborhood Characteristics and Leukocyte Telomere Length: The Multi-ethnic Study of Atherosclerosis," *Health & Place* 28 (July 2014): 167–72, doi:10.1016/j.healthplace.2014.04.009.
[2] Geronimus, A. T., et al., "Race-Ethnicity, Poverty, Urban Stressors, and Telomere Length in a Detroit Community-Based Sample," *Journal of Health and Social Behavior* 56, no. 2 (June 2015): 199–224, doi:10.1177/0022146515582100.
[3] Park, M., et al., "Where You Live May Make You Old: The Association Between Perceived Poor Neighborhood Quality and Leukocyte Telomere Length," *PLOS ONE* 10, no. 6 (June 17, 2015): e0128460, doi:10.1371/journal.pone.0128460.
[4] 同上。
[5] Lederbogen, F., et al., "City Living and Urban Upbringing Affect Neural Social Stress Processing in Humans," *Nature* 474, no. 7352 (June 22, 2011): 498–501, doi:10.1038/nature10190.
[6] Park et al., "Where You Live May Make You Old."（注3を参照）
[7] DeSantis, A. S., et al., "Associations of Neighborhood Characteristics with Sleep Timing and Quality: The Multi-ethnic Study of Atherosclerosis," *Sleep* 36, no. 10 (October 1, 2013): 1543–51, doi:10.5665/sleep.3054.
[8] Theall, K. P., et al., "Neighborhood Disorder and Telomeres: Connecting Children's Exposure to Community Level Stress and Cellular Response," *Social Science & Medicine*

(1982) 85 (May 2013): 50–58, doi:10.1016/j.socscimed.2013.02.030.
[9] Woo, J., et al., "Green Space, Psychological Restoration, and Telomere Length," *Lancet* 373, no. 9660 (January 24, 2009): 299–300, doi:10.1016/S0140-6736(09)60094-5.
[10] Roe, J. J., et al., "Green Space and Stress: Evidence from Cortisol Measures in Deprived Urban Communities," *International Journal of Environmental Research and Public Health* 10, no. 9 (September 2013): 4086–103, doi:10.3390/ijerph10094086.
[11] Mitchell, R., and F. Popham, "Effect of Exposure to Natural Environment on Health Inequalities: An Observational Population Study," *Lancet* 372, no. 9650 (November 8, 2008): 1655–60, doi:10.1016/S0140-6736(08)61689-X.
[12] Theall et al., "Neighborhood Disorder and Telomeres."（注 8 を参照）
[13] Robertson, T., et al., "Is Socioeconomic Status Associated with Biological Aging as Measured by Telomere Length?" *Epidemiologic Reviews* 35 (2013): 98–111, doi:10.1093/epirev/mxs001.
[14] Adler, N. E., et al., "Socioeconomic Status and Health: The Challenge of the Gradient," *American Psychologist* 49, no. 1 (January 1994): 15–24.
[15] Cherkas, L. F., et al., "The Effects of Social Status on Biological Aging as Measured by White-Blood-Cell Telomere Length," *Aging Cell* 5, no. 5 (October 2006): 361–65, doi:10.1111/j.1474-9726.2006.00222.x.
[16] "Canary Used for Testing for Carbon Monoxide," Center for Construction Research and Training, Electronic Library of Construction Occupational Safety & Health, http://elcosh.org/video/3801/a000096/canary-used-for-testing-for-carbon-monoxide.html.
[17] Hou, L., et al., "Lifetime Pesticide Use and Telomere Shortening Among Male Pesticide Applicators in the Agricultural Health Study," *Environmental Health Perspectives* 121, no. 8 (August 2013): 919–24, doi:10.1289/ehp.1206432.
[18] Kahl, V. F., et al., "Telomere Measurement in Individuals Occupationally Exposed to Pesticide Mixtures in Tobacco Fields," *Environmental and Molecular Mutagenesis* 57, no. 1 (January 2016), doi:10.1002/em.21984.
[19] 同上。
[20] Zota A. R., et al., "Associations of Cadmium and Lead Exposure with Leukocyte Telomere Length: Findings from National Health and Nutrition Examination Survey, 1999–2002," *American Journal of Epidemiology* 181, no. 2 (January 15, 2015): 127–136, doi:10.1093/aje/kwu293.
[21] "Toxicological Profile for Cadmium," U.S. Department of Health and Human Services, Public Health Service, Agency for Toxic Substances and Disease Registry (Atlanta, Ga., September 2012), http://www.atsdr.cdc.gov/toxprofiles/tp5.pdf.
[22] Lin, S., et al., "Short Placental Telomere Was Associated with Cadmium Pollution in an Electronic Waste Recycling Town in China," *PLOS ONE* 8, no. 4 (2013): e60815, doi:10.1371/journal.pone.0060815.
[23] Zota et al., "Associations of Cadmium and Lead Exposure with Leukocyte Telomere Length."（注 20 を参照）
[24] Wu, Y., et al., "High Lead Exposure Is Associated with Telomere Length Shortening in Chinese Battery Manufacturing Plant Workers," *Occupational and Environmental Medicine* 69, no. 8 (August 2012): 557–63, doi:10.1136/oemed-2011-100478.
[25] 同上。
[26] Pawlas, N., et al., "Telomere Length in Children Environmentally Exposed to Low-to-Moderate Levels of Lead," *Toxicology and Applied Pharmacology* 287, no. 2 (September 1, 2015): 111–18, doi:10.1016/j.taap.2015.05.005.
[27] Hoxha, M., et al., "Association Between Leukocyte Telomere Shortening and Exposure to

Traffic Pollution: A Cross-Sectional Study on Traffic Officers and Indoor Office Workers," *Environmental Health* 8 (2009): 41, doi:10.1186/1476-069X-8-41; Zhang, X., S. Lin, W. E. Funk, and L. Hou, "Environmental and Occupational Exposure to Chemicals and Telomere Length in Human Studies," *Postgraduate Medical Journal* 89, no. 1058 (December 2013): 722–28, doi:10.1136/postgradmedj-2012-101350rep; and Mitro, S. D., L. S. Birnbaum, B. L. Needham, and A. R. Zota, "Cross-Sectional Associations Between Exposure to Persistent Organic Pollutants and Leukocyte Telomere Length Among U.S. Adults in NHANES, 2001–2002," *Environmental Health Perspectives* 124, no. 5 (May 2016): 651–58, doi:10.1289/ehp.1510187.
[28] Bijnens, E., et al., "Lower Placental Telomere Length May Be Attributed to Maternal Residental Traffic Exposure; A Twin Study," *Environment International* 79 (June 2015): 1–7, doi:0.1016/j.envint.2015.02.008.
[29] Ferrario, D., et al., "Arsenic Induces Telomerase Expression and Maintains Telomere Length in Human Cord Blood Cells," *Toxicology* 260, nos. 1–3 (June 16, 2009): 132–41, doi:10.1016/j.tox.2009.03.019; Hou, L., et al., "Air Pollution Exposure and Telomere Length in Highly Exposed Subjects in Beijing, China: A Repeated-Measure Study," *Environment International* 48 (November 1, 2012): 71–77, doi:10.1016/j.envint.2012.06.020; Zhang, X., et al., "Environmental and Occupational Exposure to Chemicals and Telomere Length in Human Studies," ; *Occupational and Environmental Medicine* 70, no.10 (October 2013) : 743-9, doi: 10.1136 / oemed-2012-101350. Epub 2013 Jun 17.; Bassig, B. A., et al., "Alterations in Leukocyte Telomere Length in Workers Occupationally Exposed to Benzene," *Environmental and Molecular Mutagenesis* 55, no. 8 (2014): 673–78, doi:10.1002/em.21880; and Li, H., K. Engstrom, M. Vahter, and K. Broberg, "Arsenic Exposure Through Drinking Water Is Associated with Longer Telomeres in Peripheral Blood," *Chemical Research in Toxicology* 25, no. 11 (November 19, 2012): 2333–39, doi:10.1021/tx300222t.
[30] American Association for Cancer Research, *AACR Cancer Progress Report 2014: Transforming Lives Through Cancer Research,* 2014, http://cancerprogressreport.org/2014/Documents/AACR_CPR_2014.pdf (2015年10月21日にアクセス).
[31] "Cancer Fact Sheet No. 297," World Health Organization, updated February 2015, http://www.who.int/mediacentre/factsheets/fs297/en/ (2015年10月21日にアクセス).
[32] House, J. S., K. R. Landis, and D. Umberson, "Social Relationships and Health," *Science* 241, no. 4865 (July 29, 1988): 540–45; Berkman, L. F., and S. L. Syme, "Social Networks, Host Resistance, and Mortality: A Nine-Year Follow-up Study of Alameda County Residents," *American Journal of Epidemiology* 109, no. 2 (February 1979): 186–204; and Holt-Lunstad, J., T. B. Smith, M. B. Baker, T. Harris, and D. Stephenson, "Loneliness and Social Isolation as Risk Factors for Mortality: A Meta-analytic Review," *Perspectives on Psychological Science: A Journal of the Association for Psychological Science* 10, no. 2 (March 2015): 227–37, doi:10.1177/1745691614568352.
[33] Hermes, G. L., et al., "Social Isolation Dysregulates Endocrine and Behavioral Stress While Increasing Malignant Burden of Spontaneous Mammary Tumors," *Proceedings of the National Academy of Sciences of the United States of America* 106, no. 52 (December 29, 2009): 22393–98, doi:10.1073/pnas.0910753106.
[34] Aydinonat, D., et al., "Social Isolation Shortens Telomeres in African Grey Parrots *(Psittacus erithacus erithacus)*," *PLOS ONE* 9, no. 4 (2014): e93839, doi:10.1371/journal.pone.0093839.
[35] Carroll, J. E., A. V. Diez Roux, A. L. Fitzpatrick, and T. Seeman, "Low Social Support Is

Associated with Shorter Leukocyte Telomere Length in Late Life: Multi-Ethnic Study of Atherosclerosis," *Psychosomatic Medicine* 75, no. 2 (February 2013): 171-77, doi:10.1097/PSY.0b013e31828233bf.

[36] Uchino, B. N., et al., "The Strength of Family Ties: Perceptions of Network Relationship Quality and Levels of C-Reactive Proteins in the North Texas Heart Study," *Annals of Behavioral Medicine* 49, no. 5 (October 2015): 776-81, doi:10.1007/s12160-015-9699-y.

[37] Uchino, B. N., et al., "Social Relationships and Health: Is Feeling Positive, Negative, or Both (Ambivalent) About Your Social Ties Related to Telomeres?" *Health Psychology* 31, no. 6 (November 2012): 789-96, doi:10.1037/a0026836.

[38] Robles, T. F., R. B. Slatcher, J. M. Trombello, and M. M. McGinn, "Marital Quality and Health: A Meta-analytic Review," *Psychological Bulletin* 140, no. 1 (January 2014): 140-87, doi:10.1037/a0031859.

[39] 同上。

[40] Mainous, A. G., et al., "Leukocyte Telomere Length and Marital Status among Middle-Aged Adults," *Age and Ageing* 40, no. 1 (January 2011): 73-78, doi:10.1093/ageing/afq118; and Yen, Y., and F. Lung, "Older Adults with Higher Income or Marriage Have Longer Telomeres," *Age and Ageing* 42, no. 2 (March 2013): 234-39, doi:10.1093/ageing/afs122.

[41] Broer, L., et al, "Meta-Analysis of Telomere Length in 19,713 Subjects Reveals High Heritability, Stronger Maternal Inheritance and a Paternal Age Effect," *European Journal of Human Genetics: EJHG* 21, no. 10 (October 2013): 1163-68, doi:10.1038/ejhg.2012.303.

[42] Herbenick, D., et al., "Sexual Behavior in the United States: Results from a National Probability Sample of Men and Women Ages 14-94," *Journal of Sexual Medicine* 7, Suppl. 5 (October 7, 2010): 255-65, doi:10.1111/j.1743-6109.2010.02012.x.

[43] Saxbe, D. E., et al., "Cortisol Covariation within Parents of Young Children: Moderation by Relationship Aggression," *Psychoneuroendocrinology* 62 (December 2015): 121-28, doi:10.1016/j.psyneuen.2015.08.006.

[44] Liu, S., M. J. Rovine, L. C. Klein, and D. M. Almeida, "Synchrony of Diurnal Cortisol Pattern in Couples," *Journal of Family Psychology* 27, no. 4 (August 2013): 579-88, doi:10.1037/a0033735.

[45] Helm, J. L., D. A. Sbarra, and E. Ferrer, "Coregulation of Respiratory Sinus Arrhythmia in Adult Romantic Partners," *Emotion* 14, no. 3 (June 2014): 522-31, doi:10.1037/a0035960.

[46] Hack, T., S. A. Goodwin, and S. T. Fiske, "Warmth Trumps Competence in Evaluations of Both Ingroup and Outgroup," *International Journal of Science, Commerce and Humanities* 1, no. 6 (September 2013): 99-105.

[47] Parrish, T., "How Hate Took Hold of Me," *Daily News*, June 21, 2015, http://www.nydailynews.com/opinion/tim-parrish-hate-hold-article-1.2264643 (2015 年 10 月 23 日にアクセス)

[48] Lui, S. Y., and Kawachi, I., "Discrimination and Telomere Length Among Older Adults in the US: Does the Association Vary by Race and Type of Discrimination?," Public Health Reports.

[49] Chae, D. H., et al., "Discrimination, Racial Bias, and Telomere Length in African American Men," *American Journal of Preventive Medicine* 46, no.2 (February 2014): 103-11, doi:10.1016/j.amepre.2013.10.020.

[50] Peckham, M., "This Billboard Sucks Pollution from the Sky and Returns Purified Air,"

Time, May 1, 2014, http://time.com/84013/this-billboard-sucks-pollution-from-the-sky-and-returns-purified-air/ (2015年11月24日にアクセス).
[51] Diers, J., *Neighbor Power: Building Community the Seattle Way* (Seattle: University of Washington Press, 2004).
[52] Beyer, K. M. M., et al., "Exposure to Neighborhood Green Space and Mental Health: Evidence from the Survey of the Health of Wisconsin," *International Journal of Environmental Research and Public Health* 11, no. 3 (March 2014): 3453–72, doi:10.3390/ijerph110303453; and Roe et al., "Green Space and Stress." (注10を参照)
[53] Branas, C. C., et al., "A Difference-in-Differences Analysis of Health, Safety, and Greening Vacant Urban Space," *American Journal of Epidemiology* 174, no. 11 (December 1, 2011): 1296–1306, doi:10.1093/aje/kwr273.
[54] Wesselmann, E. D., F. D. Cardoso, S. Slater, and K. D. Williams, "To Be Looked At as Though Air: Civil Attention Matters," *Psychological Science* 23, no. 2 (February 2012): 166–168, doi:10.1177/0956797611427921.
[55] Gueguen, N., and M-A De Gail, "The Effect of Smiling on Helping Behavior: Smiling and Good Samaritan Behavior," *Communication Reports* 16, no. 2 (2003): 133–40, doi: 10.1080/08934210309384496.

第12章

[1] Hjelmborg, J. B., et al., "The Heritability of Leucocyte Telomere Length Dynamics," *Journal of Medical Genetics* 52, no. 5 (May 2015): 297–302, doi:10.1136/jmedgenet-2014-102736.
[2] Wojcicki, J. M., et al., "Cord Blood Telomere Length in Latino Infants: Relation with Maternal Education and Infant Sex," *Journal of Perinatology: Official Journal of the California Perinatal Association* 36, no. 3 (March 2016): 235–41, doi:10.1038/jp.2015.178.
[3] Needham, B. L., et al., "Socioeconomic Status and Cell Aging in Children," *Social Science and Medicine (1982)* 74, no. 12 (June 2012): 1948–51, doi:10.1016/j.socscimed.2012.02.019.
[4] Collopy, L. C., et al., "Triallelic and Epigenetic-like Inheritance in Human Disorders of Telomerase," *Blood* 126, no. 2 (July 9, 2015): 176–84, doi:10.1182/blood-2015-03-633388.
[5] Factor-Litvak, P., et al., "Leukocyte Telomere Length in Newborns: Implications for the Role of Telomeres in Human Disease," *Pediatrics* 137, no. 4 (April 2016): e20153927, doi:10.1542/peds.2015-3927.
[6] De Meyer, T., et al., "A Non-Genetic, Epigenetic-like Mechanism of Telomere Length Inheritance?" *European Journal of Human Genetics* 22, no. 1 (January 2014):10–11, doi:10.1038/ejhg.2013.255.
[7] Collopy et al., "Triallelic and Epigenetic-like Inheritance in Human Disorders of Telomerase." (注4を参照)
[8] Tarry-Adkins, J. L., et al., "Maternal Diet Influences DNA Damage, Aortic Telomere Length, Oxidative Stress, and Antioxidant Defense Capacity in Rats," *FASEB Journal: Official Publication of the Federation of American Societies for Experimental Biology* 22, no. 6 (June 2008): 2037–44, doi:10.1096/fj.07-099523.
[9] Aiken, C. E., J. L. Tarry-Adkins, and S. E. Ozanne, "Suboptimal Nutrition in Utero Causes DNA Damage and Accelerated Aging of the Female Reproductive Tract," *FASEB Journal: Official Publication of the Federation of American Societies for Experimental Biology* 27, no. 10 (October 2013): 3959–65, doi:10.1096/fj.13-234484.

[10] Aiken, C. E., J. L. Tarry-Adkins, and S. E. Ozanne, "Transgenerational Developmental Programming of Ovarian Reserve," *Scientific Reports* 5 (2015): 16175, doi:10.1038/srep16175.
[11] Tarry-Adkins, J. L., et al., "Nutritional Programming of Coenzyme Q: Potential for Prevention and Intervention?" *FASEB Journal: Official Publication of the Federation of American Societies for Experimental Biology* 28, no.12 (December 2014): 5398–405, doi:10.1096/fj.14-259473.
[12] Bull, C., H. Christensen, and M. Fenech, "Cortisol Is Not Associated with Telomere Shortening or Chromosomal Instability in Human Lymphocytes Cultured Under Low and High Folate Conditions," *PLOS ONE* 10, no. 3 (March 6, 2015): e0119367, doi:10.1371/journal.pone.0119367; and Bull, C., et al., "Folate Deficiency Induces Dysfunctional Long and Short Telomeres; Both States Are Associated with Hypomethylation and DNA Damage in Human WIL2-NS Cells," *Cancer Prevention Research* (Philadelphia, Pa.) 7, no. 1 (January 2014): 128–38, doi:10.1158/1940-6207.CAPR-13-0264.
[13] Entringer, S., et al., "Maternal Folate Concentration in Early Pregnancy and Newborn Telomere Length," *Annals of Nutrition and Metabolism* 66, no. 4 (2015): 202–08, doi:10.1159/000381925.
[14] Cerne, J. Z., et al., "Functional Variants in CYP1B1, KRAS and MTHFR Genes Are Associated with Shorter Telomere Length in Postmenopausal Women," *Mechanisms of Ageing and Development* 149 (July 2015): 1–7, doi:10.1016/j.mad.2015.05.003.
[15] "Folic Acid Fact Sheet," Womenshealth.gov, http://womenshealth.gov/publications/our-publications/fact-sheet/folic-acid.html（2015年11月27日にアクセス）.
[16] Paul, L., et al., "High Plasma Folate Is Negatively Associated with Leukocyte Telomere Length in Framingham Offspring Cohort," *European Journal of Nutrition* 54, no. 2 (March 2015): 235–41, doi:10.1007/s00394-014-0704-1.
[17] Entringer, S., et al., "Maternal Psychosocial Stress During Pregnancy Is Associated with Newborn Leukocyte Telomere Length," *American Journal of Obstetrics and Gynecology* 208, no. 2 (February 2013): 134.e1–7, doi:10.1016/j.ajog.2012.11.033.
[18] Marchetto, N. M., et al., "Prenatal Stress and Newborn Telomere Length," *American Journal of Obstetrics and Gynecology*, January 30, 2016, doi:10.1016/j.ajog.2016.01.177.
[19] Entringer, S., et al., "Influence of Prenatal Psychosocial Stress on Cytokine Production in Adult Women," *Developmental Psychobiology* 50, no. 6 (September 2008): 579–87, doi:10.1002/dev.20316.
[20] Entringer, S., et al., "Stress Exposure in Intrauterine Life Is Associated with Shorter Telomere Length in Young Adulthood," *Proceedings of the National Academy of Sciences of the United States of America* 108, no. 33 (August 16, 2011): E513–18, doi:10.1073/pnas.1107759108.
[21] Haussman, M., and B. Heidinger, "Telomere Dynamics May Link Stress Exposure and Ageing across Generations," *Biology Letters* 11, no. 11 (November 2015), doi:10.1098/rsbl.2015.0396.
[22] 同上。

第13章

[1] Sullivan, M. C., " For Romania's Orphans, Adoption Is Still a Rarity," National Public Radio, August 19, 2012, http://www.npr.org/2012/08/19/158924764/for-romanias-orphans-adoption-is-still-a-rarity.
[2] Ahern, L., "Orphanages Are No Place for Children," *Washington Post*, August 9, 2013,

https://www.washingtonpost.com/opinions/orphanages-are-no-place-for-children/2013/08/09/6d502fb0-fadd-11e2-a369-d1954abcb7e3_story.html（2015年10月14日にアクセス）
[3] Felitti, V. J., et al., "Relationship of Childhood Abuse and Household Dysfunction to Many of the Leading Causes of Death in Adults: The Adverse Childhood Experiences (ACE) Study," *American Journal of Preventive Medicine* 14, no. 4 (May 1998): 245–58.
[4] Chen, S. H., et al., "Adverse Childhood Experiences and Leukocyte Telomere Maintenance in Depressed and Healthy Adults," *Journal of Affective Disorders* 169 (December 2014): 86–90, doi:10.1016/j.jad.2014.07.035.
[5] Skilton, M. R., et al., "Telomere Length in Early Childhood: Early Life Risk Factors and Association with Carotid Intima-Media Thickness in Later Childhood," *European Journal of Preventive Cardiology* 23, no. 10 (July 2016), 1086–92, doi:10.1177/2047487315607075.
[6] Drury, S. S., et al., "Telomere Length and Early Severe Social Deprivation: Linking Early Adversity and Cellular Aging," *Molecular Psychiatry* 17, no. 7 (July 2012): 719–27, doi:10.1038/mp.2011.53.
[7] Hamilton, J., "Orphans' Lonely Beginnings Reveal How Parents Shape a Child's Brain," National Public Radio, February 24, 2014, http://www.npr.org/sections/health-shots/2014/02/20/280237833/orphans-lonely-beginnings-reveal-how-parents-shape-a-childs-brain（2015年10月15日にアクセス）.
[8] Powell, A., "Breathtakingly Awful," *Harvard Gazette*, October 5, 2010, http://news.harvard.edu/gazette/story/2010/10/breathtakingly-awful/（2015年10月26日にアクセス）.
[9] 著者によるチャールズ・ネルソンへのインタビュー（2015年9月18日）。
[10] Shalev, I., et al., "Exposure to Violence During Childhood Is Associated with Telomere Erosion from 5 to 10 Years of Age: A Longitudinal Study," *Molecular Psychiatry* 18, no. 5 (May 2013): 576–81, doi:10.1038/mp.2012.32.
[11] Price, L. H., et al., "Telomeres and Early-Life Stress: An Overview," *Biological Psychiatry* 73, no. 1 (January 1, 2013): 15–23, doi:10.1016/j.biopsych.2012.06.025.
[12] Revesz, D., Y. Milaneschi, E. M. Terpstra, and B. W. J. H. Penninx, "Baseline Biopsychosocial Determinants of Telomere Length and 6-Year Attrition Rate," *Psychoneuroendocrinology* 67 (May 2016): 153–62, doi:10.1016/j.psyneuen.2016.02.007.
[13] Danese, A., and B. S. McEwen, "Adverse Childhood Experiences, Allostasis, Allostatic Load, and Age-Related Disease," *Physiology & Behavior* 106, no. 1 (April 12, 2012): 29–39, doi:10.1016/j.physbeh.2011.08.019.
[14] Infurna, F. J., C. T. Rivers, J. Reich, and A. J. Zautra, "Childhood Trauma and Personal Mastery: Their Influence on Emotional Reactivity to Everyday Events in a Community Sample of Middle-Aged Adults," *PLOS ONE* 10, no. 4 (2015): e0121840, doi:10.1371/journal.pone.0121840.
[15] Schrepf, A., K. Markon, and S. K. Lutgendorf, "From Childhood Trauma to Elevated C-Reactive Protein in Adulthood: The Role of Anxiety and Emotional Eating," *Psychosomatic Medicine* 76, no. 5 (June 2014): 327–36, doi:10.1097/PSY.0000000000000072.
[16] Felitti, V. J., et al., "Relationship of Childhood Abuse and Household Dysfunction to Many of the Leading Causes of Death in Adults. The Adverse Childhood Experiences (ACE) Study," *American Journal of Preventive Medicine* 14, no. 4 (May 1998): 245–58, doi.org/10.1016/S0749-3797(98)00017-8.

[17] Lim, D., and D. DeSteno, "Suffering and Compassion: The Links Among Adverse Life Experiences, Empathy, Compassion, and Prosocial Behavior," *Emotion* 16, no. 2 (March 2016): 175–82, doi:10.1037/emo0000144.

[18] Asok, A., et al., "Infant-Caregiver Experiences Alter Telomere Length in the Brain," *PLOS ONE* 9, no. 7 (2014): e101437, doi:10.1371/journal.pone.0101437.

[19] McEwen, B. S., C. N. Nasca, and J. D. Gray, "Stress Effects on Neuronal Structure: Hippocampus, Amygdala, and Prefrontal Cortex," *Neuropsychopharmacology: Official Publication of the American College of Neuropsychopharmacology* 41, no. 1 (January 2016): 3–23, doi:10.1038/npp.2015.171; and Arnsten, A. F. T., "Stress Signalling Pathways That Impair Prefrontal Cortex Structure and Function," *Nature Reviews Neuroscience* 10, no. 6 (June 2009): 410–22, doi:10.1038/nrn2648.

[20] Suomi, S., "Attachment in Rhesus Monkeys," in *Handbook of Attachment: Theory, Research, and Clinical Applications,* ed. J. Cassidy and P. R. Shaver, 3rd ed. (New York: Guilford Press, 2016).

[21] Schneper, L., J. Brooks-Gunn, D. Notterman, and S. Suomi, "Early Life Experiences and Telomere Length in Adult Rhesus Monkeys: An Exploratory Study," *Psychosomatic Medicine*, in press (n.d.).

[22] Gunnar, M. R., et al., "Parental Buffering of Fear and Stress Neurobiology: Reviewing Parallels Across Rodent, Monkey, and Human Models," *Social Neuroscience* 10, no. 5 (2015): 474–78, doi:10.1080/17470919.2015.1070198.

[23] Hostinar, C. E., R. M. Sullivan, and M. R. Gunnar, "Psychobiological Mechanisms Underlying the Social Buffering of the Hypothalamic-Pituitary-Adrenocortical Axis: A Review of Animal Models and Human Studies Across Development," *Psychological Bulletin* 140, no. 1 (January 2014): 256–82, doi:10.1037/a0032671.

[24] Doom, J. R., C. E. Hostinar, A. A. Van Zomeren-Dohm, and M. R. Gunnar, "The Roles of Puberty and Age in Explaining the Diminished Effectiveness of Parental Buffering of HPA Reactivity and Recovery in Adolescence," *Psychoneuroendocrinology* 59 (September 2015): 102–11, doi:10.1016/j.psyneuen.2015.04.024.

[25] Seery, M. D., et al., "An Upside to Adversity?: Moderate Cumulative Lifetime Adversity Is Associated with Resilient Responses in the Face of Controlled Stressors," *Psychological Science* 24, no. 7 (July 1, 2013): 1181–89, doi:10.1177/0956797612469210.

[26] Asok, A., et al., "Parental Responsiveness Moderates the Association Between Early-Life Stress and Reduced Telomere Length," *Development and Psychopathology* 25, no. 3 (August 2013): 577–85, doi:10.1017/S0954579413000011.

[27] Bernard, K., C. E. Hostinar, and M. Dozier, "Intervention Effects on Diurnal Cortisol Rhythms of Child Protective Services–Referred Infants in Early Childhood: Preschool Follow-Up Results of a Randomized Clinical Trial," *JAMA Pediatrics* 169, no. 2 (February 2015): 112–19, doi:10.1001/jamapediatrics.2014.2369.

[28] Kroenke, C. H., et al., "Autonomic and Adrenocortical Reactivity and Buccal Cell Telomere Length in Kindergarten Children," *Psychosomatic Medicine* 73, no. 7 (September 2011): 533–40, doi:10.1097/PSY.0b013e318229acfc.

[29] Wojcicki, J. M., et al., "Telomere Length Is Associated with Oppositional Defiant Behavior and Maternal Clinical Depression in Latino Preschool Children," *Translational Psychiatry* 5 (June 2015): e581, doi:10.1038/tp.2015.71; and Costa, D. S., et al., "Telomere Length Is Highly Inherited and Associated with Hyperactivity-Impulsivity in Children with Attention Deficit/Hyperactivity Disorder," *Frontiers in Molecular Neuroscience* 8 (July 2015): 28, doi:10.3389/fnmol.2015.00028.

[30] Kroenke et al., "Autonomic and Adrenocortical Reactivity and Buccal Cell Telomere

Length in Kindergarten Children."（注 28 を参照）
[31] Boyce, W. T., and B. J. Ellis, "Biological Sensitivity to Context: I. An Evolutionary-Developmental Theory of the Origins and Functions of Stress Reactivity," *Development and Psychopathology* 17, no. 2 (spring 2005): 271-301.
[32] Van Ijzendoorn, M. H., and M. J. Bakermans-Kranenburg, "Genetic Differential Susceptibility on Trial: Meta-analytic Support from Randomized Controlled Experiments," *Development and Psychopathology* 27, no. 1 (February 2015): 151-62, doi:10.1017/S0954579414001369.
[33] Colter, M., et al., "Social Disadvantage, Genetic Sensitivity, and Children's Telomere Length," *Proceedings of the National Academy of Sciences of the United States of America* 111, no. 16 (April 22, 2014): 5944-49, doi:10.1073/pnas.1404293111.
[34] Brody, G. H., T. Yu, S. R. H. Beach, and R. A. Philibert, "Prevention Effects Ameliorate the Prospective Association Between Nonsupportive Parenting and Diminished Telomere Length," *Prevention Science: The Official Journal of the Society for Prevention Research* 16, no. 2 (February 2015): 171-80, doi:10.1007/s11121-014-0474-2; Beach, S. R. H., et al., "Nonsupportive Parenting Affects Telomere Length in Young Adulthood Among African Americans: Mediation through Substance Use," *Journal of Family Psychology: JFP: Journal of the Division of Family Psychology of the American Psychological Association (Division 43)* 28, no. 6 (December 2014): 967-72, doi:10.1037/fam0000039; and Brody, G. H., et al., "The Adults in the Making Program: Long-Term Protective Stabilizing Effects on Alcohol Use and Substance Use Problems for Rural African American Emerging Adults," *Journal of Consulting and Clinical Psychology* 80, no. 1 (February 2012): 17-28. doi:10.1037/a0026592.
[35] Brody et al., "Prevention Effects Ameliorate the Prospective Association Between Nonsupportive Parenting and Diminished Telomere Length" (注 34 を参照) ; and Beach et al., "Nonsupportive Parenting Affects Telomere Length in Young Adulthood among African Americans: Mediation through Substance Use."（注 34 を参照）
[36] Spielberg, J. M., T. M. Olino, E. E. Forbes, and R. E. Dahl, "Exciting Fear in Adolescence: Does Pubertal Development Alter Threat Processing?" *Developmental Cognitive Neuroscience* 8 (April 2014): 86-95, doi:10.1016/j.dcn.2014.01.004; and Peper, J. S., and R. E. Dahl, "Surging Hormones: Brain-Behavior Interactions During Puberty," *Current Directions in Psychological Science* 22, no. 2 (April 2013): 134-39, doi:10.1177/0963721412473755.
[37] Turkle, S., *Reclaiming Conversation: The Power of Talk in a Digital Age* (New York: Penguin Press, 2015).
[38] Siegel, D., and T. P. Bryson, *The Whole-Brain Child: 12 Revolutionary Strategies to Nurture Your Child's Developing Mind* (New York: Delacorte Press, 2011).
[39] Robles, T. F., et al., "Emotions and Family Interactions in Childhood: Associations with Leukocyte Telomere Length Emotions, Family Interactions, and Telomere Length," *Psychoneuroendocrinology* 63 (January 2016): 343-50, doi:10.1016/j.psyneuen.2015.10.018.

まとめ

[1] Pickett, K. E., and R. G. Wilkinson, "Inequality: An Underacknowledged Source of Mental Illness and Distress," *British Journal of Psychiatry: The Journal of Mental Science* 197, no. 6 (December 2010): 426-28, doi:10.1192/bjp.bp.109.072066.
[2] 同上 ; and Wilkerson, R. G., and K. Pickett, *The Spirit Level: Why More Equal Societies Almost Always Do Better* (London: Allen Lane, 2009).

[3] Stone, C., D. Trisi, A. Sherman, and B. Debot, "A Guide to Statistics on Historical Trends in Income Inequality," Center on Budget and Policy Priorities, updated October 26, 2015, http://www.cbpp.org/research/poverty-and-inequality/a-guide-to-statistics-on-historical-trends-in-income-inequality.

[4] Pickett, K. E., and R. G. Wilkinson, "The Ethical and Policy Implications of Research on Income Inequality and Child Wellbeing," *Pediatrics* 135, Suppl. 2 (March 2015): S39–47, doi:10.1542/peds.2014-3549E.

[5] Mayer, E. A., et al., "Gut Microbes and the Brain: Paradigm Shift in Neuroscience," *Journal of Neuroscience: The Official Journal of the Society for Neuroscience* 34, no. 46 (November 12, 2014): 15490–96, doi:10.1523/JNEUROSCI.3299-14.2014; Picard, M., R. P. Juster, and B. S. McEwen, "Mitochondrial Allostatic Load Puts the 'Gluc' Back in Glucocorticoids," *Nature Reviews Endocrinology* 10, no. 5 (May 2014): 303–10, doi:10.1038/nrendo.2014.22; and Picard, M., et al., "Chronic Stress and Mitochondria Function in Humans."

[6] Varela, F. J., E. Thompson, and E. Rosch, *The Embodied Mind* (Cambridge, MA: MIT Press, 1991).

[7] "Zuckerberg: One in Seven People on the Planet Used Facebook on Monday," *Guardian*, August 28, 2015, http://www.theguardian.com/technology/2015/aug/27/facebook-1bn-users-day-mark-zuckerberg(2015年10月26日にアクセス); and "Number of Monthly Active Facebook Users Worldwide as of 1st Quarter 2016 (in Millions)," Statista, http://www.statista.com/statistics/264810/number-of-monthly-active-facebook-users-worldwide/.

※URLは2017年1月の原書刊行時のものです。

図版・スケールのクレジット

図版やスケールの使用許可を与えてくれた多くの人々と団体に感謝する。

図版について

Blackburn, Elizabeth H., Elissa S. Epel, and Jue Lin. "Human Telomere Biology: A Contributory and Interactive Factor in Aging, Disease Risks, and Protection." *Science* (New York, N.Y.) 350, no. 6265 (December 4, 2015): 1193-98. Reprinted with permission from AAAS.

Epel, Elissa S., Elizabeth H. Blackburn, Jue Lin, Firdaus S. Dhabhar, Nancy E. Adler, Jason D. Morrow, and Richard M. Cawthon. "Accelerated Telomere Shortening in Response to Life Stress." *Proceedings of the National Academy of Sciences of the United States of America* 101, no. 49 (December 7, 2004): 17312-15. Permissions granted by the National Academy of Sciences, U.S.A. Copyright (2004) National Academy of Sciences, U.S.A.

Cribbet, M. R., M. Carlisle, R. M. Cawthon, B. N. Uchino, P. G. Williams, T. W. Smith, and K. C. Light. "Cellular Aging and Restorative Processes: Subjective Sleep Quality and Duration Moderate the Association Between Age and Telomere Length in a Sample of Middle-Aged and Older Adults." *SLEEP* 37, no. 1: 65-70. Republished with permission of the American Academy of Sleep Medicine; permission conveyed through Copyright Clearance Center, Inc.

Carroll, J. E., S. Esquivel, A. Goldberg, T. E. Seeman, R. B. Effros, J. Dock, R. Olmstead, E. C. Breen, and M. R. Irwin. "Insomnia and Telomere Length in Older Adults." *SLEEP* 39, no 3 (2016): 559-64. Republished with permission of the American Academy of Sleep Medicine; permission conveyed through Copyright Clearance Center, Inc.

Farzaneh-Far R, J. Lin, E. S. Epel, W. S. Harris, E. H. Blackburn, and M. A. Whooley. "Association of Marine Omega-3 Fatty Acid Levels with Telomeric Aging in Patients with Coronary Heart Disease." *JAMA* 303, no 3 (2010): 250-57. Permissions granted by the American Medical Association.

Park, M., J. E. Verhoeven, P. Cuijpers, C. F. Reynolds III, and B. W. J. H. Penninx. "Where You Live May Make You Old: The Association Between Perceived Poor Neighborhood Quality and Leukocyte Telomere Length." *PLOS ONE* 10, no.6 (2015), e0128460. http://doi.org/10.1371/journal.pone.0128460. Permissions granted by Park et al. via the Creative Commons Attribution License. Copyright © 2015 Park et al.

Brody, G. H., T. Yu, S. R. H. Beach, and R. A. Philibert. "Prevention Effects Ameliorate the Prospective Association Between Nonsupportive Parenting and Diminished Telomere Length." *Prevention Science: The Official Journal of the Society for Prevention Research* 16, no. 2 (February 2015): 171-80. With permission of Springer.

Pickett, Kate E., and Richard G. Wilkinson. "Inequality: An Underacknowledged Source of Mental Illness and Distress." *The British Journal of Psychiatry: The Journal of Mental Science* 197, no. 6 (December 2010): 426-28. Permissions granted by the Royal College of Psychiatrists. Copyright, the Royal College of Psychiatrists.

スケールについて

Kiernan, M., D. E. Schoffman, K. Lee, S. D. Brown, J. M. Fair, M. G. Perri, and W. L. Haskell. "The Stanford Leisure-Time Activity Categorical Item (L-Cat): A Single Categorical Item Sensitive to Physical Activity Changes in Overweight/Obese Women." *International Journal of Obesity* 37 (2013): 1597-602. Permissions granted by Nature Publishing Group and Dr.

Michaela Kiernan, Stanford University School of Medicine. Copyright 2013. Reprinted by permission from Macmillan Publishers Ltd.

The ENRICHD Investigators. "Enhancing Recovery in Coronary Heart Disease (ENRICHD): Baseline Characteristics." *The American Journal of Cardiology* 88, no. 3 (August 1, 2001): 316–22. Permissions granted by Elsevier Science and Technology Journals and Dr. Pamela Mitchell, University of Washington. Permission conveyed through Copyright Clearance Center, Inc. Republished with permission of Elsevier Science and Technology Journals.

Buysse, Daniel J., Charles F. Reynolds III, Timothy H. Monk, Susan R. Berman, and David J. Kupfer. "The Pittsburgh Sleep Quality Index: A New Instrument for Psychiatric Practice and Research." *Psychiatry Research* 28, no. 2 (May 1989): 193–213. Copyright © 1989 and 2010, University of Pittsburgh. All rights reserved. Permissions granted by Dr. Daniel Buysse and the University of Pittsburgh.

Scheier, M. F., and C. S. Carver. "Optimism, Coping, and Health: Assessment and Implications of Generalized Outcome Expectancies." *Health Psychology* 4, no. 3 (1985): 219–47. Permissions granted by Dr. Michael Scheier, Carnegie Mellon University, and the American Psychological Association.

Trapnell, P. D., J. D. Campbell. "Private Self-Consciousness and the Five-Factor Model of Personality: Distinguishing Rumination from Reflection." *Journal of Personality and Social Psychology* 76 (1999): 284–330. Permissions granted by Dr. Paul Trapnell, University of Winnipeg, and the American Psychological Association.

John, O. P., E. M. Donahue, and R. L. Kentle. Conscientiousness: "The Big Five Inventory—Versions 4a and 54." Berkeley: University of California, Berkeley, Institute of Personality and Social Research, 1991. Permissions granted by Dr. Oliver John, University of California, Berkeley.

Scheier, M. F., C. Wrosch, A. Baum, S. Cohen, L. M. Martire, K. A. Matthews, R. Schulz, and B. Zdaniuk. "The Life Engagement Test: Assessing Purpose in Life." *Journal of Behavioral Medicine* 29 (2006): 291–98. With permission of Springer. Permissions granted by Springer Publishing and Dr. Michael Scheier, Carnegie Mellon University.

The Adverse Childhood Experiences Scale (ACES) was reprinted with permission from Dr. Vincent Felitti, MD, Co-PI, Adverse Childhood Experiences Study, University of California, San Diego.

［著者］ エリザベス・ブラックバーン Elizabeth Blackburn

分子生物学者。2009年に、２人の共同研究者とともにノーベル医学生理学賞を受賞。受賞理由は、染色体の末端をキャップのように保護しているテロメアの分子的性質の発見、およびテロメアを維持する酵素、テロメラーゼの発見。ソーク研究所所長、カリフォルニア大学サンフランシスコ校の名誉教授。過去には米国癌学会会長、米国細胞生物学会会長を歴任。アルバート・ラスカー基礎医学研究賞をはじめ、医学分野の主要な賞をほぼすべて受賞している。『タイム』誌の「もっとも影響力の高い100人」の１人にも選ばれた。米国科学アカデミー、米国医学研究所、ロンドン王立協会のメンバー。公共科学政策にも助力し、大統領諮問委員会の一つである生命倫理委員会でも活躍している。

オーストラリアのタスマニアに生まれ、メルボルン大学で科学を学び、ケンブリッジ大学で分子生物学の博士号を取得。その後、イェール大学で博士研究員をつとめた。現在は夫とともにカリフォルニア州のラホーヤおよびサンフランシスコに暮らす。

エリッサ・エペル Elissa Epel

健康心理学の第一人者。ストレス、老化、肥満を研究する。カリフォルニア大学サンフランシスコ校精神医学科教授。同大学の老化・代謝・感情（AME）センターおよび肥満研究センター（COAST）の所長であり、健康共同体センターの副所長もつとめる。米国医学研究所のメンバーであり、米国国立衛生研究所の科学諮問委員会（行動変容科学のプログラムなど）のほか、心と生命研究所、欧州予防医学協会でも活躍。スタンフォード大学、行動医学協会、行動医学研究学会、米国心理学会などをはじめ、さまざまな機関から研究賞を受賞。

カリフォルニアのカーメルに生まれ、スタンフォード大学に学び、イェール大学で臨床心理学と健康心理学の博士号を取得。パロアルトの退役軍人管理局の健康管理組織において臨床実習を修了。カリフォルニア大学サンフランシスコ校で博士研究員をつとめた。現在、夫と息子とともにサンフランシスコに在住。

［訳者］ 森内 薫 もりうち・かおる

英語・ドイツ語翻訳家。上智大学外国語学部フランス語学科卒。主な訳書にエレーヌ・フォックス『脳科学は人格を変えられるか？』（文藝春秋）、ティムール・ヴェルメシュ『帰ってきたヒトラー』（河出書房新社）、テリー・バーナム＆ジェイ・フェラン『いじわるな遺伝子』（NHK出版）ほか多数。

［装幀］ albireo

［本文デザイン］ knoma

［帯イラスト］ 三宅瑠人

［協力］ 平岡 泰（大阪大学大学院生命機能研究科教授）

［校正］ 酒井清一

［本文組版］ 天龍社

細胞から若返る！
テロメア・エフェクト
健康長寿のための最強プログラム

2017年2月25日　第1刷発行
2022年3月15日　第5刷発行

著　者　エリザベス・ブラックバーン、エリッサ・エペル
訳　者　森内 薫
発行者　土井成紀
発行所　NHK出版
〒150-8081 東京都渋谷区宇田川町41－1
TEL　0570-009-321（問い合わせ）
0570-000-321（注文）
ホームページ　https://www.nhk-book.co.jp
振替　00110-1-49701

印　刷　研究社印刷／大熊整美堂
製　本　ブックアート

乱丁・落丁本はお取り替えいたします。定価はカバーに表示してあります。
本書の無断複写（コピー、スキャン、デジタル化）は、著作権法上の例外を除き、著作権侵害となります。

Japanese translation copyright ©2017 Kaoru Moriuchi
Printed in Japan
ISBN978-4-14-081714-8　C0098